Mosaik bei
GOLDMANN

Buch

Bethenny Frankel verspricht, wovon jede Frau träumt: Natürlich schlank zu sein ohne nervenaufreibende Diät, ohne wie eine Verrückte Sport zu treiben und ohne ständiges Hungergefühl.
Dieses Buch macht es Ihnen möglich, ungesunde Angewohnheiten abzulegen, natürlich schlank zu denken und ohne Schuldgefühle köstliche Mahlzeiten, Snacks und Drinks zu genießen. Mit Bethennys einfachen zehn Regeln im Kopf werden Sie bald sagen:
Ich weiß, wann ich wirklich Hunger habe. Ich kann alles essen, was ich will, nur nicht alles auf einmal. Und ich liebe den Geschmack von natürlichem, frisch zubereitetem Essen.
Die einfachen, köstlichen Rezepte, ein einwöchiges Starthilfe-Programm für Ihr neues schlankes Ich und Ihren neuen schlanken Lebensstil sowie einfühlsame, humorvolle Ermutigungen auf jeder Buchseite verhelfen Ihnen auf natürliche Weise schlank zu werden.

Autorin

Bethenny Frankel steht als Star der erfolgreichen Fernsehreihe *The Real Housewives of New York City* regelmäßig vor der Kamera, doch war es Ihr schon immer ein wichtiges Anliegen, Ihre Leidenschaft für gesundes und natürliches Essen an andere weiterzugeben. Bevor sie selbst eine Prominente wurde, kochte sie für Hollywood-Stars und gründete eine Firma für gesunde und natürliche Lebensmittel. Heute veröffentlicht sie ihre köstlichen Rezepte regelmäßig in der Zeitschrift *Health* und arbeitet mit führenden Lifestyle- und Lebensmittel-Firmen zusammen. Sie lebt und arbeitet in New York City.

Bethenny Frankel
unter Mitwirkung von Eve Adamson

Mein schlankes Ich

Befreien Sie Ihre natürliche Figur
Schluss mit lebenslänglich Abnehmen

Aus dem Amerikanischen
von Gabriele Lichtner

Mosaik bei
GOLDMANN

Alle Ratschläge in diesem Buch wurden von der Autorin und vom Verlag sorgfältig erwogen und geprüft. Eine Garantie kann dennoch nicht übernommen werden. Eine Haftung der Autorin beziehungsweise des Verlags und seiner Beauftragten für Personen-, Sach- und Vermögensschäden ist daher ausgeschlossen.

Dieses Buch widme ich allen Frauen, die schlank sein möchten, aber den Gedanken nicht mehr ertragen können, auch nur noch einen einzigen Tag auf Diät zu sein, morgen eine Diät anzufangen zu müssen, vom Thema Essen besessen zu sein, sich schuldig zu fühlen oder »gut« oder »schlecht« zu sein.
Dieses Buch ist für alle, die sich vor eng anliegenden Jeans oder einem Bikini fürchten oder davor toll auszusehen oder das Beste aus sich zu machen.
In allen Frauen steckt eine schlanke Frau, die endlich befreit werden will. Wenn Sie etwas wollen, müssen Sie es sich selbst holen. Ich weiß, dass Sie es jetzt endlich tun werden, denn Sie verdienen es. Machen Sie sich auf den Weg!

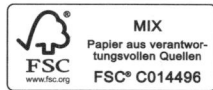

Verlagsgruppe Random House FSC-DEU-0100
Das für dieses Buch verwendete FSC®-zertifizierte
Papier *Classic 95* liefert Stora Enso, Finnland.

1. Auflage
Vollständige Taschenbuchausgabe Januar 2011
Wilhelm Goldmann Verlag, München,
in der Verlagsgruppe Random House GmbH
© 2009 BB Endeavors LLC
Originaltitel: Naturally Thin
Originalverlag: Fireside, a division of Simon & Schuster, Inc.
Umschlaggestaltung: Uno Werbeagentur, München
Umschlagillustration: © Fine Pic, München
Redaktion: Gerhild Gerlich
Satz: Uhl + Massopust, Aalen
Druck und Bindung: GGP Media GmbH, Pößneck
FK · Herstellung: IH
Printed in Germany
ISBN 978-3-442-17198-9

www.mosaik-goldmann.de

Inhalt

Teil 2: Mein schlankes Ich – Das Programm

Einführung: Wer ich bin und worum es in diesem Buch geht

»Ich sehe so fett aus.« – »Meine Hüften sind zu breit.« – »Warum habe ich das gerade gegessen? Ich kann nicht glauben, dass ich das gegessen habe.« – »Ich kann das nicht essen. Ich möchte es so gern, aber ich sollte es nicht.« – »Ich hasse mich.« – »Ich habe mich vollgestopft.« – »Morgen fange ich eine Diät an.« – »Sie kann essen, was sie will. Ich hasse sie.« – »Ich war heute so gut, ich habe das Abendessen weggelassen. Ich kann's gar nicht erwarten, morgen auf die Waage zu steigen und zu sehen, wie viel ich abgenommen habe.« – »Morgen esse ich gar nichts.« – »Ich esse nie wieder.« – »Warum habe ich bloß so viel gegessen? Ich will es rückgängig machen. Ich fühl mich so schuldig.« – »Ich merke richtig, wie ich gerade fetter werde. Es ist widerlich.« – »Ich wäre glücklich, wenn ich nur schlank werden könnte.«

Kommt Ihnen das bekannt vor?

Das sind nicht die Worte oder Gedanken einer natürlich schlanken Person, aber vielleicht sind es Ihre Worte oder Gedanken? Ich habe früher so zu mir selbst geredet, doch heute tue ich es nicht mehr. Wünschten Sie, dass auch Sie damit aufhören könnten?

Nun, Sie können damit aufhören. Sie können mit alledem aufhören: mit dem negativen Reden, mit dem Hass auf sich selbst und auf Ihren Körper, der Angst vor dem Essen, dem Zwang, sich ständig mit dem Essen zu beschäftigen, und – am wichtigsten – mit den Diäten. Und das Beste daran ist, wenn Sie mit alledem erst einmal aufhören, dann werden Sie Ihr schlankes Ich entdecken.

Wenn Sie bisher daran gewöhnt waren, über sich selbst und über das Essen auf diese negative Art zu denken, wenn Sie eine Diät nach der anderen machen und glauben, dass sich das niemals ändern wird, dann seien Sie von jetzt ab zuversichtlich. Das Leben muss nicht so sein. Sie sind gerade dabei, den Teufelskreis zu durchbrechen und den lebenslangen, selbstzerstörerischen Diäten zu entkommen. Sie können sich von Ihrer Manie befreien. Und Sie können natürlich schlank werden, ohne jemals wieder eine Diät zu machen. Ich habe es geschafft, und Sie werden es auch schaffen.

Sie haben ein schlankes Ich

Es ist eine traurige Tatsache, dass Tausende und Abertausende Frauen heute zu Diät-Sklavinnen geworden sind. Ständig machen wir uns selbst schlecht, nur weil wir einen Keks gegessen haben (oder fünf Kekse) oder nicht zum Sport gegangen sind oder Pommes frites, Nudeln, Süßes oder Fleisch oder eine zweite Portion gegessen haben, nicht in unsere engen Jeans passen oder nicht genauso schlank wie die Frau neben uns sind. Wir beleidigen uns selbst und hassen uns selbst, weil wir nicht so aussehen wie wir glauben, aussehen zu sollen. Wir fühlen uns nicht wohl, sind nicht glücklich oder nicht zufrieden mit unserem Leben, und der Grund dafür ist eine Zahl auf der Waage. Wir geben Tausende Euros für Diätprogramme, Diätzeitschriften und Diätbücher aus. Und trotzdem werden wir immer dicker. Wir sind verzweifelt, wir fragen uns, was mit uns nicht stimmt, aber wir machen die nächste Diät, versuchen es wieder und wieder und scheitern immer aufs Neue.

Wenn Sie verzweifelt wünschen, dass Sie eine dieser *natürlich schlanken* Personen wären, aber tief im Innern nicht daran glauben, dass dies möglich ist, dann möchte ich Ihnen jetzt Folgendes sagen: Sie verkennen die Tatsachen. Natürlich schlank zu sein, ohne Diät, ist nichts, was jenseits Ihrer Fähigkeit liegt. Sie haben ein schlankes Ich. Sie brauchen nur ein paar einfache Veränderungen vorzunehmen, damit Ihre natürliche Schlankheit zum Vorschein kommt. *Sie* werden dann zu denjenigen gehören, von denen Sie in der Schule wünschten, dass Sie eine von ihnen wären. *Sie* werden eine derjenigen sein, auf die andere schauen und sich fragen »Wie bleibt sie nur so schlank?«. Dieses Buch garantiert Ihnen den Zutritt zu dieser Welt, denn ich weiß mit Bestimmtheit, dass das die Person ist, die Sie wirklich sind. Ich habe das Geheimnis entdeckt, ich bin für immer auf natürlichem Weg schlank geworden, und ich möchte dieses Geheimnis mit Ihnen teilen.

Wer bin ich? Warum schreibe ich dieses Buch? Und – das ist für Sie vielleicht die wichtigste Frage – warum sollten Sie sich irgendetwas anhören, das *ich* darüber zu sagen habe, was *Sie* essen sollen?

Mein Name ist Bethenny Frankel. Von Beruf bin ich Köchin – aber keine Diätköchin. Vielleicht kennen Sie mich von meiner Rolle in Bravo's *The Real Housewives of New York City*, oder von meinem Auftreten als Bewerberin bei *Martha Stewart: Apprentice*. Vielleicht haben Sie einen meiner Gesundheitsblogs gelesen, eins meiner YouTube-Videos über gesundes Kochen gesehen oder eine meiner Kolumnen im *Health*-Magazin gelesen. Aber was Sie nicht über mich wissen, ist das, was ich nun mit Ihnen teilen möchte: Warum ich ohne Diäten schlank bin und warum so viele meiner berühmten Auftraggeber, für die ich koche, ebenfalls natürlich schlank sind.

Es handelt sich dabei wirklich nicht um ein Staatsgeheimnis, aber aus irgendeinem Grund fehlt vielen Frauen der Schlüssel dazu, ihr natürlich schlankes Ich zu entdecken. Ich möchte das ändern. Jeder sollte das wissen und praktizieren können, was ich und so viele Prominente wissen und praktizieren. Mein Ziel ist es, die Gesundheit zu demokratisieren: Gesundheit für jeden erreichbar zu machen, egal für wen. Egal, wo Sie leben, egal, wie viel Sie verdienen, egal, welche Körperstatur die Natur Ihnen mitgegeben hat oder welche genetischen Veranlagungen Sie haben; egal, welchen sozialen Status Sie haben, welcher Arbeit Sie nachgehen, welcher Ethnie Sie angehören, egal, welche Nahrungsmittel Sie lieben oder hassen; egal, wie gern Sie Sport treiben oder nicht; egal, ob Ihre äußere Erscheinung für Ihre Karriere wichtig ist oder nicht; egal, wie Sie sich heute fühlen, wenn Sie in den Spiegel schauen – wenn Sie es satthaben, sich vom Essen und Ihrem Gewicht beherrschen zu lassen und sich deswegen zu quälen, dann ist dies das richtige Buch für Sie.

Ich bin eine »gesunde Esserin«, denn ich liebe gutes, qualitativ hochwertiges, normales Essen, durch das ich mich besser, stärker und fitter fühle. Aber wenn ich koche, spielt der Geschmack eine genauso große Rolle für mich wie der Nährwert. Wie gesund ein Gericht auch sein mag, niemand wird es gern essen, wenn es nicht gut schmeckt. Und ich finde, dass Essen auch Genuss bereiten sollte, und nicht einfach nur satt machen. Für mich ist »gut genug« niemals gut genug, wenn es ums Essen geht (übrigens auch bei allem anderen nicht!). Wenn man das Essen nicht genießt, wozu dann die Mühe? Ich bin dagegen, mittelmäßiges Essen zu sich zu nehmen, nur weil es angeblich schlanker macht. *Das tut es nicht.* Das sollten wir inzwischen alle wissen.

Für mich ist Essen, das nicht gut schmeckt, wertlos. Andererseits habe ich auch keine Lust auf Essen mit viel Fett und Zucker und ohne Ballaststoffe, Vitamine und Mineralstoffe. Manchmal esse ich Fertiggerichte, aber dies ist eher die Ausnahme als die Regel. Ich habe kein Interesse an stark industriell verarbeiteten Nahrungsmitteln oder an Essen, das für eine Minute gut schmeckt, aber nichts für meine Gesundheit tut. Es geht um Ausgewogenheit. Ich betrachte mein tägliches Essen als mein Bankkonto, mit Kalorien, die ich verwalten muss – mehr darüber erzähle ich Ihnen im ersten Kapitel.

Bevor wir zu den zehn Regeln kommen, die ich aufgestellt habe, um auf natürliche Weise schlank zu werden, möchten Sie vielleicht etwas über mich erfahren. Vieles von dem, was ich über Ernährung weiß, hat seine Wurzeln in einer natürlichen Leidenschaft, die ich sowohl für Essen als auch für eine gesunde Lebensweise hege. Während meiner Kindheit und Jugend habe ich praktisch immer in Restaurants gegessen, und meine Vorliebe für eine gesunde Lebensführung resultiert aus einer instabilen Kinderstube, was mich anspornte mein Leben selbst in die Hand zu nehmen und etwas Ordentliches daraus zu machen. Es war ein weiter Weg für mich: mit einer schwierigen Kindheit, in der mir eine Menge ungesunder Essgewohnheiten eingepflanzt worden war, im Gepäck, eine echte, natürliche, ausgeglichene Art zu kochen, zu essen und die Welt zu sehen anzunehmen. Heute esse und lebe ich ohne Diäten, aber es war eine lange Reise.

Diese Reise führte mich im Jahr 2000 für ein Jahr an die renommierte Kochschule »National Gourmet Institute of Health and Culinary Arts«. Ursprünglich hatte ich meine Zeit dort eher als Spaß angesehen, aber schon bald war ich fasziniert vom Leben einer Köchin und von der Möglichkeit, mit neuen Ideen aus gutem Essen das Beste zu machen. Anders als die meisten meiner Mitschülerinnen arbeitete ich nach der Ausbildung nicht in einem Restaurant, sondern schlug einen anderen Weg ein. Ich wollte mehr mit meinem Wissen anfangen, ich wollte mehr Menschen damit erreichen.

Eines meiner daraus resultierenden Projekte war im Jahr 2001 die Gründung meiner eigenen Produktlinie fett- und kalorienarmer Backwaren ohne Milch, Weizen und Ei: BethennyBakes™. Dann war ich eine der Kandidatinnen bei *Martha Stewart: Apprentice* und wurde als neuer Star der Show bezeichnet. (Ich erzähle Ihnen später mehr über diese Erfahrung.) In der Folgezeit habe ich für Prominente wie Alicia Silverstone, Denis Leary und Mariska Hargitay gekocht. Ich wurde ins Frühstücksfernsehen eingeladen, darunter in die *Today Show*, *The Early Show* von CBS und *Good Day New York*, um über gesundes Kochen und Essen zu reden; und ich trat in vielen anderen Shows auf, zum Beispiel bei *Access Hollywood*, *Entertainment Tonight* und *Extra*. Ich schreibe eine regelmäßige Kolumne für das *Health*-Magazin und habe für die *New York Times*, *People*, *InStyle*, *USA Today*, *US Weekly*, *TV Guide* und *Wall Street Journal* Kolumnen oder Artikel geschrieben. Meine Kochvideos auf YouTube werden Tausende Male angeklickt. Vor kurzem habe ich die Dreharbeiten für die zweite Staffel von *The Real Housewives of New York City* beendet. Und jetzt habe ich dieses Buch geschrieben.

Was ich über das Schlankwerden und das Schlankbleiben weiß und im Laufe meines Lebens gelernt habe, beschränkt sich nicht auf gesundes, schmackhaftes Essen (auch wenn das ein bedeutender Teil ist). Ich habe außerdem gelernt, anders über Essen zu denken, meine Ernährung mit dem Rest meines Lebens in Einklang zu bringen und aufzuhören, mich wegen jedes Bissens selbst zu quälen. Wenn man in New York City lebt, ist es schwer, nicht von seinem Äußeren, von Essen und Diäten völlig besessen zu sein. Aber mir ist klar, dass dies wohl auch sonst schwer ist. Wenn Sie den gleichen Kampf kämpfen, wie ich es einst tat, dann haben wir etwas sehr Wichtiges gemeinsam, und ich möchte Ihnen helfen, diesen Kampf zu gewinnen.

Ich bin heute schlank, aber ich war darauf nicht programmiert. Ich habe es geschafft, indem ich mein Verhalten änderte und lernte, wie eine *natürlich schlanke* Person zu denken. Das Ergebnis: Ich wurde zu einer *natürlich schlanken* Person, zu einer dieser Frauen, bei deren Anblick man sich als Teenager fragte, wie sie das schafften. Erstaunlicherweise war es ganz einfach – viel einfacher als mein von Diäten besessenes früheres Ich es sich jemals erträumt hätte. Damals, als der Gedanke an Diäten mich noch ständig belastete und tief in mir verwurzelt war, habe ich nie wirklich geglaubt, dass ich dieser Falle jemals entkommen könnte. Aber heute bin ich frei.

Heute kann ich kaum noch glauben, wie viel Zeit meines Lebens ich damit vergeudet habe, mich ängstlich und depressiv zu fühlen und – wenn ich mich wieder einmal mit Essen vollgestopft hatte – mich mit Selbstverachtung zu bestrafen, weil meine Jeans zu eng waren. Ich kann kaum fassen, wie viel Zeit meines Lebens ich damit verschwendet habe, mich *fett zu fühlen*, panisch zu überlegen, was ich bei einem Date bestellen sollte oder wie ich mich aus einer Einladung ins Restaurant herauswinden könnte, weil das Essen dort meiner Meinung nach dick machte. Kommt Ihnen das bekannt vor? Haben Sie jedes Mal ein schlechtes Gewissen, wenn Sie etwas essen, das nicht Ihrer Vorstellung von Diätessen entspricht? Machen Ihnen Essen, Fett, Kohlenhydrate und Diäten dermaßen viel Angst und Sorgen, dass Sie den ganzen Tag daran denken? So ging es mir auch – aber so geht es mir nicht mehr, und so wird es mir nie wieder gehen. Machen Sie sich mit mir zusammen auf den Weg zu einer neuen Denkweise!

Als ich mich von dieser Art des Denkens befreit hatte, passierte etwas Wunderbares: Ich wurde schlank, und zwar für immer. Ich kann mir nicht einmal mehr vorstellen, dass mich jemals wieder meine frühere Art zu denken, zu essen und mich zu verhalten quälen wird – meine *schlechten Gewohnheiten*, die mein selbstzerstörerisches Denken und ruinöses Essen aufrechterhielten. (Später werde ich Ihnen mehr über schlechte Gewohnheiten erzählen.) Ich habe mich befreit, und jetzt habe ich *schlanke Gedanken*. Und das können auch Sie tun und haben, egal, wer Sie sind.

Das größte Geschenk, das ich Ihnen machen kann, und das größte Geschenk, das Sie sich selbst machen können, ist dieses Buch – *Mein schlankes Ich*. Alles, was ich über das Essen und Kochen gelernt habe, ist darin in zehn einfachen Regeln zusammengefasst, die Sie anwenden können, um Ihre eigenen *schlechten Gewohnheiten*, Ihr eigenes Denken, Ihren Körper, Ihr ganzes Leben zu ändern. Sie meinen, diese Tipps schon gehört zu haben? Überlegen Sie – dieses Buch sagt Ihnen *nicht*, was Sie essen sollen. Stattdessen zeige ich Ihnen, wie Sie Ihr Leben ändern können, ohne dass Sie ändern, wer Sie sind, was Sie mögen, oder wie Sie leben. Ich zeige Ihnen, wie Sie Ihre Gewohnheiten und Ihre Art und Weise über Essen zu denken ändern können, unabhängig davon, was Sie gern essen. Denn wie Ihr Körper sich verhält, beginnt in Ihrem Kopf.

Diäten funktionieren nicht

Vielleicht haben Sie das schon früher gehört und als Gerede abgetan. Aber es ist kein Gerede, es ist wahr. Geisteskrankheit wird auch als Wiederholung desselben Verhaltens in Erwartung eines immer anderen Ergebnisses definiert. Sind wir alle verrückt? Wie viele Diäten haben Sie angefangen? Wie viel Geld haben Sie ausgegeben und damit die Diätindustrie gefüttert? Haben Sie abgenommen, dann die Diät abgebrochen und haben all die verlorenen Pfunde (und noch mehr) wieder zugenommen? Sicher haben Sie das. Wir alle haben das getan. Und trotzdem fangen wir schon bald die nächste »neue« Diät an, die uns verspricht, uns nun endgültig von unseren Gewichtsproblemen zu befreien. Doch keine löst ihr Versprechen ein. Was ist mit uns nicht in Ordnung?

Das Leben ist zu kurz, um seine Zeit mit dem Zählen von Fettgrammen oder Kohlenhydraten zu verschwenden oder damit, dass man darauf achtet, niemals 1200 Kalorien pro Tag zu überschreiten. Wie viel Gramm dürfen Sie von diesen Frühstücksflocken essen? Ist Ihr Steak dicker als ein Skatkartenspiel? Ist Ihre Portion Reis größer als Ihre Faust? Sind das 50 Gramm Pasta auf Ihrem Teller oder »überessen« Sie sich womöglich gerade mit 100 Gramm? Erkennen Sie, wie lächerlich eine derartige Besessenheit ist?

Es ist erstaunlich, wie viele intelligente Menschen keine Ahnung von Ernährung haben und sich in ausgefahrenen, für sie schädlichen Gleisen bewegen, und es noch nicht einmal merken. Wie oft haben sich Ihre Gespräche bei einem Abendessen oder auf einer Party um Sätze gedreht wie: »Oh, Sie sollten nur Steak essen; das ist eine Wunderdiät!«, oder: »Sie müssen diese Kohlsuppendiät ausprobieren, die ist toll.« Über Diäten zu reden ist bei gesellschaftlichen Anlässen ziemlich üblich, und die Leute reden dann, als wären sie Fachleute. Aber auf der nächsten Party merken Sie, dass diese »Fachleute« ihre Diät aufgegeben haben oder nun eine andere propagieren. Wie oft haben Ihnen Leute erzählt, dass sie »morgen mit einer neuen Diät beginnen«? Oder haben vielleicht sogar Sie selbst dies anderen erzählt?

Und wie viele dieser Menschen haben ihr Wunschgewicht erreicht und für immer behalten?

Die einfache Wahrheit ist, dass man nicht mehr normal funktioniert, wenn man ständig messen, zählen und sich einschränken muss, und die Gedanken andauernd ums Essen kreisen. Man fühlt sich bestraft, benachteiligt, sogar wütend. Mir jedenfalls ging es so. Schließlich kommt einem das Leben in die Quere, man hat nicht mehr die Zeit oder die Geduld für all diesen Unsinn. Dann gibt man auf und sagt sich: »Ach was, ich kann genauso gut die ganze Salami-Pizza essen, da diese Diät durchzuhalten einfach zu schwer ist.«

Natürlich ist es schwer. Es ist nicht natürlich, so zu essen, und es ist auch nicht gesund – weder für Ihren Körper noch für Ihre Psyche. Wenn Sie sich nach einem Diätplan, rigiden Essensvorschriften oder sogar einem Buch richten müssen, die Ihnen vorschreiben, was Sie zu tun und zu essen haben, werden Sie nicht dauerhaft dranbleiben. Sie brauchen nichts, das ihr Leben kontrolliert. Sie brauchen nur ein paar Instrumente, die Ihnen dabei helfen, die Kontrolle wiederzuerlangen. Schließlich ist es Ihr Körper. Sie können ihn verändern, wenn Sie ihn verändern wollen.

Beachten Sie: Ich sage *nicht*, dass Sie Willenskraft brauchen. Ich sage *Kontrolle*, denn das ist genau das, was ich meine. Sie gehören sich selbst. Sie haben die Kontrolle über das, was Sie tun. Sie haben die Macht. Es ist Ihr Körper, Ihr Leben, Ihr Geist, Ihr Essen. Sie haben die Kontrolle darüber, was Sie zu tun entscheiden und wie Sie zu handeln beschließen. Ein Problem von Diäten ist, dass man das Gefühl hat, von jemand anders beherrscht zu werden: Ein berühmter Experte erzählt einem berühmten Star, was er essen soll; oder ein Diätplan, den jemand für Sie aufgestellt hat, schreibt Ihnen vor, wie viele Gramm hiervon und wie viele Löffel davon Sie zu sich nehmen dürfen.

Letztendlich wird Ihnen dadurch die Verantwortung abgenommen. Wenn Sie eine Diät machen, beherrscht die Diät Sie. Fällt das Ergebnis nicht wunschgemäß aus, können Sie die Schuld auf die Diät schieben. Sie müssen nicht die Verantwortung für Ihr eigenes Leben übernehmen. Die Diät sagt Ihnen, was Sie zu tun haben, und wenn sie nicht funktioniert, hassen Sie die Diät. Die Diät hat versagt, Sie sind das Opfer. Auch wenn Sie ein schlechtes Gewissen haben und sich Ihre Schwäche vorwerfen, haben Sie doch tief in Ihrem Innern nicht das Gefühl, dass Sie diejenige waren, die am

Steuer saß. Die Diät hat sie chauffiert. Sie sind nur mitgefahren. Doch das ist keine Art, Ihr Leben zu leben.

Übernehmen Sie jetzt gleich wieder selbst das Steuer und fahren Sie sich selbst durchs Leben. Sicher, sein Leben in die Hand zu nehmen, kann eine Herausforderung sein, aber ich verspreche Ihnen: Natürlich schlank zu werden ohne Diät ist leichter, als Sie denken. Dieses Buch handelt von *Ihnen* und davon, wie *Sie* lernen können, auf Ihre ganz persönliche Art mit Essen umzugehen, anstatt sich vom Essen beherrschen zu lassen.

Mehr über mich

Meine Kindheit würde ich nicht gerade als typisch bezeichnen, aber auf jeden Fall als schwierig. Wir sind ständig umgezogen, von einer Küste der USA zur anderen. Bis ich sechs war, pendelten wir zwischen New York und Los Angeles, danach wohnte ich mal hier, mal da im ganzen Land. Wir lebten in New York, Forest Hills, Rockville Centre, Old Westbury, Locust Valley, Boston, Florida und Los Angeles. Ich besuchte 13 verschiedene Schulen. Für mich gab es keine Stabilität, keine Struktur, keine regelmäßigen Mahlzeiten – nichts, was mir hätte helfen können, eine gesunde Haltung zum Essen zu entwickeln. Fast alle meine Mahlzeiten nahm ich in Restaurants ein. Meine Mutter liebte Essen und hasste es gleichzeitig. So jedenfalls kam es mir vor, und ich glaube, dass ihre schlechten Essgewohnheiten der Auslöser für mich waren, einen gesünderen Lebensstil zu entwickeln, damit ich mich von ihr unterschied. Aber ihr obsessiver Umgang mit Essen war schon früh auf mich übergegangen. Ich gebe zu, dass ich dazu neige, mich in Bezug auf alle möglichen Dinge ziemlich zwanghaft zu verhalten. Viele Jahre meines Lebens war ich vom Thema Essen geradezu besessen und habe hart daran gearbeitet, schlank zu werden. Tatsächlich beschäftigte ich mich schon in der Grundschule damit, mein Gewicht zu überwachen. Meine Mutter hatte von ihrer Familie eingeimpft bekommen, dass es einfach nicht infrage kam, dick zu sein; sie gab also nur eine Familientradition weiter, als sie auch mir ihre Haltung dem Essen gegenüber anerzog.

Meinen Vater sah ich nur selten. Er war Pferdetrainer, wie mein Stiefvater auch, daher verbrachte ich viel Zeit auf der Rennbahn, wo es nicht gerade positive Vorbilder für mich gab. Bereits mit sechs Jahren begann ich auf Rennpferde zu wetten. In vielerlei Hinsicht musste ich sehen, wie ich zurechtkam. Das machte es mir schwer, ein gesundes Selbstvertrauen zu entwickeln.

Wie bei vielen Kindern gab es auch bei mir eine Phase, in der ich recht pummelig war, aber anders als andere Mütter schleppte mich meine Mutter mit neun Jahren in eine Klinik für Übergewichtige. So war mir schon damals sonnenklar, dass Dicksein nicht akzeptiert wurde. Danach schwankte mein Gewicht viele Jahre, und bald waren Diäten ein ständiges Thema für mich. Ich erinnere mich noch gut an den Kommentar meiner Mutter, als sie ein übergewichtiges Mädchen sah. Wenn das ihr Kind wäre, sagte sie, würde sie es in einen Schrank sperren und ihm Wasser auf einem Tablett bringen lassen. Das machte Eindruck auf mich, auch wenn ich wusste, dass sie scherzte (nun ja, irgendwie). Dick zu sein kam einfach nicht infrage.

Andererseits aßen wir dauernd in Restaurants oder ließen uns chinesisches Essen oder Pizza liefern. Meine Mutter kochte nur selten. Die einzigen anscheinend selbst zubereiteten Mahlzeiten, an die ich mich erinnere, waren die Bagels am Sonntagmorgen. Mit vier Jahren aß ich schon Schnecken. Kindermenü? Ich wusste nicht, dass es so etwas überhaupt gab.

Ich liebte Essen, aber gleichzeitig habe ich es auch gefürchtet. Mit zehn Jahren wusste ich alles über die Beverly-Hills-Diät. Ich erinnere mich, dass ich schon als junges Mädchen sämtliche Diätseiten herausgetrennt habe, die ich in Zeitschriften fand, und nach und nach habe ich wohl so ziemlich alle existierenden Diäten ausprobiert. Die Beverly-Hills-Diät, die Essen-Sie-Ihr-Gewicht-in-Früchten-Diät, die Kohlsuppen-Diät, die Atkins-Diät, die South-Beach-Diät, Weight Watchers, Jenny Craig, NutriSystem, die Flugbegleiter-Diät (die damals noch Stewardess-Diät hieß), die Grapefruit-Diät, Slim-Fast, Zone, Diet Center, Diet Designs, die Fit-ForLife-Diät und jede andere, auf die ich zufällig in einer Zeitschrift stieß.

Ich halte mich selbst eigentlich für einen intelligenten Menschen, aber trotzdem schlitterte ich immer weiter von einer Diät in die andere. Es war eine Art Lebensstil, eine Manie, die ich von meiner Mutter übernommen hatte, die sie ihrerseits von ihrem Vater geerbt hatte. Denn auch er hatte meiner Mutter klargemacht, dass es nicht infrage kam, dick zu sein.

Ich gebe meiner Mutter nicht die Schuld an meiner Einstellung zu Diäten, an meinen zähen Kämpfen mit meinem Körperbild und mit dem Essen. Genauso wenig mache ich meinen Großvater dafür verantwortlich, selbst meinen Vater nicht. Auch kann man den Zeitschriften, Büchern und Filmen nicht vorwerfen, dass sie unerreichbare Bilder von Schönheit verbreiten und die angebliche Notwendigkeit propagieren, sich ständig Diäten zu unterwerfen. Wir sind alle klug genug, um zu wissen, dass es nicht erstrebenswert und schon gar kein realistisches Ziel ist, 50 Kilo zu wiegen. Okay, in einem gewissen Maß sind wir alle Produkte der ungelösten Probleme unserer Eltern, aber ich bin der Meinung, dass die meisten Eltern ihr Bestes tun. Jeder schlägt sich mit irgendwelchen Problemen herum, und meine waren das Essen und die Diäten. Da Sie dieses Buch lesen, vermute ich, dass es auch Ihre sind.

Als Erwachsene führte mich meine Liebe zu gutem Essen auf eine Kochschule, aber es war eine meiner Reisen nach Italien, die meine Einstellung zum Essen grundlegend veränderte. Als Köchin schwor ich mir, in dem Land mit dem wunderbarsten Essen der Welt keine einzige kulinarische Erfahrung auszulassen. Ich gelobte, mich nicht wegen jeder Kalorie verrückt zu machen und nicht auf Cappuccino, Pasta, den großartigen Wein und die herrlichen Desserts zu verzichten. Aber in Italien entdeckte ich weit mehr als gutes Essen – ich entdeckte eine andere Haltung dem Essen gegenüber.

Die Einstellung vieler Europäer, vor allem der Südeuropäer, zu Nahrungsmitteln und zum Essen unterscheidet sich generell von der der Amerikaner. Die Europäer messen dem Essen selbst mehr Wert bei, lassen es aber gleichzeitig nicht zum bestimmenden Thema, das stets um irgendwelche Verbote kreist, werden. Das war für mich eine Offenbarung, vor allem, als ich schöne, natürlich schlanke Italienerinnen sah, die alles aßen, was sie wollten. Ich begann, meine Sichtweise zu verändern, und langsam verstand ich, wie man sein Essen –

und zwar jede Art von Essen – genießen und trotzdem natürlich, ohne Diäten schlank bleiben kann.

Nachdem ich aus Italien zurückgekehrt war – verändert, aber ohne ein Gramm zugenommen zu haben –, entwickelte ich meine neuen Erkenntnisse weiter und gab ihnen eine Struktur. Das Ergebnis ist dieses Buch. Was ich über die Jahre gelernt habe, war mir von großem Nutzen, denn ich führe ein extrem hektisches und stressiges Leben. Da wäre es verständlich, wenn ich meine ungesunden Essgewohnheiten fortsetzte, vom extremen Hungern bis zum Überessen. Aber ich tue es nicht.

Als ich mit den Dreharbeiten für *Martha Stewart: Apprentice* begann, hatte ich gerade eine Lungenentzündung hinter mir. An einer Reality-Show teilzunehmen ist brutal, unglaublich stressig und raubt einem alle Kraft. Und wie ernährten sich alle anderen währenddessen? Mit Energy-Drinks und Diätriegeln, die angeblich eine ganze Mahlzeit ersetzen. Im Gegensatz dazu nahm ich mir während der gesamten Show die Zeit für drei Mahlzeiten am Tag, egal, was passierte. Ich aß gesunde Lebensmittel, denn ich weiß, dass es nur fünf Minuten dauert, um zum Beispiel ein vegetarisches Sandwich zuzubereiten. Fünf Minuten Zeit hat jeder.

Es waren meine Essgewohnheiten, die mich die Dreharbeiten mit intakter Gesundheit überstehen ließen, nur aufgrund meiner neuen Lebensweise konnte ich diese Strapaze unbeschadet hinter mich bringen. Ich wusste genau, dass ich niemals würde durchhalten können, wenn ich mich von verarbeiteten Lebensmitteln oder schlimmer noch von Fastfood ernähren würde. Wenn man bei einer Reality-Show mitmacht, hat man ein Verlangen nach »Wohlfühl«-Essen, aber nach Energy-Drinks und Hotdogs fühlt man sich nicht wirklich wohl. Während dieser Zeit kommt man wenig oder gar nicht zum Schlafen. Man hat Gelüste, weil man unter Stress steht, und wenn man nicht schläft, läuft man herum wie ein Zombie. Gut essen war in dieser Zeit für mich eine wichtige Investition, und das ist es noch immer, an jedem Tag meines Lebens.

Auch die Dreharbeiten zu *The Real Housewives of New York City* sind unglaublich aufreibend. Mein ganzes Leben wird dort auf Film gebannt, für jeden, der es sehen möchte. Als wir die zweite Staffel drehten, hatte ich kaum noch freie Zeit, geschweige denn Zeit zum Essen. Aber so ist mein Leben nun einmal, ich mag Herausforderungen.

Wahrscheinlich verläuft Ihr Leben ja anders als meins, vielleicht mehr, vielleicht weniger. Aber vermutlich stehen auch Sie oft unter Zeitdruck, haben einen aufreibenden Terminkalender und nur wenig Zeit fürs Essen. Das verstehe ich. Aber Sie können trotzdem natürlich schlank sein ohne Diäten, egal, wie ihr Leben aussieht. Ich bin eine Frau in den Dreißigern, die in New York City wohnt, und eine Diät kommt für mich nicht mehr infrage. Ich esse so ziemlich alles, was ich gerade essen möchte. Und zum ersten Mal in meinem Leben ist mein Gewicht erstaunlicherweise völlig konstant. Ich sehe besser aus und fühle mich wohler als je zuvor. Ich trage die Verantwortung für mich selbst. Ich bin kein Arzt, keine Ernährungswissenschaftlerin und keine Fitnessexpertin. Und was am wichtigsten ist – ich übernehme nicht die Verantwortung für Sie. Aber ich koche natürliche, normale Gerichte, liebe köstliches Essen und bin eine gesunde, schlanke Frau. Und ich möchte Ihnen verraten, wie ich den Code geknackt habe, wie ich die Ketten der Diäten gesprengt und gelernt habe, zehn einfache Regeln in mein Leben zu integrieren.

Ich gebe zu, dass ich den Vorteil habe, in New York City zu leben, wo mir eine eindrucksvolle kulinarische Vielfalt zur Verfügung steht. Aber diese Stadt kann auch ein Nachteil sein. Ich könnte problemlos meinen Tag damit verbringen, in Honig geröstete Nüsse, warme Brezeln und Hotdogs zu essen. An jeder Straßenecke werden Eiscreme, Pizza, Hamburger und Sandwichs verkauft. In der Stadt, die niemals schläft, kann man problemlos zu jeder Tages- und Nachtzeit etwas zu essen bekommen. New York City ist eine Welt der Vielfalt, aber gleichzeitig eine Welt der Versuchung.

Aber auch wenn Sie nicht in einer Großstadt leben, sind Sie ähnlichen Anfechtungen ausgesetzt. In New York müssen wir erst sechs verschiedene Supermärkte aufsuchen, um alle Zutaten für eine ordentliche Mahlzeit zusammenzustellen. Sie haben vielleicht einen Supermarkt in der Nähe, der alles führt, was Sie brauchen – aber gleichzeitig viele verführerische Dinge, die Sie nicht brauchen.

Die New Yorker Gemüsemärkte sind fantastisch, aber vielleicht gibt es in Ihrer Nähe Bauernmärkte mit Produkten aus der Umgebung. Vielleicht glauben Sie, Sie können es sich finanziell nicht leisten, gut zu essen, und sehen deswegen Fastfood und Fertiggerichte als Ihre einzige Ernährungsmöglichkeit an, aber das ist nicht wahr. Dieses Buch zeigt Ihnen, wie Sie gut essen, ohne teuer essen zu müssen. Vielleicht sind Sie eine der Mütter, die ständig ihre Kinder hierhin und dorthin kutschieren und von den Essensresten ihrer Lieben, der Süßigkeitenschublade und der Pizza vom Lieferservice in Versuchung geführt werden. Aber wie geht es der jungen Frau in der Stadt, die genau über einem Fastfood-Lokal wohnt, das die ganze Nacht geöffnet ist? Sie sind Anfechtungen ausgesetzt, aber das sind wir alle. Wir sind alle verschieden. Aber wir können alle natürlich schlank sein.

Wo Sie auch wohnen, Sie können überall gute Lebensmittel bekommen und gutes Essen zubereiten. Sie müssen sich nicht mit verarbeitetem, abgepacktem Essen zufriedengeben, das wenig reizvoll ist oder Ihnen noch nicht einmal schmeckt. Sie müssen nicht von Fertiggerichten oder Fastfood leben. Sie können genauso gut essen wie ich und genauso gut wie Prominente.

Und dazu möchte ich Ihnen verhelfen. Ich möchte Sie beraten und anleiten, auf die gleiche Art, auf die ich meine Freundinnen und Prominente angeleitet habe, die mich um Rat gefragt haben. Warum sollten nur Prominente von den Geheimnissen profitieren, die ich entdeckt habe? Auch Sie sind beschäftigt, genau wie diese Leute. Auch Sie möchten toll aussehen. Sie mögen vielleicht nicht im Vintage-Kleid von Chanel zur Oscar-Preisverleihung gehen, was aber nicht heißt, dass Sie nicht auch in Ihrem neuen Kleid umwerfend aussehen wollen. Sie werden sicher nicht von Paparazzi verfolgt, die wissen wollen, was Sie essen, aber Ihre Freunde sehen es. Und Ihre Kinder sehen es auch. Was für ein Beispiel geben Sie ihnen?

Wie Sie wahrscheinlich inzwischen schon bemerkt haben, ist bei mir die Leidenschaft für Diäten ersetzt worden durch die Leidenschaft, die allerbesten Gerichte zu kochen, zu essen und mit allen zu teilen. Ich habe diese Geheimnisse schon immer mit meinen Freunden geteilt, und sie haben alle davon profitiert. Jetzt sind Sie an der Reihe. Es ist mein Herzenswunsch, allen zu helfen, die *natürlich schlank* sein wollen, ohne Diäten, damit sie das erreichen, was ich erreicht habe. Ich bin nun mal obsessiv. Ich brauche etwas, für das ich mich voll und ganz einsetzen kann. Und diesmal engagiere ich mich voll dafür, dass Sie sich gut fühlen und toll aussehen.

Ich will auch, dass Sie endlich die überflüssigen Pfunde loswerden, die Sie mit sich herumschleppen und nicht brauchen. Dieser Ballast hält Sie davon ab, Ihr wahres Ich zu sein. Der einzige Weg, Ihr wahres Ich zu finden, besteht darin, gesundes Essen als Lebensstil anzunehmen, und nicht darin, Leiden, Entbehrungen oder Schmerz auf sich zu nehmen. Sie finden Ihr wahres Ich nicht, indem Sie hungern, sich überessen und sich womöglich übergeben. All das brauchen Sie nie wieder zu tun.

Alles was Sie tun müssen, ist das Durcharbeiten der zehn Regeln. Lesen Sie sie und befolgen Sie die Tipps, um sie in Ihr Leben zu integrieren. Und langsam, aber sicher werden sich Ihr Leben, Ihr Verhalten und Ihr Körper verändern. Beginnen Sie jetzt gleich, und schon in ein paar Tagen werden Sie wieder mehr Sie selbst sein. Ich möchte Ihnen helfen, Ihre Beziehung zum Essen zu verändern, genauso wie ich meinen Klienten geholfen habe, eine neue Haltung zum Essen einzunehmen. Sind Sie bereit?

Was Sie in diesem Buch erwartet

Dieses Buch ist in zwei Teile untergliedert. In Teil 1 beschreibe ich die 10 Regeln, die ich gelernt habe, um natürlich schlank zu werden und zu bleiben. Die Regeln werden kapitelweise ausführlich erklärt, damit Sie nachvollziehen können, was ich meine und wie Sie die Regeln in Ihr Leben integrieren können. Ich schildere Ihnen, wie jede Regel bei mir wirkt und wie Sie bei Ihnen wirken könnte. Prägen Sie sich diese Regeln ein und leben Sie danach, dann werden Sie schon bald feststellen, wie leicht es ist, ohne Diät natürlich schlank zu sein.

Ich empfehle Ihnen, sich für Teil 1 des Buches viel Zeit zu nehmen. Denken Sie über meine Aussagen nach, lesen Sie sie genau und lesen Sie sie dann noch ein zweites Mal. Schauen Sie sich die Abschnitte, die Sie besonders ansprechen, mehrere Male an. Ich werde den ganzen Weg mit Ihnen gehen, meine eigenen Kämpfe mit Ihnen teilen und Ihnen helfen, die Ihren zu bestehen. Je mehr Sie die 10 Regeln überdenken und praktizieren, desto tiefer werden diese in Ihr Bewusstsein einsinken. Bevor Sie es merken, werden Sie sie schon anwenden, ohne darüber nachzudenken. Die Regeln werden ein Teil Ihrer Persönlichkeit und Ihrer Denkweise werden. Und bereits nach dem ersten Kapitel werden Sie aufhören Diäten zu machen; aufhören, vom Thema Essen beherrscht zu sein, und aufhören, Ihr Glück und Ihre Gesundheit zu ruinieren. Sie werden frei sein – und gleichzeitig schlank werden.

31

Teil 2 des Buches ist für diejenigen, die mehr Struktur möchten. Aber verstehen Sie mich nicht falsch: Hierbei handelt es sich nicht um eine Diätanleitung, es handelt sich nur um ein paar Hinweise, wie Sie die 10 Regeln in Ihrem Leben umsetzen können. In Kapitel 11 gebe ich Ihnen nützliche Empfehlungen für die Praxis und wiederhole die 10 Regeln und wichtige Prinzipien. Dann nehme ich Sie bei der Hand und führe Sie durch eine Woche mit allen Mahlzeiten vom Frühstück bis zum Late-Night-Snack.

In diesen Kapiteln finden Sie viele hilfreiche Anregungen: Ich erzähle Ihnen, was man morgens, mittags und abends essen kann, gebe Ihnen Tipps für den Umgang mit besonders heiklen Situationen, für das Essen außer Haus und für das Kochen zu Hause. Was tun Sie, wenn Ihnen bei Starbucks ein riesengroßer Muffin das Wasser im Mund zusammenlaufen lässt? Wie stellen Sie sich in einem Take-away eine Mahlzeit zusammen? Wie überstehen Sie ein Frühstücksbuffet oder eine Einladung zum Brunch, ohne in Panik auszubrechen oder zehn Pfund auf einmal zuzunehmen? Wie gehen Sie mit der Happy Hour um? Für all diese kniffligen Situationen finden Sie in Teil 2 Anregungen.

Unter der Überschrift »Mit Bethenny zu Tisch« erzähle ich Ihnen auch, was ich selbst an jedem Tag der Woche zu jeder Mahlzeit esse. Aber damit will ich Ihnen nicht sagen, was *Sie* essen sollen. Tatsächlich gebe ich manchmal sogar ein ziemlich schlechtes Beispiel ab! Es geht darum, Ihnen zu zeigen, dass natürlich schlanke Menschen ein normales Leben führen und sich normalen Anforderungen ausgesetzt sehen. Wie Sie diesen begegnen und was Sie tun können, wenn Sie eine schlechte Wahl getroffen oder zu viel gegessen haben – das ist mein Anliegen.

Beim Lesen des Buches werden Ihnen wiederkehrende Kästen auffallen, Merklisten oder in einprägsame Form gefasste Tipps, Beschreibungen und Ratschläge, wie Sie wollen. Die mit »Natürlich schlanke Gedanken« betitelten Kästen enthalten Tipps, die Ihnen helfen, Ihr Denken zu korrigieren. Die mit »Schlechte Gewohnheiten« betitelten Kästen enthalten diese und die im Kopf konstruierten selbstzerstörerischen Verhaltensweisen und Ratschläge, was man dagegen tun kann. Die meisten Kapitel dieses Buches enden mit Rezepten. Ich weise darauf hin, dass ich meine Zutaten niemals ganz genau abwiege oder abmesse. Das hat meine Lehrer in der Kochschule wahnsinnig gemacht, denn sie wollten präzise Angaben, wie viel hiervon und wie viel davon ich genommen hatte. Aber auch wenn ich ihnen das nicht sagen konnte, war ich doch immer in der Lage, das Rezept zu wiederholen. Trotzdem gibt es ein paar Mengenangaben in meinen Rezepten hier im Buch, sie sind aber nicht sehr genau. Auch mein Stil, Rezepte zu schreiben, ist ziemlich unkonventionell. Sehen Sie also bitte die vorgestellten Rezepte nur als Vorschläge an. Seien Sie kreativ, weichen Sie davon ab oder ersetzen Sie einzelne Zutaten durch andere, die Sie mehr mögen. Ich experimentiere sehr gern, wenn es um die Welt des Geschmacks geht, und ich möchte Sie ermuntern, Ihre eigene Küche mit dem gleichen Abenteuergeist zu betreten.

Und nun begeben Sie sich mit mir auf den Weg durch

dieses Buch. Ich habe Ihnen so viel zu sagen, und ich freue mich darauf, Ihnen dabei zu helfen, den Frieden und die Freiheit zu finden, die mir heute mein Leben zum Genuss machen. Ich verspreche Ihnen, dass es ein angenehmer Weg wird, auf dem Sie Spaß haben, neue Erkenntnisse erwerben und sogar »Kalorienbomben« genießen werden. Sie werden lernen, sich wieder ohne schlechtes Gewissen am Essen zu erfreuen, und Sie werden die überflüssigen Pfunde, die Sie mit sich herumschleppen, verlieren. Und das Allerbeste: Sie werden sich besser fühlen, als Sie sich je im Leben gefühlt haben. Sie werden auf natürliche Weise schlank werden.

Teil 1:
Die Regeln

1. Ihre Ernährung ist ein Bankkonto

Es ist Ihr Recht, schlank zu sein

Wahrscheinlich ist Ihnen beim Lesen der Einleitung schon aufgefallen, dass ich, nachdem ich mein schlankes Ich befreit habe, eine Mission habe: Ich möchte *Gesundheit demokratisieren.* Ich koche für Prominente und berate meine Freunde, wie sie gesund essen können, aber warum sollten nur sie von meinen Erkenntnissen profitieren? Berühmte Persönlichkeiten müssen oft von Berufs wegen gut aussehen, aber das heißt nicht, dass nicht auch Sie in deren Geheimnisse eingeweiht sein können. Die Prominenten gehören nicht alle einem mysteriösen »Schlankheitsclub« an, zu dem Ihnen der Zutritt verwehrt ist. Auch Sie können Mitglied werden, Sie haben bis jetzt nur noch keine Beitrittserklärung ausgefüllt.

Ich finde, dass es jeder verdient, gesund und in bester Form zu sein. Deswegen habe ich mir all die Voraussetzungen dafür angeeignet, die ich im Laufe von 20 Jahren gelernt habe, und sie in 10 einfachen Regeln zusammengefasst. Und diese übergebe ich jetzt Ihnen.

Sie können natürlich schlank sein. Es ist egal, was für einen

Körperbau, welche Blutgruppe oder welche Persönlichkeitsmerkmale Sie haben. Es ist egal, wie viel Ihre Mutter wiegt oder auf welche Speisen Sie einfach nicht verzichten können. Sogar Prominenten wie Oprah Winfrey und Britney Spears fällt es schwer, ihr Gewicht zu halten, und das trotz Diätcoach und Personal Trainer; sie haben eben noch nicht herausgefunden, was es heißt, auf natürliche Weise schlank zu sein.

Ich habe 20 Jahre lang in der Diäthölle gelitten, bis ich endlich darauf gekommen bin, dass natürlich schlank zu sein nichts damit zu tun hat, ob man einen schnellen Stoffwechsel oder eine bestimmte Veranlagung oder sonst irgendetwas hat, das der eigenen Kontrolle entzogen ist. Ich bin jetzt Mitte 30 und schlanker, als ich es in meinen Zwanzigern war. Die Leute fragen mich, ob ich Blitzdiäten mache, oder sie sagen: »Oh, Sie sind einfach von Natur aus schlank.« Und das stimmt, ich bin es – jetzt. Aber so war es nicht immer.

Abertausende Frauen sind in dem Teufelskreis gefangen, in dem sie eine Diät machen, sie abbrechen oder danach wieder zunehmen und dann die nächste Diät anfangen. Es ist Zeit, damit aufzuhören. Keine Diäten mehr. Haben Sie mich verstanden? *Hören Sie jetzt sofort mit den Diäten auf.*

Für einige von Ihnen klingt das vielleicht wie eine geradezu märchenhafte Vorstellung. Vor ein paar Monaten sagte eine Freundin zu mir: »Weißt du was? Ich bin so am Ende. Ich hab diese Diäten und den Sport so satt, ich kann einfach nicht mehr.« Ich erinnere mich, dass es mir genauso ging, und da Sie dieses Buch in den Händen halten, kennen Sie dieses Gefühl wahrscheinlich auch.

Also tun Sie es einfach, ergreifen Sie Besitz von Ihrem Recht, schlank zu sein. Sie sind erwachsen. Es ist an der Zeit, dass Sie keinen andern mehr darüber bestimmen lassen, was Sie essen, wie Sie essen oder warum Sie essen. Vergessen Sie's. Werfen Sie den tyrannischen Chauffeur namens Diät einfach aus Ihrem Leben und führen Sie das Steuer. Das Leiden hört jetzt auf.

Regel 1:
Ihre Ernährung ist ein Bankkonto

Fangen wir gleich mit Regel 1 an. Ich betrachte sie als eine Art Hauptregel, die Mutter aller Regeln. Es geht dabei um das Erste, was ich den Leuten sage, wenn ich gefragt werde, wie ich natürlich schlank bleibe. Jede einzelne Regel ist wichtig, aber diese ist der Rahmen für alle anderen. Jeden Tag habe ich sie im Kopf, jedes Mal, wenn ich etwas esse. An diese Regel zu denken und sie umzusetzen ist zum festen Bestandteil meines Lebens geworden. Alles wird dadurch so einfach und einsichtig, dass Sie sich fragen werden, warum Sie nicht schon längst so verfahren. Hier ist die Regel:

Natürlich schlanke Gedanken

Sie lieben Schokolade oder Käse? Oder Sie hassen Sport? Kein Problem. Sehr viele natürlich schlanke Menschen teilen Ihre Vorlieben und Abneigungen. Sie können *Sie selbst* bleiben, egal, wer Sie sind, *und trotzdem* natürlich schlank sein. Wenn Sie nicht das essen, was Sie gern essen möchten, schränken Sie sich selbst ein und werden immer stärker das Gefühl haben, etwas zu entbehren. Das halten Sie auf Dauer nicht durch. Essen Sie, was Sie essen möchten. Machen Sie sich nur klar, was Sie essen, und wenn Sie wissen, dass es eine »teure« Investition ist, genießen Sie jeden Bissen – aber wirklich nur ein paar Bissen. Oder machen Sie sich diese Ausgabe nur bewusst und saldieren sie später wieder. So bleibt Ihr Budget ausgeglichen, und Sie befinden sich im Gleichgewicht. Wenn Sie Sport hassen, essen Sie ein bisschen weniger. Treiben Sie gern Sport, können Sie etwas mehr essen. Das Zauberwort heißt: Balance.

♥Ihre Ernährung ist ein Bankkonto♥

Ich möchte gern, dass dies das Erste ist, woran Sie jeden Tag denken, und dass Sie diesen Satz nach und nach in Ihr Leben integrieren. Bis er Ihnen zur zweiten Natur geworden ist, müssen Sie sich immer wieder daran erinnern: ♥*Ihre Ernährung ist ein Bankkonto.*♥

So wie Sie Ihre Einnahmen und Ausgaben im Gleichgewicht halten müssen, müssen Sie auch Ihre Nahrungsmittelauswahl im Gleichgewicht halten. Essen Sie nicht zu viel von einem Nahrungsmittel, essen Sie nicht dieselbe Art Nahrungsmittel zweimal hintereinander, gleichen Sie Stärke mit Proteinen aus, Gemüse und Obst mit Süßigkeiten und eine Schlemmerei immer mit etwas Zurückhaltung bei der nächsten Mahlzeit. Dieses Ausgleichen ist ein ungefähres – aber es funktioniert und es funktioniert ohne Zählen, Messen, Wiegen, ohne ständig mit dem Essen beschäftigt zu sein.

Investieren Sie so oft wie möglich – an den meisten Tagen und bei den meisten Mahlzeiten und Snacks – *klug* in gesundes Essen, das Sie satt macht. Und wenn Sie einmal unbedingt über die Stränge schlagen wollen, tun Sie es. Sie machen keine Diät, denken Sie daran. Sie leben. Allerdings hat eine Schlemmerei ihren Preis – Sie müssen dieses Zuviel dadurch ausgleichen, dass Sie sich danach etwas zurückhalten, bis Ihre Bilanz wieder stimmt. So einfach ist das.

Und wollen Sie wirklich Ihre Kalorien für etwas vergeuden, das Sie nicht mögen? Das wäre, als wenn Sie Geld für etwas ausgäben, das Sie nie benutzen oder das Ihnen nicht passt. Es wäre eine Verschwendung. Tätigen Sie kluge Investitionen, die Ihrem Körper und Ihrer Seele guttun. Unter diesem Aspekt ist eine Schlemmerei ihre Kalorien wert. Hat sie nicht diesen Effekt, sparen Sie diese Kalorien lieber für später auf. Das ist vernünftiges Kontomanagement.

Sicher, so wie das Erreichen finanzieller Unabhängigkeit, kann auch der Ernährungsausgleich manchmal etwas Mühe kosten. Wenn Sie seit ein paar Jahren zu viel gegessen und bei der Auswahl Ihres Essens nicht auf einen Ausgleich geachtet haben, sind Sie wahrscheinlich mit Übergewicht belastet. Diese überflüssigen Pfunde sind wie Schulden. Aber Schulden können Sie abbezahlen und Ihr Übergewicht können Sie auf die gleiche Art loswerden: nach und nach, immer ein bisschen. Verringern Sie die überflüssigen Pfunde durch täglichen Ausgleich, aber tun Sie es nicht zwanghaft, indem Sie jeden Cent bilanzieren und jede einzelne Kalorie zählen. Sie können Ihr ideales Körpergewicht erreichen – genauso wie Ihre finanzielle Unabhängigkeit. Essen Sie heute viel, essen Sie morgen weniger. Essen Sie heute wenig, essen Sie morgen mehr.

Schlechte Gewohnheiten

Haben Sie jemals gedacht: »Ich habe zu viel gegessen, ich hab's vermasselt, jetzt kann ich genauso gut weiteressen?« Dann überessen Sie sich, weil sie die Hoffnung aufgegeben haben. Kennen Sie dieses Gefühl? Ich vergleiche es mit den Gewissensbissen von Käufern. Wenn man sich etwas sehr Teures gönnt und dann die ganze Nacht mit Gewissensbissen wach liegt, ist man nicht in der Verfassung, ausgleichende Entscheidungen zu treffen. Man macht es nur noch schlimmer. Neulich rief mich eine Freundin an und sagte: »Ich habe mich ruiniert, ich habe fünf Cookies gegessen.« Ich erinnere mich an dieses Gefühl – aber ich habe es nicht mehr. Ich esse, aber ich lasse nicht mehr zu, dass ein schlechtes Gewissen mich dazu bringt, mich vollzustopfen. Manchmal esse ich zu viel. Aber dann tröste ich mich selbst und mache mir Mut. Anstatt darin einen Grund zu sehen, jetzt noch mehr zu essen (*Was ist das für eine Logik?*), erinnere ich mich an Regel 1: ♥ *Meine Ernährung ist ein Bankkonto.* ♥

Wie man es schafft, eine ausgeglichene Bilanz zu erzielen

Ich weiß, das hört sich in der Theorie alles großartig an. Aber wie schafft man es tatsächlich? Seien Sie sich dessen bewusst, was Sie essen, und treffen Sie bewusste Entscheidungen. Das Essen bestimmt nicht über Sie. Sie bestimmen. Übernehmen Sie also die Verantwortung und entscheiden Sie vernünftig und bewusst, was Sie essen.

Nehmen wir an, Sie haben zum Frühstück ein Croissant gegessen. Lecker – und süß und stärkehaltig. Was essen Sie also zu Mittag? Pasta? Natürlich nicht. Das wäre noch eine Portion Stärke. Sie gleichen Ihre Ernährung ja jetzt wie ein Bankkonto aus, also wissen Sie, dass Sie nach Stärke und Zucker am Morgen zu Mittag Proteine und Gemüse zum Ausgleichen brauchen. Essen Sie also einen Salat mit gegrillter Hühnerbrust oder eine Gemüsesuppe. Haben Sie morgens Eier (Proteine) gegessen, Nudeln oder ein Sandwich sind das geeignete Mittag- oder Abendessen. Gleichen Sie immer Proteine mit Stärke aus, gleichen Sie Süßes und Fettes immer mit Gemüse und Obst aus.

Essen Sie niemals die gleiche Art Nahrungsmittel zweimal hintereinander. Essen Sie ein wenig von jedem Nahrungsmittel, aber nie zu viel von einer Sache.

Beim Essen eine ausgeglichene Bilanz zu erreichen, bezieht sich auch auf die Mengen. Wenn Sie morgens nur ein leichtes Frühstück einnehmen, können Sie mittags etwas mehr essen. Hatten Sie schon eine große Mittagsmahlzeit, nehmen Sie als Abendessen nur etwas Leichtes zu sich. Haben Sie einmal einen ganzen Tag lang zu jeder Mahlzeit ziemlich viel gegessen, halten Sie sich am nächsten Tag etwas zurück. Seien Sie sich einfach nur immer dessen bewusst, was Sie tun, und Sie werden essen können, was Sie wirklich mögen – auf ausgewogene Art. So essen natürlich schlanke Menschen – ohne Verzicht, ohne Diät, aber ausgeglichen. Wenn Sie sich erst einmal daran gewöhnt haben, ist es einfacher, als Sie jetzt vielleicht denken. Richten Sie sich ein paar Tage danach, und Sie werden langsam ein natürliches Bewusstsein dafür entwickeln, was Ihr Körper braucht und

Natürlich schlanke Gedanken

Wenn wir auf ein ausgeglichenes Essenskonto achten, geht es nicht darum, Kalorien, Fettgramme, Kohlenhydrate oder irgendetwas anderes zu zählen. Plagen Sie sich damit erst gar nicht herum, denn Sie werden es nicht durchhalten. Es kostet Sie als viel beschäftigte Frau auch viel zu viel Zeit. Außerdem ist diese Rechnerei zwanghaft, und das haben Sie jetzt hinter sich. Stattdessen brauchen Sie nur aufmerksam zu sein und auf Ihren gesunden Menschenverstand zu hören. Ausgleichen ist ein ungefähres Verfahren, aber es funktioniert. Sie müssen es nur im Kopf behalten. Die Kalorien rechnen sich von allein aus. Ausgleichen ist nicht zwanghaft, es beherrscht nicht Ihren Geist. Sie wissen, was Sie essen wollen. Hören Sie einfach auf Ihren Bauch.

möchte. Ihr Gefühl dafür wird feiner werden, und Sie werden instinktiv wissen, wie Ihre nächste Mahlzeit aussehen soll. Dann wird es Ihnen leichtfallen, jede Essenssituation in den Griff zu bekommen.

In Teil 2 dieses Buches gehe ich konkreter darauf ein, wie Sie Regel 1 in Ihr tägliches Leben einbauen können. Aber lassen Sie uns zuerst über einige Hindernisse sprechen, die sich Ihnen in den Weg stellen könnten, wie über einige hilfreiche Werkzeuge.

Ständiges Thema im Kopf gegen Gefühl im Bauch

Ihr Konto auszugleichen ist entscheidend, um natürlich schlank zu werden, aber es ist nicht der einzige Faktor. In Ihrem Kopf gehen noch andere Dinge vor sich, ich weiß. Lassen Sie uns also über diese Dinge reden, denn sie können zu Hürden oder zu Hilfen werden, Ihnen im Weg stehen oder Sie auf Ihrem Weg unterstützen. Lassen Sie uns über Ihre *ständige gedankliche Beschäftigung mit dem Thema Essen* und Ihr *Bauchgefühl* reden.

In Ihrem Kopf tobt ein negativer Dialog übers Essen, Zwangsgedanken kommentieren oder kritisieren alles, was Sie essen oder was Sie sich auch nur vorstellen essen zu wollen oder nicht essen zu wollen. Diese Quälgeister jammern Ihnen die Ohren voll, was für eine Versagerin Sie sind, weil Sie diese Pasta gegessen haben, schimpfen Sie aus, weil Sie diesen Käsekuchen begehrlich angeschaut haben oder heute nicht ins Fitnessstudio gegangen sind. Die Zwangsgedanken erinnern Sie daran, was die Waage heute Morgen angezeigt hat und schreien es Ihnen den ganzen Tag lang ins Ohr, sodass Sie sich schlecht fühlen – oder auch einmal gut, wenn Sie nämlich ein paar Pfunde verloren haben. Als wenn ein Wasserverlust von einem Kilo Sie zu einem besseren Menschen machen würde! Die Zwangsgedanken bringen Sie dazu, sich dauernd auf die Körperteile zu fokussieren, die Sie hassen, und sie geben Ihnen das Gefühl, unfähig dazu sein, irgendetwas zu verändern. Zwangsgedanken sind gemein. Sie bewirken, dass Sie sich schlecht fühlen.

Diese Zwangsgedanken sind ein Produkt der Vergangenheit, sowohl des gegenwärtigen Stresses als auch Ihrer Ängste. Haben Sie in Ihrer Kindheit vielleicht die Erfahrung gemacht, dass Essen Liebe ersetzt? Essen Sie, um sich selbst zu trösten oder zu beruhigen, wenn Sie unter Stress stehen? Haben Sie nach einem Tag, der schlecht gelaufen ist, das Gefühl, dass Sie es *verdienen*, die ganze Pizza zu essen? Glauben Sie, dass Sie den Kampf ums Schlanksein ja doch nie gewinnen werden und ihn deswegen gleich aufgeben können? Zwangsgedanken quälen jede Person auf andere Art, und Sie müssen den Hintergrund erkennen, sodass Sie aufhören können, sie mit einer Antwort zu würdigen.

Es gibt eine Gegenstimme. Wenn Ihre Zwangsgedanken der kleine Teufel auf Ihrer linken Schulter ist, der Ihnen zum Beispiel sagt, Sie sollen diesen Cheeseburger essen, nur weil Sie ihn gerade in der Fernsehwerbung gesehen haben, so ist Ihr Bauchgefühl der kleine Engel auf Ihrer rechten Schulter, der die tatsächliche Information hat, ob Sie diesen Cheeseburger wirklich *wollen* oder nicht. Ihre Zwangsgedanken beruhen auf der Vergangenheit, die Stimme Ihres Körpers dagegen blickt immer in die Zukunft. Sie sagt Ihnen, was Sie wirklich und ganz bestimmt wollen und brauchen. Sie ist nicht nur die Stimme, die Sie daran erinnert, dass Sie heute noch kein Protein gegessen haben und es unbedingt brauchen, sie ist auch die Stimme, die sagt: *Moment mal! Diese fettfreien Kekse schmecken mir überhaupt nicht. Ich möchte einen richtigen Keks. Ist das so verkehrt?* (Natürlich ist es das nicht.) Das ist die Stimme Ihres Körpers.

Die Stimme Ihres Körpers, das Bauchgefühl, Ihr Instinkt ist das ursprüngliche biologische Gefühl Ihres Körpers von sich selbst. Alle Informationen, die Sie brauchen, um auf natürliche Weise schlank zu sein, tragen Sie *in sich selbst.* Diese Stimme Ihres Körpers ist inzwischen vielleicht schon heiser vom vielen Rufen, weil Sie nicht zuhören. Sie sendet Ihnen alle möglichen Signale, um Ihnen zu zeigen, dass Sie Essen wählen, das nicht gut für Sie ist. Aber wenn sie dauernd von Ihren Zwangsgedanken übertönt wird, leiden Sie vielleicht schon an Verdauungsproblemen, Hungerschmerzen, Gelenkschmerzen, Kopfschmerzen, Müdigkeit oder Energielosigkeit. Hallo! Auch das ist die Stimme Ihres Körpers, die da zu Ihnen spricht! Sie möchte Ihre Aufmerksamkeit erlangen.

Wenn Sie anfangen, ihr zuzuhören, werden Sie merken, dass diese Stimme Ihnen wunderbare Sachen zu sagen hat. Sie gibt Ihnen ein großartiges Gefühl, wenn Sie kluge Essensinvestitionen tätigen. Sie sagt Ihnen, was Sie essen sollen, und zwar auf der Grundlage dessen, was Ihr Körper wirklich möchte. Und sie sagt Ihnen auch, wenn Sie genug gegessen haben. Diese Stimme ist nett zu Ihnen. Sie möchte, dass es Ihnen gutgeht.

Vor allem für diejenigen, die Probleme haben, zwischen Kopf und Bauch zu unterscheiden – und für die, deren Zwangsgedanken die Stimme Ihres Körpers schon völlig

Natürlich schlanke Gedanken

Ist Ihnen schon einmal aufgefallen, dass Sie sich nach einem aus-
giebigen und genussvollen Essen manchmal schrecklich, aufgebläht und schuldig fühlen? Ein anderes Mal aber Sie sich nach einer Schlemmerei großartig, geradezu glücklich fühlen? Das ist die
Stimme Ihres Körpers, die Ihnen sagt, dass Sie dieses Essen wirklich
gebraucht oder gewollt haben und nicht nur um des Essens willen
gegessen haben. Und diese Stimme, dieses Bauchgefühl – das ist
sehr wichtig – sagt Ihnen auch, wann Sie *aufhören* sollen zu essen.

übertönen – ist es ein absolut notwendiger Schritt, das Essen wie ein Bankkonto zu behandeln. So lernt man rasch,
das Durcheinander im Kopf wieder in Ordnung zu bringen.

Alle Körper streben nach dem Gleichgewicht, wenn Sie also
absichtlich und systematisch Ausgleichsmechanismen in
Ihr Leben einbauen – Ihre Ernährung wie ein Bankkonto
mit ausgeglichener Bilanz führen und die anderen Regeln
in diesem Buch befolgen –, dann wird die Stimme Ihres
Körpers automatisch kräftiger und selbstsicherer. Gleichzeitig werden die Quälgeister in Ihrem Kopf, total überrascht, ein wenig leiser. Ihre Ernährung wie ein Bankkonto
im Gleichgewicht zu halten ist Übungssache, aber auch
wenn es sich anfangs vielleicht ein bisschen schwierig anhört, wird es Ihnen schon bald zur zweiten Natur werden.

Ihr Körper möchte, dass Sie sich so verhalten, daher wird sich alles nach und nach zum Guten wenden, wenn Sie es tun.

Das Differenzial – oder das *Etwas,* das für *Sie* den *Unterschied* macht

Ich habe noch ein paar Hilfsmittel für Sie. Ein anderes sehr wichtiges Prinzip für das Ausbalancieren Ihrer Schlemmereien und Ihrer Zurückhaltung ist etwas, das ich das *Differenzial* nenne. Diesen Begriff werde ich häufig benutzen, und daher möchte ich jetzt ausführlich darlegen, was ich damit meine.

Das Differenzial ist der Unterschied zwischen zwei Möglichkeiten und ob dieser Unterschied für Sie von Bedeutung ist. Ein Beispiel: Ich liebe Chilis wegen des Geschmacks und der Textur: Chilipulver, Kumin, Tomaten, Paprika und Bohnen. Bekanntermaßen gibt es die verschiedensten Chilis-Gerichte: zum Beispiel Chili con carne, Chili mit Pute, vegetarisches Chili. Für mich ist das Differenzial zwischen einem ziemlich fetten Chili mit Rindfleisch oder Pute oder einem vegetarischen Chili null. Manchmal kann ich die Gerichte nicht einmal auseinanderhalten. Also kann ich im Fall des Chilis ebenso gut die leichtere, gesündere Möglichkeit wählen.

Bei Folgendem dagegen ist der *Unterschied* für mich erheblich: Wenn ich die Wahl habe zwischen einem New York Strip Steak mit Butter obendrauf und einem Stück fader pochierter Hühnerbrust, dann macht das für mich einen *wesentlichen Unterschied*. Ich liebe dieses gut marmorierte Steak vom hohen Roastbeef, ich gebe es zu. Es zu essen bereitet mir so viel Genuss, dass die Wahl der Hühnerbrust in diesem Moment die Ersparnis auf meinem Essenskonto nicht wert ist. Ich spare lieber anderswo, wo es für mich keinen so großen Unterschied macht, damit ich in den Genuss dieses Steaks komme. Tatsächlich esse ich dann meist nur sehr wenig davon. Wenn ich die hautlose Hühnerbrust wähle, esse ich das ganze Stück, bin aber trotzdem danach nicht zufrieden und möchte noch irgendetwas anderes essen. Von dem Steak dagegen brauche ich nur ein paar wunderbare Bissen zu essen und bin völlig zufrieden. Ich würde eher drei köstliche Bissen gut marmoriertes Steak mit Butter als viermal so viel langweiliges Hühnerfleisch essen. Ganz nach dem Prinzip Qualität geht vor Quantität.

Natürlich hat die Wahl der üppigeren Variante ihren Preis. Wir leben nicht in einer Nebenwelt, in der unbegrenzte Mengen weißen Zuckers oder Rinderfetts keine Auswirkungen auf Ihre Taille oder Ihre Gesundheit hätten. Als Köchin weiß ich ganz genau, dass ich nicht jeden Tag Steaks essen sollte, und wenn ich mir eins leiste, sollte ich nicht sehr viel davon essen. Also lasse ich es bei dem Genuss von ein paar köstlichen Bissen und höre dann auf. Der größte Teil meiner Mahlzeit besteht aus anderen, gesunden Dingen, die ich auch mag, zum Beispiel Salat und gedünstetes Gemüse. Ich esse zuerst davon, aber ich weigere mich, mir das Vergnügen eines köstlichen Steaks nicht zu gönnen.

Ihr *Differenzial* wird wahrscheinlich verschieden von meinem sein – je nach den angebotenen Speisen. Vielleicht mögen Sie kein gut marmoriertes Steak und sind genauso zufrieden mit einem gewürzten und gegrillten Stück Fisch oder Tofu. Wunderbar. Treffen Sie die gesündere Wahl und sparen Sie sich Ihre Fett- und Kalorienausgabe für etwas auf, das wichtiger für Sie ist, zum Beispiel eine Crème brûlée oder Pommes frites. Ich sage nicht, dass Sie das Gleiche essen sollen wie ich, denn ich möchte, dass Sie *Ihre eigenen wahren Vorlieben* verstehen, achten und wirklich kennen. So halten Sie Ihr Essenskonto ausgeglichen.

Der Punkt des abnehmenden Gewinns

Ein weiteres Prinzip, das im ganzen Buch eine Rolle spielt, ist der *Punkt des abnehmenden Gewinns*. Auch dieses Prinzip hängt eng mit der Saldierung Ihrer Ernährung im Sinne eines Bankkontos zusammen, denn es hilft Ihnen, ihre »Essensausgaben« zu überwachen und zu wissen, wann Sie mit dem Ausgeben aufhören sollen.

Den *Punkt des abnehmenden Gewinns* nenne ich den Moment, in dem der Bissen, den Sie essen, nicht mehr ganz so gut schmeckt wie der davor. Nehmen wir zum Beispiel an, Sie lieben Calamari fritti. Sie essen den ersten Bissen, und er schmeckt einfach himmlisch. Sie genießen Ihre verschwenderische Ausgabe in vollen Zügen. Der nächste Bissen ist noch genauso gut. Aber der dritte? Vielleicht ist der Höhepunkt des Genusses überschritten, und auch wenn die Calamari noch immer gut schmecken, ist dieser dritte Bissen doch schon nicht mehr ganz so köstlich wie die ersten beiden. Anstatt nun den Teller leer zu essen, hören Sie am *Punkt des abnehmenden Gewinns* auf.

Warum noch weiteressen und Ihrem Bankkonto Kalorien hinzufügen? Besser wird der Geschmack nicht mehr. Alles, was jetzt noch kommt, ist eine Ausgabe an Kalorien, die nur Ihr Konto belastet. Sie haben gelacht, Sie haben geweint, es war besser als *Cats*. Jetzt ist es vorüber, also hö-

Natürlich schlanke Gedanken

Ich habe für viele Leute gekocht, die nach unterschiedlichsten Ernährungsgrundsätzen aßen – vegan, kalorienarm, glutenfrei, koscher, biologisch und so weiter. Da dieses Buch kein Diätbuch ist, funktionieren seine Prinzipien auch, wenn Ihre Ernährung aus irgendwelchen Gründen Einschränkungen unterliegt. Die 10 Regeln in diesem Buch können Sie unabhängig davon befolgen, was Sie essen. Sie können Ihre Ernährung immer wie ein Bankkonto ausgleichen. Ob Sie nun keinen Weizen essen können oder kein Fleisch essen wollen, schaffen Sie mit Ihrer Essenswahl immer wieder eine ausgeglichene Bilanz, und Sie werden sich besser fühlen.

ren Sie auf zu essen und machen Sie weiter mit Ihrem Leben.

Dieses Ausbalancieren, die Idee eines ausgeglichenen Bankkontos ist kein Wundermittel, durch das Sie 10 Kilo in zwei Tagen verlieren. *Es handelt sich hier nicht um eine Diät.*

Es handelt sich um eine sanfte, langfristige Neuprogrammierung Ihrer Gedanken, eine neue Art der Sprache und eine neue Haltung dem Essen gegenüber, die Sie für immer von jeder Diät befreien werden. Natürlich schlank sein ist eine Reise und ein Prozess, der jetzt beginnt. Sie werden nichts entbehren müssen, und Sie müssen ganz sicher nichts aufgeben außer vielleicht einiger überflüssiger Pfunde. Warum also auch nur eine einzige Minute länger vergeuden? Werden Sie Ihr schlankes Ich.

Regel 1: Rezepte

Die folgenden Rezepte eignen sich hervorragend, um auf den richtigen Kurs und in gute Stimmung für den Ausgleich Ihres Essenskontos zu kommen. Denis Leary ist ein Fan der gefüllten Pilze; sie gehören zu den Tricks, mit denen ich ihn dazu brachte, mehr Gemüse zu essen. Wenn Sie ein Süß-schnabel sind, rühren Sie sich die Bananen-Haferflocken-Chocolate-Chip-Cookies zusammen; sie sind ein leichter und sattmachender Snack für zwischendurch.

Gefüllte Portobello-Champignons

Mein Freund liebt diese gefüllten Pilze. Sie halfen mir, ihn zu überzeugen, dass Gemüse köstlich schmecken kann.

▶ Ergibt 4 Portionen

4 große Portobello-Champignons
1 Knoblauchzehe, gehackt
Balsamico-Vinaigrette-Dressing
1 TL Dijon-Senf
Salz und Pfeffer nach Geschmack
1 EL gehackte Petersilie
4–5 Champignons, gehackt
¼ Tasse* Parmesan
2 EL geröstet Pinienkerne
zusätzlich 1 EL Parmesan und 1 TL Petersilie

1. Portobellos mit einem feuchten Küchenpapier abwischen. Nicht mit Wasser abspülen! Große Stängel entfernen. Hartes Ende abschneiden und restliche Stängel fein hacken, dann beiseitestellen. Knoblauch, Balsamico-Dressing, Dijon-Senf und Salz und Pfeffer in einer Schüssel mischen. Mit einem Pinsel die Pilzkappe großzügig mit der Marinade bestreichen. Pilze in einem verschließbaren Plastikbeutel für mindestens 1 Stunde in den Kühlschrank legen.

2. Backofen auf 200° C vorheizen. Petersilie, Champignons, gehackte Portobello-Stängel und Parmesan mischen und nach Geschmack salzen und pfeffern.

3. Pilzkappen auf einem Grill, in einer Grillpfanne oder in einer beschichteten Pfanne grillen. Während des Grillens eine Pfanne, einen Topf oder ein anderes Gewicht auf die Pilze legen. Dadurch verlieren sie etwas Wasser und werden krosser. Umdrehen und wiederholen. Pilze auf Alufolie oder ein Backblech legen, die Pilzstängel-Mischung auf den Portobellos verteilen, mit Pinienkernen und zusätzlichem Parmesan bestreuen und 10 Minuten überbacken, davon die letzten 5 Minuten unter dem Backofengrill. Mit zusätzlicher Petersilie bestreuen und servieren.

---

* Bei der Mengenangabe **Tasse** handelt es sich um die in den USA weit verbreitete Maßeinheit »**cup**« – das ist ungefähr die Menge, die in einen Kaffeebecher passt, nämlich ein Volumen von 240 ml. Auf vielen deutschen Messbechern sind auch Cups angegeben. Wenn Sie keinen solchen Messbecher besitzen, füllen Sie in ein Gefäß mit 240 ml Wasser, markieren Sie die Höhe mit einem wasserfesten Filzstift und nehmen das Gefäß mit dieser Füllhöhe als Maßeinheit. Mittlerweile gibt es auch in Deutschland die Tassenmaße zu kaufen (mit dem Vorteil, dass man auch ein Maß für ¼ und ½ Tasse kaufen kann).

Bananen-Haferflocken-Chocolate-Chip-Cookies

Diese Cookies sind meine Lieblingscookies, und auch Susan Sarandons. Wir haben uns unter amüsanten Umständen kennengelernt. Seit wir uns bei einem Red-Carpet-Event kennengelernt haben, schicke ich ihr diese Cookies regelmäßig.

► Ergibt 10 Cookies

1 ½ Tassen Hafermehl
   (zur Herstellung von Hafermehl Haferflocken
   in einem Mixer puderfein mahlen)
¾ Tasse Haferflocken
½ TL Backpulver
½ TL Natron
½ TL Salz
½ Tasse Rohzucker
1/3 Tasse Schokoladentröpfchen
1 TL Rapsöl
150 ml Sojamilch
1 mittelgroße Banane, püriert
ein paar Tropfen Vanilleextrakt

1. Backofen auf 200° C vorheizen. Alle trockenen Zutaten in einer Schüssel mischen, alle anderen Zutaten in einer anderen Schüssel. Jeweils gut durchmischen.
2. Mit einem Eisportionierer oder einem großen Löffel Teig abstechen und auf ein mit Backpapier ausgelegtes Back-

blech setzen. 12 Minuten backen, nach der Hälfte der Zeit das Blech umdrehen, oder backen, bis die Ränder der Cookies hellbraun sind.

2. Sie können alles essen, aber nicht alles auf einmal

Da Sie sich nun schon an den Gedanken gewöhnt haben, Ihre Ernährung wie ein Bankkonto auszugleichen, sind Sie für Regel 2 bereit. Sie klingt ein bisschen wie ein Satz, den man zu einem zweijährigen Kind sagen würde, und tatsächlich befinden sich manche von uns auf der Stufe eines Kleinkindes, wenn es ums Essen geht. Eine wichtige Voraussetzung für das natürliche Schlanksein besteht aber darin, aufzuwachen und zu erkennen, dass wir für unseren Körper selbst verantwortlich sind, für unseren Geist, für unser Leben. *Sie* treffen die Entscheidungen. *Sie* führen das Steuer, und diese Macht bedeutet auch Verantwortung und eine sehr wichtige Erkenntnis:

♥Sie können alles essen, aber nicht alles auf einmal.♥

Diese Regel müssen Sie anwenden, wenn Sie sich einer Menge sehr leckerem, dickmachendem, schwerem Essen gegenübersehen. Und in der Situation befinden sich viele von uns wahrscheinlich ziemlich oft! Die gute Nachricht, ist, dass sie tatsächlich alles essen können, was Sie wollen. Ich habe Ihnen schon gesagt, dass Sie keine Diät mehr machen sollen, aber ich werde es trotzdem noch oft wiederholen – damit Sie mir auch wirklich glauben. Diäten helfen Ihnen *nicht*; sie verletzen Sie und untergraben nach und nach Ihre persönliche Macht. Sie verändern auch Ihren Stoffwechsel negativ. Ich meine das wirklich ernst. Diäten schreiben Ihnen vor, was Sie essen sollen. Warum sollte jemand anders Ihnen sagen, was Sie essen sollen? Was weiß irgendjemand anders schon darüber, was Sie brauchen und gern möchten? Es ist Ihr Körper, es sind Ihre Geschmacksknospen, Ihre Vorlieben, es ist *Ihr Leben.*

Wenn Sie aber selbst entscheiden, was Sie essen, dann müssen Sie auch wissen, was Sie tun. Sie können den Cheeseburger oder die Pommes frites essen oder den Erdbeer-Milchshake trinken. Aber Sie können nicht alles auf einmal haben. Daher heißt Regel 2: *Sie können alles essen, aber nicht alles auf einmal.*

Wenn Ihre Essensentscheidungen bisher von Lust auf Essen und gleichzeitiger Angst vorm Essen geleitet waren, dann brauchen Sie diese Regel, und Sie brauchen Sie jetzt.

Ich möchte gern, dass Sie über das Prinzip, das in Regel 2 steckt, gründlich nachdenken, während Sie dieses Kapitel lesen. Vielleicht haben Sie noch nie darüber nachgedacht. Wenn mir jemand das Folgende vor Jahren gesagt hätte, wenn ich zugehört und es geglaubt hätte, dann wäre mir eine Menge Sorgen erspart geblieben. Sind Sie bereit? Gut, hier ist es: *Sie und nur Sie sind dafür verantwortlich, was Sie sich in den Mund stecken.*

Selbstverständlich? Aber sicher. Revolutionär? Unbedingt.

Die ständige Verfügbarkeit billigen Essens hat dazu geführt, dass wir diese eher *benutzen* als *essen*. Wir benutzen Essen zur Unterhaltung, zum Vergnügen, um Macht auszuüben. Wir sind besessen vom Essen und fürchten es gleichzeitig. Ständig haben wir Ausreden parat, warum wir schon wieder essen. Es ist nicht *Ihre* Schuld, dass Ihre Freunde immer wieder darauf bestehen, dass Sie mit ihnen essen gehen. Oder Ihre Familie möchte Pizza essen, oder Sie können diesem wunderbaren Nudelgericht zum Mitnehmen einfach nicht widerstehen, oder Sie haben Hunger und das Fastfood-Lokal taucht *genau in dem Moment* auf. Oder Sie bekommen Ihre Periode, oder Sie haben ein Date, oder Sie sind in den Ferien, oder Sie haben Liebeskummer. Es ist einfach, die Verantwortung auf das Fast-Food-Restaurant zu schieben, auf die reizvolle Auslage im Feinkostladen, die verführerischen Desserts in der Vitrine, einen Abend mit Freundinnen, Ihre Freunde, die nun mal Junkfood mögen, auf Ihre Eltern, Ihre Kinder, die das Essen auf ihren Tellern liegen lassen, oder auf wen auch immer. Verlängern Sie die Liste mit Ihren eigenen Sündenböcken. All das sind keine Entschuldigungen. Wenn ich es geschafft habe, während der Dreharbeiten zu *Martha Stewart: Apprentice* gesund zu essen, dann können auch Sie in stressigen Situationen Ihres Lebens gesund essen.

Was ich Ihnen damit klarmachen möchte, ist Folgendes: Es hat immer jemand anders Schuld, stimmt's? Sie können nichts dafür, dass Sie den doppelten Cheeseburger und die Pommes frites gegessen haben, nicht wahr? *Denn diese waren ja da.* Aber wie mies fühlt es sich an, einen übervollen, aufgeblähten Bauch zu haben? Überlegen Sie, ob die Freude während des Essens dieser riesigen Mengen das unangenehme Gefühl danach wirklich aufwiegt.

Also hören Sie jetzt sofort auf zu jammern, wie hilflos Sie sind und dass Sie ein Opfer all des guten Essens um Sie herum sind. Das ist absurd. (Nicht dass ich das nicht auch getan hätte, aber deswegen erkenne ich heute trotzdem, wie absurd das war!) Sie haben ein unglaubliches Glück, in einem Land mit einem so riesigen Essensangebot zu leben, und Sie haben die Möglichkeit auszuwählen, was Sie essen möchten. Das hat nicht jeder auf der Welt. Das Schöne an Regel 2 ist, dass Sie nicht nur die Kontrolle über Ihre Essensauswahl erlangen, sondern dass Sie nun Ihr Essen genießen können und es nicht mehr zu fürchten brauchen. Sie *können* alles haben. Sie können alles essen, was Sie möchten. Kein Essen ist verboten, niemals.

Das heißt allerdings nicht, dass die physikalischen Regeln unseres Universums zugunsten Ihrer Freude am Essen außer Kraft gesetzt worden wären. Wenn Sie etwas essen, das eine Menge Fett oder eine Menge Kalorien hat oder beides, dann können Sie nicht noch viel mehr Dinge essen, die auch eine Menge Fett und Kalorien haben, und das alles auf einmal. ♥*Sie können alles essen, aber nicht alles auf einmal.*♥

Außerdem sind Sie schließlich nicht mehr in der Vorschule. Wollen Sie sich selbst krank machen? Sie sind erwachsen, und Sie brauchen nicht Pizza *und* Eiscreme. Aber Pizza *oder* Eiscreme? Kein Problem. Wählen Sie aus, was Sie möchten, was Sie wirklich am meisten möchten, und genießen Sie das. Ein bisschen davon. Das nächste Mal können Sie etwas anderes wählen. Im Leben geht es ständig um Kontrolle und Balance, und darum geht es auch beim natürlichen Schlanksein.

Lassen Sie uns die Konsequenzen dieser revolutionären Regel näher betrachten.

Wissen, was Sie wollen

Eine Voraussetzung für das Funktionieren von Regel 2 ist, dass Sie lernen zu erkennen, was Sie wirklich wollen. Das ist nicht immer so einfach, wie es klingt, aber wenn Sie es erst einmal wissen, wird das Essen für Sie einfacher als je zuvor. Ist nicht alles im Leben einfacher, wenn man weiß, was man wirklich will? Ob es um Beziehungen geht, um die Arbeit, darum, wo man wohnen will, mit wem man seine Zeit verbringen will, was man aus seinem Leben machen will, welche Wohltätigkeitsorganisation man unterstützen will – all das bekommt mehr Sinn, wenn man weiß, was man wirklich will. Nicht das, was jemand anders will; nicht das, was man wollen soll; sondern das, *was man selbst wirklich will.*

Der inneren Stimme Ihres Körpers zuzuhören, ist der Schlüssel, um herauszufinden, was Sie wirklich wollen. Wollen Sie wirklich Eiscreme oder glauben Sie das nur, weil gerade jemand anders Eiscreme isst? Möchten Sie wirklich die übrig gebliebenen Chicken Nuggets und den gegrillten Käse vom Teller Ihres Kindes essen oder würden Sie sich lieber in Ruhe hinsetzen und etwas anderes essen, das Sie mit allen Sinnen genießen?

Es verlangt etwas Übung, Ihre wahren Essenswünsche zu verstehen und sich darauf einzustellen, und dafür müssen Sie eine Zeitlang sehr aufmerksam dem leisen, aber hartnäckigen Flüstern Ihrer inneren Stimme zuhören. Suchen Sie nicht nach äußeren Hinweisen in Ihrer Umgebung, die

Ihnen helfen könnten. Sie müssen sich auf Ihren Körper und auf Ihre inneren Signale einstimmen. Außerdem müssen Sie sich auf Ihr Wissen aus der Vergangenheit besinnen – bedenken Sie, wie Sie sich nach einem bestimmten Essen wahrscheinlich fühlen werden.

Aber gerade jetzt sind Sie vielleicht unsicher und frustriert, weil Sie nicht entscheiden können, ob Ihre Lust auf ein bestimmtes Essen nun auf Ihrer inneren Stimme oder Ihrem alten, zerstörerischen Essensgekeife beruht. Es gibt eine Menge hilfreicher Methoden, wie Sie das herausfinden können. Hier sind ein paar, die ich anwende:

- Wenn ich Lust auf etwas habe – etwas, von dem ich weiß, dass es nicht die klügste Investition ist –, dann versuche ich mich abzulenken. Ich wechsle die Fahrbahn, mental und physisch, und oft vergesse ich dann völlig, dass ich eben noch etwas Bestimmtes essen wollte.
- Wenn ich nicht aufhören kann, daran zu denken, dann möchte ich es wahrscheinlich wirklich. Also entscheide ich mich, mir eine kleine Portion davon zu gönnen. Das Wichtige ist, dass ich *entscheide*, es mir zu gönnen. Ich habe die Kontrolle über mein Essverhalten.
- Wenn ich nicht aufhören kann, an etwas richtig Üppiges zu denken, aber weiß, dass ich ein Bild davon gesehen oder es gerochen habe oder dass jemand anders es zu essen vorgeschlagen hat, dann befrage ich meinen ersten Impuls. Vielleicht ist es nur Bequemlichkeit oder eine Angewohnheit, vielleicht ist es nur Essensgekeife. Ich

nehme mir Zeit, mich ernsthaft zu fragen, ob ich es *wirklich möchte*. Vielleicht ja, vielleicht nein, aber sich danach zu fragen, ist äußerst wichtig.

Ich hinterfrage meine spontanen Essenswünsche sehr häufig und intensiv, schon um die Kontrolle zu behalten. Wenn Sie sich fragen, ob Sie ein bestimmtes Essen, nach dem Sie ein Verlangen haben, wirklich wollen, dann horchen Sie nach innen. Im selben Moment halten Sie sich schon davon ab, automatisch und ohne nachzudenken zu essen. Treffen Sie eine Entscheidung, ganz bewusst und nach ausgiebigem Überlegen, dann sind Sie schon auf dem richtigen Weg.

Schlechte Gewohnheiten

Sie möchten Pommes frites oder ein Bananensplit, und zwar sofort? Sie sind doch nicht mehr zwei Jahre alt. Bekommen Sie einen Wutanfall, wenn Sie nicht auf der Stelle das bekommen, was Sie haben wollen? Vielleicht denken Sie, Sie wollen wirklich etwas, auch wenn es keine gute Investition ist, doch das heißt noch lange nicht, dass Sie jeder Laune nachgeben müssen. Manchmal ist es richtig zu entscheiden, dass man sich etwas gönnt. Aber sind Sie ganz sicher, dass Sie die Entscheidung mit Ihrem reifen Verstand getroffen haben, der alles unter Kontrolle hat? Lassen Sie die vernünftige Stimme Ihres Körpers und nicht die der Zweijährigen in Ihnen entscheiden, was zu tun ist. Dann werden Sie Ihre Wahl ohne Bedauern und Schuldgefühl genießen können.

Wenn Sie entscheiden, dass Sie etwas wirklich wollen, dann gönnen Sie es sich. Sonst werden Sie irgendwann gegen die selbst auferlegten Beschränkungen rebellieren und schließlich zweimal so viele Kalorien in sich hineinschlingen, als Sie es sonst getan hätten. Aber (und das ist entscheidend) wenn Sie sich etwas Besonderes gönnen, dann genießen Sie es auch mit allen Sinnen. Und wenn der Genuss nur ein bisschen beginnt nachzulassen – wenn Sie den *Punkt des abnehmenden Gewinns* erreicht haben, dann hören Sie auf.

Und wenn Sie nicht aufhören? Machen Sie sich nicht selbst fertig, nehmen Sie's gelassen, haken Sie's als Erfahrung ab und fahren Sie einfach fort. Jetzt wissen Sie noch mehr über Ihren ganz persönlichen Schwachpunkt, so können Sie beim nächsten Mal besser damit umgehen. Vergeben Sie sich und schaffen Sie mit der nächsten Mahlzeit einen Ausgleich. Haben Sie zu viel von etwas Süßem gegessen, essen Sie als Nächstes Proteine und Gemüse. Denken Sie an Ihr Bankkonto. Wenn Sie einmal zu viel ausgeben, müssen Sie sich danach etwas zurückhalten. Aber seien Sie trotzdem nett zu sich. Niemand hat es verdient, für das Essen von zu vielen Keksen bestraft zu werden.

Die Anwendung von Regel 2 im Alltag

Regel 2 ist besonders nützlich, wenn Sie sich einer sehr großen Auswahl leckerer Sachen gegenübersehen. Nehmen wir an, Sie gehen zu einer Party. Sie treten ein und sehen ein riesiges Büfett – Fleischplatten, Käseplatten, Desserts, herrliche Früchte, Salate und eine Bar zum Selbstbedienen. Jetzt kommt es darauf an, richtige Entscheidungen zu treffen. ♥*Sie können alles essen, aber nicht alles auf einmal.*♥

Als Erstes schlendern Sie um das Büfett herum und betrachten alles in Ruhe. Erfreuen Sie sich an dem Anblick der herrlichen Speisen und sehen Sie genau hin. Vielleicht sind die Shrimps doch nicht so ganz frisch, wie Sie anfangs dachten? Oder vielleicht sehen Sie tatsächlich köstlich aus? Dieser Käse, ist das Nullachtfünfzehn-Käse oder ist Ihre Lieblingssorte dabei? Und die Desserts sehen zwar alle sehr hübsch aus, aber nach genauerer Überprüfung sind sie gar nicht mehr so reizvoll – bis auf diese kleinen Käsekuchen. Überprüfen Sie alles und finden Sie heraus, was Ihnen wirklich das Wasser im Mund zusammenlaufen lässt und was Sie zwar nett finden, aber nicht unwiderstehlich.

Und jetzt treten Sie noch einmal den Rückzug an. Reden Sie mit ein paar Freunden, holen Sie sich etwas zu trinken. Wenn Sie dann merken, dass Sie wirklich Hunger haben und etwas essen möchten, legen Sie sich einen Plan zurecht. Welches Essen sah für Sie am besten aus? Wie können Sie es ausgleichen? Was wollen Sie wirklich und worauf können Sie verzichten?

Vielleicht sieht die Guacamole besonders lecker aus, also nehmen Sie ein paar Mais-Chips und einen gesunden Löffel Guacamole. Fügen Sie Salat oder etwas rohes Gemüse hinzu, um Ihr Konto mit Dingen aufzufüllen, die zu den guten Investitionen gehören. Und wie steht's mit Proteinen? Proteine erzeugen ein Gefühl der Sättigung und verhindern, dass Sie sich überessen, also wählen Sie das Eiweiß, das am besten aussieht: vielleicht eine Scheibe Putenfleisch oder einen Käsewürfel. Aber übertreiben Sie es nicht. Ein paar Bissen genügen, dann haben Sie noch Platz für einen dieser kleinen Käsekuchen. Trinken Sie Wasser dazu. Mehr als das brauchen Sie doch wirklich nicht, oder? Sie haben sich von den Sachen genommen, die Sie am liebsten haben wollten. Sie fühlen sich nicht voll und Sie haben kein schlechtes Gewissen. Kompliment! Nun denken Sie nicht mehr an das Essen und gehen gut gelaunt und zufrieden zu Ihren Freunden, um sich zu unterhalten.

Diese Methode funktioniert auch zu Hause. Wenn Sie zum Beispiel für Ihre Familie kochen und ein Huhn braten, machen Sie sich dann noch verrückt mit Überlegungen, was es daneben noch alles geben soll? Bedenken Sie, was Sie sich selbst und Ihrer Familie antun, wenn Sie zum Huhn Kartoffelsalat, grünen Salat, Suppe, Obstsalat und Brot servieren, außerdem noch Wein und Saft und zum Nachtisch Eiscreme. Wenn Sie grünen Salat und Gemüsesuppe essen, bleibt gerade noch Platz für etwas von dem köstlichen saftigen Huhn und vielleicht ein kleines Stück Brot oder einen kleinen Löffel Kartoffelsalat. Wägen Sie die verschiedenen Möglichkeiten gegeneinander ab, aber wählen Sie nicht zu viele Sachen aus, sonst werden Sie schließlich mehr essen, als gut für Sie ist. Entscheiden Sie sich für ein paar sehr gute Sachen, auf die Sie am meisten Lust haben, und heben Sie sich die anderen für die nächste Mahlzeit auf.

Ob Sie in einem Restaurant essen, mit Freunden ausgehen, bei jemandem zu Hause zum Abendessen eingeladen sind oder in Ihrer eigenen Küche kochen, diese Regel hilft Ihnen überall. Lassen Sie sie für sich arbeiten und wenden Sie sie auch an, um Ihre Familie gesund zu ernähren. Sie können die Diskussion in Ihrem Kopf nicht völlig abschalten, aber Sie können die Lautstärke dämpfen und sich nicht mehr davon beherrschen lassen. Denken Sie einfach daran: ♥*Sie können alles essen, aber nicht alles auf einmal.*♥

Natürlich schlanke Gedanken

Wenn ich mir vorstelle, wie sehr mein Kopf früher von dem ewigen Thema Essen angefüllt war, weil ich in meiner Kindheit so viele ungesunde Lektionen gelernt hatte, schaudert mir heute noch. Wenn Sie Kinder haben, ist das Wundervollste, was Sie für sie tun können, ihnen so früh wie möglich eine gesunde Haltung zum Essen zu vermitteln. Das ist eine der besten Sachen, die Sie für sie tun können. Bringen Sie ihnen die Regeln aus diesem Buch bei und zeigen Sie ihnen, wie sie durch kluge Auswahl eine Balance zwischen den verschiedenen Speisen herstellen können. Leben Sie ihnen vor, wie viel genug ist, und messen Sie dem Essen nicht allzu viel Gewicht bei.

Verbannen Sie das Wort *Diät* aus Ihrem Haus! Kinder und Jugendliche sollten dieses unangenehme Wort gar nicht erst hören. Meine Mutter war völlig besessen vom Thema Essen und Diäten, und ich habe 35 Jahre gebraucht, um den Schaden wieder auszubügeln. Gewöhnen Sie stattdessen Ihre Kinder von Anfang an an gesunde Sachen wie Obst und Gemüse, dann müssen sie als Erwachsene nicht mühsam umlernen.

Sie haben bei der Kindererziehung mehr Macht, als Sie vielleicht glauben. Üben Sie mit Essen keinen Druck aus und machen Sie Essen zum Genuss. Essen ist nicht gleich Liebe, und es ist keine Pflicht. Aber es kann eine genussreiche Art sein, seine Gesundheit zu stärken. Wenn Sie das Ihren Kindern beibringen, dann tun Sie ihnen einen großen Gefallen.

Regel 2: Rezepte

♥*Sie können alles essen, nur nicht alles auf einmal.*♥ Wählen Sie also aus, was Sie wirklich wollen. Sie wollen Pasta? Bedenken Sie das *Differenzial*, den Unterschied, der es wert ist – ist das folgende Rezept für Vollkorn-Fusilli mit Tomaten, Basilikum, Pinienkernen und geräuchertem Mozzarella genauso befriedigend für Sie wie zum Beispiel Lasagne oder Spaghetti Bolognese? Wenn ja, dann entscheiden Sie sich dafür. Es schmeckt großartig, sättigt gut und ist voller Proteine, Ballaststoffe und Vitamine, aber lange nicht so fett und kalorienreich wie eine Lasagne oder Spaghetti Bolognese.

Oder steht Ihnen der Sinn gerade nach einem Dessert? Nun, Sie können natürlich schlemmen, wenn Sie wollen, aber vielleicht tut es ja auch mein falscher Käsekuchen. Versuchen Sie's. Vielleicht wird er sogar zu einem Ihrer neuen Favoriten.

Weizenvollkorn-Fusilli mit Tomaten, Basilikum, Pinienkernen und geräuchertem Mozzarella

Dieses köstliche Rezept eignet sich ausgezeichnet als Abendessen, aber Sie können es genauso gut im Voraus zubereiten (oder verdoppeln) und dann am nächsten Tag zu Mittag essen. Anstatt der Vollkornnudeln können Sie Vollkornreis nehmen, falls Sie kein Gluten vertragen. Den geräucherten Mozzarella können Sie durch Ricotta, Feta oder gehobelten Parmesan ersetzen. Von diesen Käsesorten brauchen

Sie nicht viel, um einen angenehm zufriedenstellenden Geschmack zu erreichen, aber lassen Sie den Käse nicht ganz weg. Das Protein ist eine gute Ergänzung zu den Kohlenhydraten. Servieren Sie die Pasta mit Salat.

▶ Ergibt 2 Portionen

½ Tasse Weizenvollkorn-Fusilli
2 Teelöffel Olivenöl
2 bis 3 Knoblauchzehen, zerdrückt, enthäutet und
  gehackt
4 Eiertomaten, klein gewürfelt
Salz und Pfeffer nach Geschmack
½ Tasse frisches Basilikum, klein gezupft, und 2 Teelöffel
  zum Garnieren
1 Esslöffel geröstete Pinienkerne
50 g geräucherter Mozzarella in kleinen Stückchen

1. Fusilli nach Packungsanleitung al dente kochen.
2. Während die Nudeln kochen, Olivenöl in einer beschichteten Pfanne erhitzen, Knoblauch in dem Öl golden, aber nicht zu braun anbraten. Tomaten, Salz und Pfeffer hinzufügen, köcheln lassen, bis die Pasta gar ist.
3. Fusilli mit einem Schaumlöffel aus dem Wasser nehmen und in die Soße geben. Etwa 80 ml des Kochwassers hinzufügen, dadurch wird die Soße sämiger.
4. Das kleingezupfte Basilikum, die Pinienkerne und den Mozzarella einrühren und das Ganze gut vermischen. Auf

zwei Teller verteilen und mit dem Rest Basilikum garnieren. Heiß servieren.

Bethennys falscher Käsekuchen

Dieses Rezept ist schnell und einfach, aber so gut, dass es das größte Schleckermaul zufriedenstellt. Seien Sie kreativ und mischen Sie Schokoladenraspel, Obststückchen oder andere Nüsse unter.

▶ Ergibt 1 Portion

½ Tasse Hüttenkäse oder fettarmer Ricotta
Ein paar Tropfen Vanille- oder Mandelextrakt
1 EL dunkle Schokoladenraspel *oder* Mandelsplitter
1 TL Honig oder Ahornsirup

Alle Zutaten in einer kleinen Schüssel oder einem Soufflé-förmchen vermischen. Sofort essen oder abdecken und kühl stellen.

3. Kosten Sie alles, essen Sie nichts

Da Sie nun ausgewogen essen und sich angewöhnen, alles essen zu können, nur nicht alles auf einmal, sind Sie bereit für Regel 3. Es ist die am häufigsten falsch verstandene, aber auch die mächtigste und eine meiner Lieblingsregeln. Manche bekommen einen Schrecken, wenn sie sie hören, aber das liegt daran, dass sie ihre Bedeutung nicht richtig verstehen. Eigentlich ist Regel 3 ganz einfach:

♥*Kosten Sie alles, essen Sie nichts.*♥

Schon gut, beruhigen Sie sich, ich meine nicht wirklich, dass Sie nichts essen sollen. Das denken nämlich manche, wenn sie diese Regel hören – dass sie nie wieder eine ganze Portion von irgendetwas essen sollen. Natürlich meine ich das nicht. Sie werden viele vollständige Portionen essen, Sie müssen es aber nicht immer tun. Wenn Sie es häufig nicht tun, kann das ein sehr wirkungsvolles Mittel sein, natürlich schlank zu werden, und darum geht es bei dieser Regel.

Im Grunde hilft die Regel Ihnen, eine bisschen von all den leckeren Sachen zu kosten, auf die Sie Lust haben, ohne zu viel von irgendetwas zu essen. Manchmal werden Sie Regel 2 folgen (♥*Sie können alles essen, aber nicht alles auf einmal.*♥) und sich für ein oder zwei Dinge entscheiden, die Sie am meisten reizen. Ein andermal, wenn Ihnen die ganze Auswahl so verlockend erscheint, dass Sie sich nicht einschränken wollen, können Sie kleine Proben von vielen verschiedenen Dingen essen. Das gibt Ihnen das Gefühl, dass Sie wirklich am Leben teilgenommen und all die köstlichen angebotenen Sachen genossen haben, ohne es zu übertreiben. Regel 3 ist der Schlüssel für so manche heikle Situation, in der man leicht verführt wird, zu viel zu essen: bei Partys, Picknicks, Dinnerpartys, beim Brunchen, Hochzeiten, Essen im Restaurant, auf Reisen, in Supermärkten und sogar zu Hause bei selbst zubereiteten Mahlzeiten. An Weihnachten und Geburtstagen, wenn man in Versuchung ist, sich den Magen so vollzuschlagen, dass man danach erst einmal ein paar Stunden schlafen muss, ist diese Regel die Rettung. Sie können von allem kosten, was Sie mögen, und trotzdem so essen, dass Sie natürlich schlank bleiben.

Mangia Poco
Ma Bene

Ich liebe die italienische Redensart *Mangia poco ma bene* – übersetzt »Iss wenig, aber gut«. Er bedeutet, dass Qualität vor Quantität geht. Das ist nicht genau das Gleiche wie ♥*Kosten Sie alles, essen Sie nichts*♥, aber dahinter steckt die gleiche Einstellung: Die beste Art zu essen ist, kleine Mengen von wirklich guten Dingen zu essen. Ich erwähne diese italienische Redewendung hier, weil Regel 3 mir zum ersten Mal in Italien eingefallen ist, wo die Leute es wirklich verstehen, auf diese Art und Weise zu essen.

Soweit ich das sehe, verhalten sich heute viele Menschen genau umgekehrt: Sie essen alles und kosten nichts. Sie stopfen sich voll, während sie auf den Fernseher starren, ihre E-Mails beantworten oder Auto fahren und schmecken kaum, was sie essen – manchmal erinnern sie sich gar nicht mehr daran, was sie überhaupt gegessen haben.

Die Italiener dagegen leben anders. Sie essen, was sie essen möchten – von allem etwas –, aber nie sehr viel, und es ist immer hochwertig, frisch und natürlich. Ein Stückchen zum Probieren, das ist der Schlüssel. In Italien habe ich gelernt, »alles zu kosten und nichts zu essen«. Wenn die Vorstellung von Ihrer Ernährung als einem Bankkonto die Seele dieses Buches ist, dann ist Regel 3 das Herz.

Als Beispiel erzähle ich Ihnen, wie ich die Regel in Italien umsetzte. Ich begann meinen Morgen mit einem mit Vollmilch zubereiteten Cappuccino, so wie die Italiener ihn trinken. Bei ihnen gibt es keinen Extra-Cappuccino mit wenig Kalorien. Ich habe auch nicht wie früher die Kellner genervt und nach fettarmer Milch und Süßstoff gefragt. Italiener verwenden praktisch keinen Süßstoff, sie nehmen richtigen Zucker.

Zu meinem Cappuccino aß ich ein kleines Stück Obst und etwas Gebäck oder ein Stückchen Brot mit Käse. Entscheidend ist, dass die Mengen klein sind. So konnte ich den Cappuccino, das Obst und das Gebäck konsumieren – immer nur ein bisschen davon. Ich fühlte mich nicht verpflichtet, etwas aufzuessen, das Wichtige war, alles zu *kosten*.

Mittags oder abends aß ich Pasta, aber nur zu einer der beiden Mahlzeiten und nur eine kleine Menge, die ich fast nie ganz aufaß. Die Pasta kombinierte ich mit etwas Leichtem, aber Füllendem wie gegrilltem Gemüse oder Salat (von diesen Sachen kann man zur besseren Sättigung eine größere Portion essen). Dazu aß ich noch eine kleine Menge von etwas, das Protein enthielt. Die zweite Hauptmahlzeit konzentrierte ich eher auf das Protein, zum Beispiel aß ich dann mageres Fleisch, Geflügel oder Fisch (denn ich hatte im Kopf, dass meine Ernährung ein Bankkonto ist, das es auszugleichen gilt).

Ich habe auch nicht auf das Gelato verzichtet, denn ich finde die italienische Eiscreme einfach göttlich. Jeden Tag gönnte ich mir nachmittags ein kleines Eis *oder* ein paar Löffel davon zum Dessert nach dem Abendessen. Niemals aß ich es zweimal am Tag. Genauso hielt ich es mit dem Wein, einer anderen italienischen Köstlichkeit. Ich versuchte mich im Allgemeinen auf zwei Gläser alkoholische Getränke am Tag zu beschränken, Wein oder etwas anderes. Entweder ich wählte Wein zu einer Mahlzeit, zu der er am besten passte, oder ich teilte meine Ration auf und trank ein Glas zum Mittagessen und eins am Abend. Okay, manchmal wurden es auch drei. Ich war im Urlaub!

Weil ich meine Essensinvestitionen so gut geplant hatte, bekam ich nie das Gefühl, etwas zu verpassen. Als ich aus Italien zurückkam, saßen meine Jeans noch genauso wie vorher, und mir wurde klar, dass ich so gegessen hatte, wie wir alle eigentlich essen sollten – kleine Mengen von dem besten Essen, auf das wir am meisten Lust haben. So essen natürlich schlanke Menschen – ohne Verzicht, ohne Diät. Ich bin dabei geblieben, und inzwischen ist diese Art des Essens für mich selbstverständlich.

Sie werden begeistert sein, wie leicht diese Regel Ihnen dabei hilft, nie wieder Angst vorm Essen zu haben. Kein Essen dieser Welt macht dick, wenn man nur eine kleine Menge davon isst. Unser Gewicht ist eine einfache Gleichung des Ein- und Ausgangs von Kalorien. Eine riesige Schüssel gesunder Vollkornpasta ohne Öl, nur mit gegrilltem Gemüse hat mehr Kalorien als zum Beispiel ein paar Bissen Lasagne mit viel Käse oder Spaghetti Bolognese. Sie müssen entscheiden, wie viel Sie investieren wollen und was für Sie wichtiger ist. Ich selbst entscheide mich lieber dafür, ein bisschen von allem zu essen. Denn so verpasse ich nichts. Für mich ist Abwechslung die Würze des Lebens.

Zügeln Sie Ihren Appetit

Seinen Appetit zu vermindern, ist eine gute Methode, um einem die Einhaltung von Regel 3 zu erleichtern. Wenn Sie Heißhunger haben, wird es Ihnen schwerfallen, nur ein kleines bisschen von einer leckeren Speise zu kosten. Wenn Ihr Appetit aber gar nicht so groß ist? Kein Problem.

Zwar isst man meistens zu viel, weil man nicht darauf achtet, wann man satt ist, aber zunächst fährt man mit dem Essen oft fort, weil man übermäßigen Hunger hat. In ausgehungertem Zustand ist es überhaupt schwer, vernünftig zu entscheiden, was man am besten essen sollte. Und eine Kontrolle der Essensmenge kann man dann sowieso vergessen! Wenn man am Verhungern ist, lädt man sich den Teller ordentlich voll. Wir kennen das alle. Heißhunger ist einer der Hauptgründe, warum man sich vollstopft, bis nichts mehr hineinpasst, und sich dann aufgebläht und unwohl fühlt.

Seinen Appetit zu dämpfen hängt direkt zusammen mit ♥*Kosten Sie alles, essen Sie nichts*♥, denn wenn Ihr Hunger groß ist, werden Sie nicht in der Lage sein, nur zu kosten. Sie werden essen, was auf dem Teller liegt und noch mehr. Aber es ist Ihr Leben, Ihr Körper und Ihre Entscheidung, also müssen Sie darauf achten, es niemals so weit kommen zu lassen, dass Sie Heißhunger haben und keine klugen Entscheidungen mehr treffen können. Und am besten vermeiden Sie übergroßen Hunger, indem Sie Ihren Appetit vermindern.

Um das aber wiederum klug anzugehen, müssen Sie im

Voraus planen. Haben Sie also etwas vor, bei dem Sie bestimmt in Versuchung geraten werden, viel zu viel zu essen (zum Beispiel den Besuch einer Party mit Büfett oder eines Restaurants mit einer unwiderstehlichen Dessertauswahl), dann denken Sie daran, dass in dieser Situation Regel 3: ♥*Kosten Sie alles, essen Sie nichts*♥ angebracht wäre. Das Schlimmste, was Sie nun tun könnten, wäre, den ganzen Tag zu hungern, weil Sie glauben, dass Sie dann am Büfett oder im Restaurant mehr essen können. Tun Sie genau das Gegenteil.

Essen Sie ein einfaches, vernünftiges Frühstück, ein gesundes, leichtes Mittagessen (am Ende dieses Kapitels mache ich einige Vorschläge) und kurz bevor Sie losgehen noch einen gesunden Snack. Wussten Sie, dass eine Scheibe Sojakäse auf einem Vollkorntoastbrot weniger als 250 Kalorien hat? Das ist eine intelligente Investition, denn Sie fühlen sich danach wie nach einer ganzen Mahlzeit und werden sich später nicht vollschlagen. Sie werden alles kosten und nichts essen, ohne das geringste Problem damit zu haben.

Leider vermeiden die meisten genau dieses vernünftige Verhalten, weil sie glauben, wenn Sie vor einer Party essen, bringt ihnen das zu viele Kalorien ein. Glauben Sie mir, das stimmt nicht. Die Kalorien, die Sie mit einem gesunden Snack zu sich nehmen, bevor Sie sich der Versuchung aussetzen, sind garantiert weniger als die, denen Sie sonst später am Büfett nicht widerstehen können. So sieht eine gute Investitionsstrategie für Ihr Essenskonto aus.

Nehmen Sie aber nicht irgendeinen beliebigen Snack zu

sich, wenn Sie vor dem großen Ereignis Ihren Appetit vermindern. Wählen Sie etwas Nahrhaftes und Sättigendes, keine Süßigkeiten wie Schokolade oder Eiscreme; denn als gute Verwalterin Ihres Essenskontos wissen Sie ja, dass Sie auf der Party oder im Restaurant ausreichend von diesen süßen Sachen zur Auswahl haben werden, die Sie dann *kosten* können.

Seinen Appetit mit klugen Snacks zu zügeln, ist eine gute Investition in Ihre nahe und langfristige Zukunft. Sie werden in der Lage sein, nur ein paar Kostproben der besten Sachen zu genießen, und dann werden Sie nach Hause gehen voller Respekt sich selbst gegenüber, Sie werden ein Gefühl der Macht und der Kontrolle über Ihr eigenes Essverhalten haben. Und wie viel besser ist das als das Gefühl, sich selbst zu hassen, weil man wieder einmal zu viel gegessen hat?

Aber seinen Appetit zu vermindern ist nicht nur vor einem großen und vielfältigen Essen sinnvoll. Jeden Tag sollte man darauf achten, dass der Appetit nicht zu groß wird. Ist es Ihnen schon einmal passiert, dass Sie das Mittagessen aus-

Natürlich schlanke Gedanken

Gute Snacks sind zum Beispiel eine Scheibe Vollkornbrot mit Nussmus oder Hummus, eine kleine Handvoll Nüsse, Magermilch-Joghurt mit ein paar Beeren und Nüssen, ein kleiner Teller Gazpacho oder pürierte Gemüsesuppe.

gelassen und dann abends viel zu viel gegessen haben? Oder dass Sie voller Stolz sich abends mit einem kleinen Salat begnügten, später in der Nacht aber dann so hungrig wurden, dass Sie eine ganze Tüte Chips geleert haben? Das passiert, wenn man seinen Appetit nicht rechtzeitig zügelt.

Das Auswählen im Restaurant

Restaurants sind bestens geeignet, um Regel 3 zu praktizieren.

Ich ignoriere in Restaurants grundsätzlich auf der Speisekarte die Seite mit den Hauptspeisen, denn ich finde die anderen Dinge – Suppen, Salate, Beilagen und Vorspeisen – viel interessanter, und außerdem bieten diese eine Menge Möglichkeiten, viele leckere Sachen in kleinen Portionen zu kosten. Ich werde in Teil 2 des Buches noch mehr über das Essen in Restaurants sagen, aber Sie sollen die Werkzeuge, die Sie brauchen, schon jetzt zur Hand haben. Schauen wir uns also an, wie Sie Regel 3 anwenden können, wenn Sie das nächste Mal essen gehen.

Als Erstes lese ich die Speisekarte und mache einen Plan. Dabei konzentriere ich mich auf die Vorspeisen und Beilagen, weil ich dann mehreres kosten und mir eine ausgewogene Mahlzeit zusammenstellen kann, ohne zu viel von einer Sache zu essen. Normalerweise entscheide ich mich für zwei Vorspeisen oder eine Vorspeise und eine Beilage. Eine erste Vorspeise kann zum Beispiel ein Salat oder eine Suppe sein, etwas mit viel Gemüse, das von der Menge her gut sättigt, aber nicht zu fett ist und nicht zu viele Kalorien hat.

Die zweite Vorspeise oder die Beilage ist im Allgemeinen etwas Reichhaltigeres, zum Beispiel ein kleiner Teller Pasta oder eine Vorspeisenplatte mit verschiedenen feinen Käsesorten und kaltem Aufschnitt. So bleibe ich immer noch in

Natürlich schlanke Gedanken

Sich durch die Speisekarte zu kosten, kann eine amüsante Art sein, viele verschiedene Sachen zu probieren. Doch sogar dabei können Sie Portionen vor sich haben, die zu groß sind. Kosten Sie wirklich nur, und Sie werden allemal genug bekommen. Sie wollen ja nicht essen, bis Sie sich voll fühlen, sondern nur, bis Sie satt und zufrieden sind.

einem vernünftigen Rahmen. Wählen Sie nicht zwei üppige Vorspeisen wie frittierte Calamari und Pommes frites. Die will Ihr Körper nicht, und Sie streben ja ein ausgeglichenes Essenskonto an. Gleichen Sie also die frittierten Calamari mit Salat oder Gemüse aus. Hören Sie auf die Stimme Ihres Körpers! Verwöhnen Sie sich mit einem kleinen Teller Üppigem und nähren Sie Ihren Körper mit dem gesunden Ausgleich.

Auf diese Art bleibt mir sogar noch etwas Platz, um andere Sachen zu probieren – ein paar Bissen vom Steak oder vom Dessert einer Freundin, ein paar Schlucke eines Digestifs oder was auch immer, worauf ich gerade große Lust habe. Nach einem solchen Essen können Sie darauf wetten, dass ich mich wunderbar gesättigt und zufrieden fühle. Ich habe alles probiert, was ich wollte.

Die Fahrbahn wechseln

Manche sehen sich noch einem anderen Problem gegenüber, wenn sie Regel 3 ♥*Kosten Sie alles, essen Sie nichts*♥ praktizieren wollen. Während des Kostens werden sie von dem herrlichen Geschmack einer Speise dermaßen überwältigt, dass sie einfach immer weiteressen. Ich wende dann eine Strategie an, die ich *Fahrbahnwechsel* nenne: Wenn Sie ein paar Bissen von etwas essen, das Ihnen geradezu himmlisch schmeckt, hören Sie nach diesen paar Bissen auf und essen Sie etwas anderes, das anders schmeckt. Das reißt Ihren Gaumen aus seiner gedankenlosen Träumerei und lenkt die Aufmerksamkeit auf etwas Neues. Diese neue Speise muss keine besonders gute Investition sein, wichtig ist, dass das Schwelgen in einer köstlichen Speise beendet wird.

Diese Strategie wende ich sehr häufig an, manchmal funktioniert sie, manchmal auch nicht. Aber fast immer finde ich dadurch heraus, ob mein Bedürfnis nach dieser einen Speise echt ist, oder ob es sich nur um momentane Genusssucht handelt.

Zum Beispiel hatte ich vor kurzem eine ungeheure Lust auf einen Cupcake – ich hatte das Gefühl, ich würde explodieren, wenn ich nicht sofort einen Cupcake mit Zuckerguss bekäme. Also befolgte ich meinen eigenen Rat und gönnte mir einen, aber er schmeckte so gut, dass ich unbedingt noch einen wollte. Nun, wir wissen alle, wohin das führen kann. Anstatt also noch einen Cupcake zu essen, »wechselte ich die Fahrbahn« und aß ein Stück dunkle Schokolade mit Mandeln (die Mandeln wegen des Proteins, um den Blut-zuckerspiegel unter Kontrolle zu halten), atmete tief durch und alles war in Ordnung. Meine Cupcake-Gier war vorbei.

Leider funktioniert das nicht immer. Vor ein paar Wochen ließen eine Freundin und ich uns chinesisches Essen nach Hause liefern. Ich entschied mich für Mu-Shu-Huhn, und es schmeckte köstlich, sodass ich die Hälfte davon aß. Diese Menge kam mir wie eine vernünftige Portion vor, aber als ich damit fertig war, wollte ich unbedingt weiteressen. Ich stellte mir die Frage: Wollte ich nur deswegen mehr, weil es da war und so gut schmeckte, oder hatte ich tatsächlich noch Hun-ger? Ich war mir nicht sicher, aber eigentlich fand ich, dass ich genug gegessen hatte, also machte ich einen Fahrbahn-wechsel. Ich aß eine kleine Portion Ben & Jerry's fettarme Eiscreme und dachte, dadurch würde mein Verlangen nach dem Huhn verschwinden.

Doch es verschwand nicht. Ich musste immer weiter an dieses Mu-Shu-Hähnchen denken, bis ich merkte, dass mein Bedürfnis danach echt war. Also aß ich es auf. Meine Stra-tegie hat mir in dem Fall klargemacht, dass mein Bedürfnis nach dem Mu-Shu-Huhn nicht einfach auf Esslust beruhte. Ich wollte es wirklich, also aß ich es. Ich hatte etwas gelernt. Ich bin ein Mensch, und das sind Sie auch.

Wenn Sie ♥*alles kosten und nichts essen*♥, wenden Sie diese Strategie des Fahrbahnwechsels eigentlich während des gan-zen Essens an. Ein paar Bissen von diesem, dann ein paar Bissen von jenem, dann ein paar Bissen von noch etwas anderem. Weil Sie andauernd das Gleis wechseln, werden Sie nie maßlos. Das ist genau die Strategie, mit der Sie all Ihre Lieblingsessen genießen können.

Und wenn es einmal nicht funktioniert? Keine Katastrophe, im Laufe der Zeit lernen Sie immer besser zwischen Verstand und Körper zu unterscheiden.

Regel 3: Rezept

Wenn Sie ♥*alles kosten und nichts essen*♥, ist es wichtig, nur das Allerbeste zu probieren. Das heißt, die Speisen, die Sie kosten, so gesund wie möglich zuzubereiten, aber dabei keinen Kompromiss einzugehen, was deren Geschmack betrifft. Hier kommt einer meiner Favoriten, der himmlisch schmeckt, aber Ihr Konto nicht zu stark belastet. Lassen Sie es sich schmecken, aber übertreiben Sie nicht. Kosten Sie!

Pikanter Käse-Nudel-Auflauf

Dieses Rezept ist wunderbar – der beste Käse-Nudel-Auflauf, den Sie je gegessen haben, mit tollem Geschmack, aber nur einem Bruchteil des Fetts und der Kalorien der üblichen Rezepte für Käse-Nudel-Auflauf.

▶ Ergibt 4 Portionen

500 g kleine Muschelnudeln
240 ml Sojamilch
1 Tasse frisch geriebener Parmesan
1 Tasse fettarmer gehobelter Bergkäse
1 Tasse pürierter Butternut-Kürbis
1 TL Salz
1 TL Senfpulver
½ TL Pfeffer
½ TL Worcestershiresoße

½ TL Chilipulver oder ein paar Spritzer Tabasco

2 EL Vollkorn-Semmelbrösel

2 EL geriebener fettarmer Gouda

1. Muschelnudeln in Salzwasser al dente oder nach Packungsanleitung kochen. Backofen auf 180° C vorheizen.

2. In einem anderen Topf Sojamilch, Parmesan, Bergkäse und pürierten Butternut auf mittlerer Hitze unter Rühren erhitzen, bis alles geschmolzen und gut vermischt ist. Hitze abschalten, Salz, Senf, Pfeffer, Worcestershiresoße und Chilipulver oder Tabasco hinzufügen.

3. Nudeln abgießen (nicht abschrecken) und in einer Schüssel mit der Käsesoße vermischen. Abschmecken, eventuell Salz und Pfeffer hinzufügen.

4. Die Mischung in eine gefettete flache Auflaufform geben, mit Semmelbröseln und Gouda bestreuen und 15 bis 20 Minuten backen, bis die Oberfläche leicht gebräunt ist.

4. Seien Sie aufmerksam

Wenn Sie Ihr Essen in sich hineinschlingen, als ginge es darum, wer als Erster fertig ist, schmecken Sie dann wirklich, was Sie essen? Hat Ihr Körper überhaupt registriert, dass er eine Mahlzeit bekommen hat? Wollen Sie so natürlich schlank werden?

Nein, nein und nochmals nein. Ich weiß – Sie haben zu tun, sind gestresst, überarbeitet. Ich auch. Sie müssen sich um tausend Dinge auf einmal kümmern, aber umso mehr Grund haben Sie, Regel 4 zu befolgen:

♥Seien Sie aufmerksam.♥

Es passiert so leicht, dass man isst, ohne überhaupt darauf zu achten, was man isst und wie es schmeckt. Aufmerksames Essen verändert diese Haltung. Das Essen wird zum Ereignis und ist die Kalorien wert. Wenn Sie aufmerksam essen, werden Sie wählerischer und werden schon dadurch weniger essen.

Eigentlich sollte man meinen, dass Aufmerksamkeit beim Essen selbstverständlich ist. Schließlich tut man etwas, was ungeheuer wichtig für die eigene Gesundheit ist. Trotzdem ist für die meisten Essen etwas, was man gewohnheitsmäßig tut. Sie stopfen sich voll, während sie fernsehen, arbeiten oder telefonieren. Wer hat heute schon die Zeit, nur eine Sache auf einmal zu machen? Ich weiß, auch ich mache normalerweise sieben Sachen auf einmal und renne dabei gleichzeitig wie eine Verrückte herum, weil ich von einer Verabredung zur anderen hetze.

Aber wahr ist auch: Egal, wie viel Sie zu tun haben, egal, wo Sie als Nächstes hinmüssen, und egal, wie viel Ihnen gerade durch den Kopf geht, Sie können sich drei Minuten Zeit nehmen, innehalten, tief durchatmen und ein paar Gedanken und ein bisschen Aufmerksamkeit darauf verwenden, was Sie essen. Denn gerade was Sie essen, gibt Ihnen die Energie, Ihren vollen Terminkalender abzuarbeiten und die tausend Sachen zu schaffen, die Sie alle auf einmal machen müssen. Hat Ihr Essen es dann nicht verdient, dass Sie ihm ein bisschen Respekt zollen?

Wenn Sie Regeln 1, 2 und 3 schon praktizieren, essen Sie bereits immer bewusster. Jedes Mal wenn Sie Ihre Essensauswahl wie ein Bankkonto ausgleichen (Regel 1), das eine Gericht dem anderen vorziehen, weil Ihnen klar ist, dass Sie alles essen können, aber nicht alles auf einmal (Regel 2) oder kosten, anstatt zu essen (Regel 3), sind Sie aufmerksam (Regel 4).

Aber Regel 4 enthält noch mehr als die Aspekte des bewussten Essens, die in den ersten 3 Regeln enthalten sind. Aufmerksam zu essen ist ein besonderes Erlebnis, zu dem eine Anzahl Techniken gehört, die Sie auf die gleiche Art lernen können wie Yoga, Gitarrespielen oder die französische Aussprache. Aufmerksam zu essen kann fast zur Meditation über sinnliches Vergnügen werden. Es ist auch ein Schlüssel zum natürlichen Schlanksein.

Bewusst essen

Wenn Sie es noch nicht gewöhnt sind, bewusst zu essen, fällt es Ihnen wahrscheinlich anfangs schwer. Gedankenloses Essen hat etwas Bequemes an sich. Sie müssen nicht über Ihre Auswahl nachdenken und keine Verantwortung für Ihre Handlungen übernehmen. Ups, die Tüte Chips ist leer? Na gut! Sie haben zwar das Genusserlebnis verpasst, aber Sie müssen sich nicht schuldig fühlen, denn Sie erinnern sich ja kaum, dass Sie überhaupt Chips gegessen haben.

Widmen Sie Ihrem Essen jedoch Ihre ganze Aufmerksamkeit, werden Sie eine ganz neue Welt angenehmer Sinneswahrnehmungen entdecken, die die Bequemlichkeit von gedankenlosem Essen bei weitem aufwiegen. Naschen Sie sich nicht achtlos durchs Leben, erfreuen Sie sich an jedem Bissen. Hier sind ein paar Tipps, um bewusster essen zu lernen:

- **Konzentrieren Sie sich auf die Zubereitung des Essens, so einfach sie auch sein mag.** Legen Sie Wert auf diesen Vorgang, ob Sie nun eine besondere Mahlzeit vorbereiten oder Eiscreme anrichten. Wenn Sie sich ein belegtes Brot mit Emmentaler machen, tun Sie es mit Aufmerksamkeit. Machen Sie das, was Sie tun, zu etwas Besonderem.
- **Schmecken Sie Ihr Essen.** Das ist ungeheuer wichtig. *Wenn Sie etwas essen, während Sie gar nicht darauf achten, werden Sie sich fühlen, als hätten Sie gar nichts gegessen.* Dann sind Sie auch nicht satt und zufrieden. Sie werden noch

mehr essen wollen. Das ist ein Teufelskreis, und Sie müssen diese schlechte Gewohnheit sofort aufgeben. Es kostet Sie zwei Sekunden, Ihre Aufmerksamkeit auf das zu lenken, was Sie gerade tun, und zu schmecken, was Sie essen. Dann wird das Essen als ein Genusserlebnis gespeichert und bleibt haften.

- **Kauen Sie Ihr Essen langsam und gut.** Sie können Ihr Essen besser schmecken, wenn Sie es gut kauen, und Sie verdauen es auch besser. Das sind gute Gründe dafür, dass ich fast immer länger für mein Essen brauche als die meisten meiner Freunde, und als Ergebnis esse ich weniger.

- **Achten Sie darauf, ob die anderen aufmerksam essen.** Bald wird Ihnen auffallen, wie gedankenlos Menschen essen, wie sie während des Kochens eine ganze Schachtel Cräcker verdrücken oder von anderen Tellern naschen. Ich finde es furchtbar, wenn ich sehe, wie Menschen, während sie kochen (oder während *ich* koche!), sich dauernd etwas in den Mund stecken. Es ist nicht appetitlich, und es ist ganz bestimmt kein Verhalten von natürlich schlanken Leuten.

- **Seien Sie ein Snob, wenn es ums Essen geht.** Wenn Sie wirklich aufmerksam essen, werden Sie mehr und mehr wahrnehmen, wenn das Essen nicht ansprechend aussieht oder nicht gut schmeckt. Sie werden dann bald auch keine Lust mehr haben, etwas zu essen, das nicht Ihren Ansprüchen genügt.

- **Hören Sie auf, mehrere Dinge auf einmal zu machen.** Unsere Essenszeiten dürfen wir nicht in diese Art zu leben einbeziehen. Stress wirkt sich nicht nur negativ auf unsere Verdauung und unseren Genuss am Essen aus, sondern wir essen auch mehr. Prägen Sie sich einen neuen Leitsatz ein: *Essen Sie nicht, während Sie etwas anderes tun.* Ich weiß, das ist nicht immer möglich, aber man sollte es wenigstens anstreben. Manchmal haben Sie wahrscheinlich keine andere Wahl, als schnell im Auto ein paar Happen zu sich zu nehmen oder etwas vor dem Computer zu essen, während Sie noch eine Arbeit beenden müssen. Seien Sie sich dann wenigstens bewusst, was Sie tun. Wenn Sie im Auto einen Energieriegel essen müssen, nehmen Sie kleine Bissen und achten Sie auf den Geschmack.

Natürlich schlanke Gedanken

Sie sollen es aber auch nicht übertreiben und nun bewusstes Essen zu einer Obsession machen. Es ist einfach unrealistisch zu erwarten, dass Sie jedes Mal, wenn Sie etwas essen müssen, sich eine Stunde lang hinsetzen und sich so intensiv auf jeden Bissen konzentrieren, dass Sie nicht mehr merken, was um sie herum vor sich geht. Das würde nicht nur aus jeder Mahlzeit ein großes, zeitaufwändiges Ereignis machen, sondern es würde auch dem Ziel widersprechen, alle anderen Aspekte des Essens zu genießen, zum Beispiel die Gesellschaft anderer und die angenehme Atmosphäre. Aber auch wenn Ihre Mahlzeit oder Ihr Imbiss nur zwei Minuten dauert, können Sie sich trotzdem auf das konzentrieren, was Sie tun. Sie sollten sich nachher wenigsten daran erinnern, dass Sie gegessen haben!

- **Setzen Sie sich.** Ich kann Ihnen lang und breit empfehlen, bewusst zu essen, aber ich weiß sehr gut, wie schwer das ist, wenn Sie daran gewöhnt sind, gleichzeitig andere Dinge zu tun. Eine einfache und wirkungsvolle Taktik erinnert Sie daran, Ihrem Essen Aufmerksamkeit zu widmen: *Essen Sie niemals im Stehen.* Oder, um es positiv zu formulieren: *Setzen Sie sich zum Essen immer hin.* Wenn Sie im Stehen essen, ob Sie nun gerade kochen, einen Snack einnehmen oder nur hier und da etwas probieren, werden Sie nicht satt und zufrieden davon werden, weil Sie nicht wirklich an das Essen denken. Sie haben das Gefühl, dass das, was Sie im Stehen zu sich nehmen, nicht wirklich zählt. Aber glauben Sie mir, es zählt. Wenn Sie sich also bewusst entscheiden, etwas zu essen, richten Sie es hübsch auf einem Teller an, setzen Sie sich und widmen Sie dem Essen Ihre Aufmerksamkeit.

- **Essen Sie langsam.** Es gibt immer Gründe, sich zum schnellen Essen gedrängt zu fühlen. Wir haben einen vollen Terminkalender, oder wir essen zusammen mit anderen, die schon fertig sind. Aber so dürfen Sie nicht denken oder essen. Für mich gibt es den Druck nicht mehr, meine Mahlzeit schnell beenden zu müssen. Ich weigere mich einfach, das zu tun. Ich glaube, dass es sehr viel zivilisierter ist, eine Mahlzeit in Ruhe zu genießen. Konzentrieren Sie sich auf das Tischgespräch, die Atmosphäre und darauf, was Sie essen. Schlingen Sie Ihre Mahlzeit nicht unkontrolliert hinunter. Ich esse oft mit Leuten, die nur halb so viel Zeit brauchen wie ich. Zehn Minuten später jammern sie, wie fürchterlich voll sie sich fühlen. Sie sollten niemals ein Gefühl unangenehmer Fülle haben. Fühlen Sie sich gesättigt. Es wird immer eine nächste Mahlzeit geben.

- **Legen Sie kleine Pausen ein.** Ich halte es für wichtig, nach jedem oder jedem zweiten Bissen eine kleine Pause zu machen. Atmen Sie durch und überprüfen Sie kurz in Gedanken, ob Sie schon satt sind. Haben Sie schon den *Punkt des abnehmenden Gewinns erreicht*? (Zur Erinnerung: Das ist der Moment, ab dem Ihr Essen nicht mehr ganz so gut schmeckt wie zu dem Zeitpunkt, als Sie zu essen begonnen haben.) Wenn Sie satt sind oder den Punkt des maximalen Genusses erreicht haben und das Essen von

Schlechte Gewohnheiten

Schalten Sie den Fernseher aus! Untersuchungen haben ergeben, dass man mehr isst, wenn man gleichzeitig fernsieht, als wenn man isst, ohne dabei noch etwas anderes zu tun. Das Gleiche gilt, wenn man beim Essen von anderen Dingen abgelenkt ist. Falls Sie also dazu neigen, am Schreibtisch oder während des Autofahrens zu essen, geben Sie diese schlechte Angewohnheit auf. Sie werden weniger essen und sich ruhiger fühlen. Ich sage nicht, dass Sie sich wie ein Mitglied der königlichen Familie verhalten und verlangen sollen, dass um sie her alle Aktivitäten eingestellt werden, weil Sie ein Sandwich zu sich nehmen. Aber warum sollten Sie sich nicht an einen Tisch setzen und auf ruhige, zivilisierte Art essen? Essen Sie etwas, und *dann* sehen Sie Ihre Lieblingssendung im Fernsehen an.

jetzt an nur noch weniger genussvoll wird, dann hören Sie auf. Die eingelegte Pause gibt Ihnen die Chance, das zu tun. Wenn Sie zu schnell essen, wird Ihr Teller leer sein, bevor Sie überhaupt das Gefühl haben, mit dem Essen angefangen zu haben.

- **Kommen Sie zur Ruhe.** Einer der Gründe, warum es uns so schwerfällt, bewusst zu essen, ist unsere ständige Unruhe. Wenn man aufgeregt ist oder unter Stress steht, ist es sehr schwer, bewusst zu essen. Halten Sie inne, atmen Sie bewusst, werden Sie ruhig, dann werden Sie sehen, wie einfach und angenehm es ist, Aufmerksamkeit aufs Essen zu verwenden. Wenn man ängstlich, ärgerlich oder wütend ist, wäre es am besten, gar nicht zu essen. In erregtem Gemütszustand zu essen trägt nicht nur zu der fatalen Gewohnheit bei, Gefühle mit Essen zu überdecken, sondern führt auch dazu, dass man zu viel isst, ohne das Essen zu genießen. Danach hat man nur ein schlechtes Gewissen. Warten Sie also, bis Sie sich wieder beruhigt haben. Strecken Sie sich, atmen Sie tief ein und aus, machen Sie ein paar Yogaübungen – tun Sie alles, um für Ruhe in Ihrem Kopf zu sorgen, bevor Sie beginnen zu essen.

- **Machen Sie etwas Besonderes aus Ihrem Essen.** In einem Restaurant geben Sie Geld dafür aus, eine besonders angerichtete Mahlzeit zu bekommen. Sie ist eine Freude für die Augen, und das Essen macht mehr Spaß. Warum sollte man also nicht auch zu Hause seine Mahlzeiten verschönern? Wenn Ihr Essen es wirklich wert ist, werden Sie ihm eher Aufmerksamkeit widmen, und das Essen wird zum Erlebnis. Nehmen wir als Beispiel ein bescheidenes Käsesandwich. Man kann eine Scheibe Käse auf ein Brot klatschen und dann reinbeißen, und das reicht einem, wenn man am Verhungern ist. Man kann aber auch ein hochwertiges Vollkornbrot toasten, etwas Dijon-Senf daraufstreichen, darüber eine Scheibe fettarmen Käse leicht anschmelzen, eine Scheibe frische rote Tomate hinzufügen und das Ganze mit etwas Salz und Pfeffer würzen. Dieser Snack schmeckt sehr viel interessanter und ganz besonders, obwohl er kaum mehr Mühe macht. Den Geschmack von dem üblichen Käse auf der üblichen Brotscheibe bemerkt man vielleicht kaum noch, aber wenn man etwas Besonders aus seinem Essen macht, dann fordert das Essen die Aufmerksamkeit geradezu heraus, und man nimmt es ganz bewusst zu sich. Wenn Sie sich etwas Zeit nehmen, um aus Ihren Speisen etwas Besonderes zu machen, wir das dazu beitragen, dass Sie viel eher gesättigt und zufrieden sind.

Wenn es ums Essen geht (aber auch um alles andere), gilt für mich: »Gut genug gibt es bei mir nicht.« Wenn möglich sollte man jedes Mal aus seinem Essen etwas Besonderes machen – wie aus allen anderen Dingen im Leben auch. Dafür wird man reichlich belohnt. Es dauert wirklich nur ein paar Minuten länger, die Ausrede »Ich habe keine Zeit« gilt also nicht. Ihre Gesundheit ist für Sie wichtiger als alles andere auf der Welt, und bewusst zu essen, hat ungeheuer positive Auswirkungen auf Ihr Leben.

Natürlich schlanke Gedanken

Sie können Ihrem Essen auch etwas Besonderes verleihen, indem Sie auf schöne Farben achten. Eins der wichtigsten Gesundheitskonzepte ist ganz simpel, und Sie können es überall einsetzen. Wenn ein Nahrungsmittel von Natur aus eine leuchtende Farbe hat, ist es höchstwahrscheinlich sehr gut für Ihre Gesundheit. Blaubeeren (auch andere Beeren), Kürbisse, Granatäpfel, Süßkartoffeln, Brokkoli, Mohrrüben, Rote Bete usw. sind alle gesund und wegen ihrer schönen, leuchtenden Farbe hübsch anzusehen. Entscheiden Sie sich immer für die kräftigste Farbe. Farbe ist ein Zeichen für nährstoffreiches Essen und erfreut gleichzeitig das Auge.

Achten Sie auf die Bilder, die Sie sehen

Am Ende dieses Kapitels möchte ich noch etwas zum Fernsehen sagen. Die Wirkung von Fernsehwerbung, Plakaten oder zum Beispiel einem großen Schild vor einem Restaurant ist enorm. Werbeleute wissen genau, was sie tun, aber das heißt noch lange nicht, dass Sie ihr nächstes Opfer sein müssen.

Wenn ich im Fernsehen Essen sehe, das sehr verlockend aussieht, dann bekomme ich auch Lust darauf. Vielleicht fällt Ihnen auf, dass vor Sportveranstaltungen besonders viel Werbung für Essen gemacht wird. Allein das Anschauen von Werbung für Burger oder Süßkram weckt oft schon den Appetit darauf. Wenn Sie für diese Art Reiz empfänglich sind (und das sind die meisten), lassen Sie sich nicht darauf ein. Schalten Sie um. Es gibt keinen Grund, sich das Zeug anzusehen, das Schicksal herauszufordern und die eigene Widerstandfähigkeit zu testen.

Beschäftigen Sie sich auch nicht ständig mit Essen. Ich bin Köchin, und ich liebe Essen, aber ich rede nicht andauernd darüber. Es gibt eine Menge anderer Dinge in meinem Leben, an die ich denken muss. Wenn man ständig über Essen redet und daran denkt, kann das dazu führen, dass man mehr isst, als man braucht oder möchte, nur weil man den Gedanken an Essen im Kopf hat.

Wenn Sie im Internet nach guten, gesunden Rezepten suchen möchten oder Kochtipps von einem berühmten

Fernsehkoch haben wollen, ist das völlig okay. Seien Sie sich nur dessen bewusst, was Sie tun und welche Wirkung das auf Sie haben kann. Wir werden mit attraktiven Bildern von Essen bombardiert, damit wir auch dann essen, wenn wir es nicht wirklich wollen oder brauchen. ♥*Seien Sie aufmerksam*♥ bedeutet nicht nur, bewusst zu essen, sondern auch, bewusst mit Essenswerbung umzugehen. Denken Sie immer daran – Sie haben selbst die Kontrolle über Ihren Verstand, Ihren Körper und Ihre Entscheidungen. ♥*Seien Sie aufmerksam*♥ und Sie werden bessere Entscheidungen treffen.

Regel 4: Rezepte

Es geht schnell und ist einfach, aus einem Gericht etwas Besonderes zu machen und dadurch bewussteres und genussvolleres Essen zu erreichen. Sie müssen dafür kein Gourmetkoch sein. Diese Rezepte können Sie schnell zubereiten, sie ergeben nahrhafte Gerichte voller Farbe und Geschmack.

Rucola-Salat

Jeder kann einen abgepackten Salat in eine Schüssel geben und ein Fertig-Dressing darübergießen. Aber das ist nichts Besonderes. Probieren Sie stattdessen diesen einfachen Salat. Er ist ein *Ereignis*.

▶ Ergibt 4 Portionen

8 Tassen Rucola, gut gewaschen
Salz und Pfeffer nach Geschmack
100 g Parmesan
3 EL geröstete Pinienkerne
Saft einer Zitrone
etwas Olivenöl
100-200 g Bresaola

1. Verteilen Sie den Rucola auf einer Platte und würzen Sie ihn mit Salz und Pfeffer.

2. Mit einem Sparschäler den Parmesan auf den Rucola hobeln. Mit den Pinienkernen bestreuen.
3. Den Salat mit Zitronensaft, dann Olivenöl beträufeln. Sie brauchen bei diesem Salat nicht viel Öl, da Rucola einen sehr intensiven Geschmack hat.
4. Die Bresaola platzieren Sie um den Salat.

Gemüseturm

Mit diesem einfachen Gericht beeindrucken Sie Ihre Gäste oder machen sich selbst eine Freude. Sie werden staunen, wie leicht es zuzubereiten ist, vor allem, wenn Sie übrig gebliebene, bereits gekochte Gemüse zur Verfügung haben.

▶ Ergibt 1 bis 2 Portionen

Olivenöl fürs Backblech
2 ganze Portobello-Champignons,
    ca. 6-8 cm Durchmesser,
    in Ihrer Lieblingsvinaigrette mariniert
    und angebraten
Salz und Pfeffer nach Geschmack
½ Tasse frischer Spinat, gut gewaschen, mit Olivenöl
    und Knoblauch gedünstet
2 in Scheiben geschnittene, sonnengetrocknete
    Tomaten, in Wasser eingeweicht, abgetropft
50 g Feta oder Mozzarella
1 EL Pesto aus dem Glas
1 EL Pinienkerne

Backofen auf 200° C vorheizen. Backblech einölen, Pilzkappen darauflegen und mit Salz und Pfeffer würzen. Jeden Pilz vorsichtig mit der Hälfte des Spinats, den Tomaten und dem Käse belegen. Ca. 15 Minuten backen oder bis der Käse geschmolzen ist. Vorsichtig auf einem Teller anrichten, mit Pesto beträufeln und mit Pinienkernen bestreuen.

5. Verkleinern Sie sofort Ihre Portionen

Was soll dieser Berg Pasta auf Ihrem Teller? Sollen davon fünf Leute satt werden? Und dieser Eimer voller Pommes? Sie essen doch hoffentlich nie den Burger mit der Bezeichnung »Big«? (Besser wäre, Sie äßen gar keinen.) Wenn Sie natürlich schlank sein wollen, sollte Ihnen die Bezeichnung »Big« für Essen gar nicht in den Sinn kommen. Stattdessen sollte Ihr Mantra »Verkleinern« heißen. Das bringt uns zu Regel 5.

Verkleinern ist einfach. Es bedeutet nur, kleinere Portionen zu essen. Unsere Vorstellung von einer Portion ist so außer Kontrolle geraten, dass in vielen Restaurants allein von einer Vorspeise schon vier Leute satt werden könnten. Ich weiß nicht, wer jemals auf die Idee kam, dass diese riesigen Pizzas, Schnitzel, die über den Tellerrand hängen, oder Monsterburger die richtige Menge wären, um einer einzigen Person serviert zu werden, oder dass sie auf irgendeine Art reizvoll sein könnten. Ich finde sie ehrlich gesagt einfach abstoßend. Riesige Essensberge? Unappetitlich, ganz abgesehen davon, dass sie eindeutig einer der Faktoren sind, die zu Fettleibigkeit führen.

Ich meine das nicht herablassend, aber achten Sie einmal auf die Figur der Leute, die diese Portionen essen, und Sie werden einen direkten Zusammenhang feststellen. Ist es ein Zufall, dass diejenigen, die die größten Portionen verputzen, die für ihr Geld »was bekommen wollen«, auch die Dicksten sind? Das Essen fällt ja nicht einfach auf Ihren Körper herab und macht Sie fett. Sie selbst entscheiden, es zu konsumieren – und immer mehr und mehr und mehr. Manche glauben, große Portionen seien ihr Geld Wert, aber wie ich schon sagte, große Portionen führen nur dazu, dass man immer dicker wird, Und dies wiederum dazu, dass man mehr Geld für Diäten ausgibt. Ein solches Verhalten ist absolut unlogisch. Die Lösung?

♥*Verkleinern Sie sofort Ihre Portionen!*♥

Heute haben viele eine übertriebene Vorstellung davon, wie viel auf den Teller kommen sollte. Machen Sie diese Übertreibung nicht mit. Okay, die meisten Menschen in der westlichen Welt können sich heute riesige Mengen an Essen leisten, aber das ist noch lange kein Grund, einen riesigen Körper mit sich herumzuschleppen. Wären Sie nicht lieber voller Energie, vital und natürlich schlank?

Seine Portionen zu verkleinern bedeutet keinen Mangel an etwas, es kann sogar das Gegenteil sein. Was würden Sie eher als Mangel ansehen: einen Berg gekochtes Gemüse und nichts weiter oder ein paar Bissen eines köstlichen, saftigen Steaks, einen kleinen, aber knackfrischen Salat, ein paar

Scheiben dampfende Bratkartoffeln und drei Bissen eines köstlichen Schokoladenkuchens?

Wenn Sie Ihre Portionen verkleinern, können Sie *alles essen, was Sie wollen*, und das ist ungeheuer befreiend. Sie haben nie das Gefühl, nicht dazuzugehören oder an etwas nicht teilnehmen zu können. Sie sind niemals mehr durch Einschränkungen gefesselt. Wenn Ihre Portionen klein sind, können Sie absolut alles essen, das verlockend für Sie ist. Manchmal kann schon das Wissen, dass Sie an ein paar Pommes knabbern »dürfen«, Sie davon abhalten, zu viele zu essen. Wenn man sich überisst, ist der Grund oft ein Gefühl der Entbehrung. Den ganzen Tag über zwingen Sie sich zum Verzichten und dann verlieren Sie die Kontrolle und essen alles, was sich in Ihrer Reichweite befindet.

Wenn Sie aber niemals auf irgendeine Speise verzichten mussten, die Sie gerne essen wollten? Warum sollten Sie dann durchdrehen und plötzlich einen Essanfall bekommen? Seit ich aufgehört habe, mir selbst das Essen zu verbieten, das ich eigentlich will, und mir stattdessen ein paar wunderbare Bissen davon gegönnt habe, hat mich nie wieder das Bedürfnis nach einer Essensorgie überfallen. Es passiert einfach nicht mehr.

Aber heutzutage ist es eine Herausforderung, sich beim Essen auf kleinere Portionen zu beschränken, daher gebe ich Ihnen ein paar Werkzeuge an die Hand, die Ihnen helfen werden, mit dem übergroßen Teller vernünftig umzugehen.

Sofort heißt sofort

Regel 5 ♥*Verkleinern Sie sofort Ihre Portionen*♥ bedeutet genau das, was sie sagt. Verringern Sie ihre Portionen *sofort*. Heute. Nicht morgen. Auch nicht erst, wenn Sie dieses Kapitel zu Ende gelesen haben. Nicht nächste Woche. Nicht nachdem Sie sich einen riesigen Snack zubereitet haben. *Sofort*. Es gibt absolut keinen Grund, noch länger zu warten. Denn es gibt niemals einen Grund dafür, eine riesige, viel zu große Portion von irgendetwas zu essen. Es gibt niemals einen Grund, sich vollzustopfen, bis man sich schlecht fühlt. Denken Sie an den *Punkt des abnehmenden Gewinns*. Wenn das Essen beginnt, nicht mehr ganz so köstlich zu schmecken, hören Sie auf zu essen. Das ist eine Portion.

Jedes Mal, wenn Sie sich entscheiden, etwas zu essen, haben Sie auch die Gelegenheit, Ihre Portion zu verkleinern. Dieses Verkleinern ist ein Prozess bewussten und ehrlichen Verhandelns mit sich selbst. Wenn Sie normalerweise zwei Scheiben Toastbrot zum Frühstück essen, wären Sie wirklich zufrieden mit nur einer? Sind Brotscheiben Buchstützen? Wieso meinen alle, dass Brotscheiben immer zu zweit auftreten müssen? Zwei gebratene Eier, zwei Scheiben Schinken, zwei Scheiben Brot. Wer sagt, dass man nicht auch ein gebratenes Ei, eine Scheibe Schinken und eine Scheibe Toastbrot essen kann?

Essen Sie nur aus Gewohnheit zwei Scheiben? Wenn Sie zwei Scheiben essen, weil Sie sonst nicht satt sind, und zwei

Scheiben brauchen, um für Ihr Gefühl richtig gefrühstückt zu haben, dann essen Sie zwei. Wenn aber eine Scheibe mit etwas Protein, wie zum Beispiel Erdnussbutter oder eine Scheibe Käse, und etwas frisches Obst Sie auch sättigen, dann kann diese verringerte Frühstücksportion nahrhafter sein und Sie zufriedener machen.

Verkleinern Sie Ihre nächste Mahlzeit, um herauszufinden, wie Sie reagieren. Wenn Sie es schaffen, dort, wo es für Sie keinen Unterschied macht, in vernünftiger Weise die Portionen zu verkleinern, können Sie ohne ein Gefühl des Verzichts Kalorien einsparen.

Das Verkleinern der Portionen kann Ihnen sogar zu noch mehr Genuss verhelfen, denn als Ergebnis dürfen Sie sich etwas Besonderes gönnen. Ich werde Ihnen nie empfehlen, die Sachen aufzugeben, die Sie lieben. Ich habe so viele Diätbücher gelesen, in denen einem zum Beispiel vorgeschrieben wird, Kaffee nur noch mit Magermilch zu trinken. Und wenn Sie nun Ihren Kaffee am liebsten mit Sahne trinken und Ihnen dieser verwässerte Kaffee mit der beigebraunen Farbe nicht schmeckt? Was dann? Ich habe ihn trotzdem getrunken. Ich geriet außer mir, wenn ich keine Magermilch bekam – als wenn mich Sahne töten würde! Keine Magermilch hieß für mich, keinen Kaffee. So dumm war ich.

Doch wenn Sie sich mit kleinen Portionen zufriedengeben, können Sie Ihre Sahne haben. Geben Sie eben nur einen Spritzer davon in den Kaffee. Es ist keine große Sache, solange Sie nicht Ihre Tasse zur Hälfte mit Sahne füllen. Ich habe Frauen gesehen, die am Rande eines Nervenzusam-

Schlechte Gewohnheiten

Lassen Sie uns über Gruppendruck reden. Ich weiß, ich kann Ihnen lange erzählen, dass Sie weniger essen sollen, aber wenn Sie mit Freundinnen zusammen sind und alle essen riesige Portionen, kann es ungeheuer schwer sein, anders zu essen. Ich habe neulich von einer Untersuchung gelesen, die ergeben hatte, dass Frauen dazu neigen, ungefähr so viel zu wiegen wie ihre Freundinnen. Das weist darauf hin, dass befreundete Frauen ähnliche Essgewohnheiten entwickeln. Dabei handelt es sich ganz einfach um Gruppendruck.

Das heißt aber nicht, dass Sie nun nicht mehr mit Ihren Freundinnen zusammen essen sollen. Geben Sie stattdessen ein besseres Beispiel, und machen Sie nicht so ein Gewese ums Essen (auch wenn Ihre Freundinnen das tun). Wenn Sie sich auf Ihre Freundinnen konzentrieren und darauf, etwas aus Ihrer gemeinsamen Zeit zu machen, dann wird das Essen weniger Raum einnehmen. Sollten Ihre Freundinnen alle sehr viel essen, na gut. Lassen Sie sie. Nehmen Sie ein Stück Pizza und essen Sie es sehr langsam, damit Sie nicht vor allen anderen fertig sind und auf die übrig gebliebene Pizza starren. Und dann essen und trinken Sie nichts mehr. Vielleicht regt das sogar Ihre Freundinnen an, sich ebenfalls zurückzuhalten. Und wenn sie sich über Ihre neue gemäßigte Art zu essen lustig machen? Freuen Sie sich auf den Moment, wo sie Sie in Ihrem Bikini oder in Ihren neuen Jeans (ein bis zwei Nummern kleiner) sehen.

Betonen Sie nicht extra, was Sie sich vorgenommen haben. »Ich habe gerade keinen großen Hunger«, ist eine perfekte und freundliche Antwort. Und wenn Sie einen gesunden Snack gegessen haben, bevor Sie sich auf den Weg machten, dann stimmt das sogar.

menbruchs waren, nur weil Sie aus Versehen einen Schluck gezuckerter Cola getrunken hatten, und andere, die ausschließlich fettfreie Erdnussbutter voller Chemikalien, fettfreies Salatdressing, fettfreie Mayonnaise und fettfreie Kekse aßen anstatt einer kleinen Menge der echten, normalen Lebensmittel. Sehen Sie, wie absurd das ist? Und verstehen Sie, welche großen Vorteile das Verkleinern der Portionen bringt? Mit dieser Regel können Sie essen, was immer Sie wollen, ohne dabei zu viel zu essen. Und Sie müssen nie wieder auch nur einen Bissen eines fürchterlichen, künstlichen »Diätessens« zu sich nehmen. Welche Erleichterung!

Ihre Werkzeugkiste zum Verkleinern der Portionen

Ich werde Ihnen jetzt nicht sagen, dass Sie Ihre Messbecher und -löffel hervorholen sollen. Sie brauchen solche Sachen nicht, um natürlich schlank zu sein. Die meisten natürlich schlanken Menschen wiegen niemals etwas ab, es sei denn beim Kochen oder Backen. Warum sollten sie sonst messen und wiegen? Es ist zwanghaft und macht den Eindruck, als wäre man ohne Spezialausrüstung nicht in der Lage, wie ein normaler Mensch zu essen. Das ist lächerlich, also hören Sie sofort damit auf.

Aber so wie ich Ihnen eine ungefähre Vorstellung von angemessenen Portionen gegeben habe, sage ich Ihnen nun, dass Teller, Schüsseln und Gläser in kleineren Größen es einem neben ein paar anderen Methoden definitiv erleichtern, seine Portionen zu verkleinern. Daher beschreibe ich Ihnen genau, was ich meine, damit Sie eine Vorstellung davon bekommen, welches das Gefäß in der angemessenen Größe für Ihr Popcorn, Ihren Salat, Ihre Haferflocken ist. Und falls Sie diese Sachen nicht haben, schrecken Sie nicht vor den Ausgaben zurück. Sie können fast alles preiswert bei Ikea oder vergleichbaren Häusern erstehen.

Teller: Bei Tellern kommt es wirklich auf die Größe an. Wenn Sie wenig Essen auf einem großen Teller anrichten, werden

118

Sie sich betrogen vorkommen, auch wenn Sie genug Essen vor sich stehen haben. Richten Sie aber Ihr Essen auf einem Teller an, der der Menge Ihres Essens entspricht, werden Sie das Gefühl haben, genau die richtige Menge zu essen. Wir essen zuerst mit den Augen, und der erste Eindruck beeinflusst, ob wir uns schließlich satt fühlen. Zu Hause benutze ich immer einen etwas kleineren Teller, einen Frühstücksteller oder einen Salatteller anstatt eines großen Speisetellers für meine Mahlzeiten und Snacks. Die meisten Speiseteller kommen mir inzwischen riesig vor und von der Größe her völlig unpassend für die Menge, die ich normalerweise esse. Stellen Sie also die kleineren Teller in Ihrem Schrank nach vorn und greifen Sie nach denen zuerst. Servieren Sie demnächst das Abendessen darauf, vielleicht essen dann alle Ihre Lieben weniger, ohne es überhaupt zu merken.

Schüsseln: Wenn ich Müsli, Popcorn oder Obst esse, benutze ich eine kleine Schüssel oder ein Schälchen. Eine japanische Reisschüssel oder ein Kompott- oder Müslischälchen haben eine gute Größe für Essen, das nicht extrem kalorienreich ist. Für Erdnüsse, Chips oder Eiscreme nehme ich ein kleines Auflaufförmchen (siehe unten), aber wenn es etwas mehr sein soll, ist auch hier ein Reisschälchen eine gute Wahl. In einem Schüsselchen dieser Größe sollte man bequem etwa den Inhalt einer Tasse unterbringen können. Essen Sie nie etwas direkt aus der Tüte – benutzen Sie immer eine Schüssel, Schale oder Teller.

Auflauf- oder Souffléförmchen: Diese kleinen Porzellan- oder Steinguttöpfchen finde ich ideal, um die Menge an Verzehrtem einzuschränken. Sie sind perfekt für gehaltvolle Naschereien wie Eiscreme oder Chips. Man kann sie bis obenhin füllen und isst trotzdem nicht zu viel; es reicht genau, um einen zufriedenzustellen. Ich benutze diese Förmchen jeden Tag. Sollten Sie keine besitzen, empfehle ich Ihnen die Anschaffung eines Sets. Sie sind nicht teuer, und die Vorteile, die sie Ihnen bringen, sind die Ausgabe allemal wert.

Kleine Auflaufform: Wenn Sie häufig nur für sich selbst oder für zwei Personen Ofengerichte machen, ist eine kleine Auflaufform angesagt. In vielen Rezepten sind große Mengen angegeben. Warum aber sollte man etwas machen, das für vier oder sechs Personen gedacht ist, wenn man nur für eine oder für zwei Personen bäckt? Halbieren oder vierteln Sie das Rezept und benutzen Sie entsprechend kleinere Garformen. Diese Formen sind auch ideal, um am nächsten Tag darin Reste aufzuwärmen, falls Sie nicht die Mikrowelle benutzen wollen. Wenn Sie sich eine Auflaufform kaufen, versuchen Sie eine mit passendem Deckel zu finden, dann ist sie noch vielseitiger verwendbar.

Muffinblech: Anstatt große Kuchen zu backen, backen Sie lieber Muffins oder Cupcakes – so haben Sie eine automatische Portionskontrolle. Sehr gut sind auch die Bleche für Minimuffins.

Saftgläser und Dessertweingläser: Die großen Biergläser oder die geraden, hohen Cocktailgläser benutzen Sie bitte nur für Wasser. Saft, Milch und zuckerhaltige Getränke – und sogar Bier – sollten Sie aus kleinen Saftgläsern trinken. Wenn Sie es schaffen, in ein großes Weinglas nur ein wenig Wein zu füllen, wunderbar. Dann haben Sie mehr Platz zum Schwenken und Schnuppern. Sollten Sie aber dazu neigen, diese riesigen Weingläser vollzugießen, nehmen Sie stattdessen Dessertweingläser. So trinken Sie automatisch weniger, haben aber trotzdem das Gefühl, ein Glas Wein getrunken zu haben (haben Sie ja auch!).

Essstäbchen: Natürlich können Sie normales Besteck benutzen, aber mit Essstäbchen zu essen macht Spaß und kann Ihnen helfen, langsamer zu essen. Also könnten Sie es ja ab und zu einmal probieren. Und außerdem – wer möchte nicht geschickt mit Essstäbchen umgehen können? Sehen Sie es als Übung an.

Kleine Reibe: Diese Reiben gibt es von verschiedenen Firmen, die von Microplane sind sehr gut, scharf und perfekt geeignet, um etwas sehr fein zu reiben. Ideal für harten Käse (wie Parmesan), Schokolade, Zitronenschale oder Gewürze (z. B. Muskatnuss und Zimt). Mithilfe dieser Reibe fügen Sie im Nu beim Backen dem Teig ein zusätzliches Aroma hinzu, und Rezepte oder Drinks können Sie schnell mit etwas frischer Zitronenzeste verfeinern. Eine kleine Reibe ist vor allem praktisch, wenn man nur sehr wenig Käse oder Schokolade braucht. Es bedarf keiner großen Standreibe, um den Speisen nur einen Hauch von Geschmack zu geben. Und trotzdem können Sie beim Essen das Geschmackserlebnis von Käse oder Schokolade genießen, ohne Kalorien und Fett auf der Sollseite Ihres Kontos aufzuhäufen.

Stabmixer: Püriertes Essen hat etwas Tröstliches und sättigt. Mir gibt es immer das Gefühl, gut umsorgt zu sein. Aber manchmal ist ein normales Mixgerät einfach zu umständlich, vor allem für heißes Essen. Der Stabmixer ist perfekt geeignet, um direkt im Topf, einer Schüssel oder einem Glas zu pürieren. Sie können ihn für Suppen, Soßen, Obstpürees und Smoothies verwenden.

Tiefkühlfach: Fast jeder Kühlschrank hat ein Tiefkühlfach, aber nutzen Sie es auch gut aus? Ich nutze meins auf zwei wichtige Arten. Einmal friere ich darin selbst zubereitete Mahlzeiten ein. Wenn Sie ein großes Essen machen, zum Beispiel an Feiertagen, bleibt fast immer etwas übrig. Geben Sie die Reste vom Braten, den Kartoffeln, dem Gemüse und der Pastete in Einzelportionen ins Tiefkühlfach. Wärmen Sie sie auf, wenn Sie es eilig haben, und Sie haben eine köstliche, selbst zubereitete Mahlzeit anstatt etwas industriell Verarbeitetem voller Konservierungsstoffe. Ich friere auch Chilis, Suppen, Aufläufe und Desserts portionsweise ein. Und Desserts sind das Zweite, wofür ich mein Tiefkühlfach verwende. Man braucht länger, um Gefrorenes zu essen, also friere ich Weintrauben, Bananenscheiben, Minischokoriegel, Brownie-Stückchen oder kleine Kekse ein. Bei Bedarf kann ich mir eine kleine Portion herausnehmen und ganz langsam genießen.

Eisportionierer: Mit diesem Gerät kann man auch andere Sachen als nur Eiscreme in Portionen teilen. Beim Backen benutzen Sie ihn zum Abstechen des Teigs für Muffins, Cupcakes oder Cookies. Auch das Fleisch für Frikadellen oder Burger lässt sich damit portionieren, und Kartoffelpüree, Reis, Thunfisch oder Hühnersalat lassen sich mit diesem vielseitigen Gerät hübsch servieren.

Zerkleinerer: Ein perfektes Gerät zum Hacken von Kräutern, Gewürzen und anderen Aromastoffen wie Knoblauch oder auch Schokolade. Diese kleinen Hackgeräte sind leicht zu handhaben und zu säubern, man kann sie schnell hervorholen und jederzeit verwenden. Sie sind eine Ermunterung, Ihr Essen kreativ geschmacklich zu verfeinern.

Plastikbehälter: Wenn Sie Plastikbehälter zur Hand haben, benutzen Sie diese. Jedes Mal, wenn Sie kochen oder Reste haben, befüllen Sie sie mit einer Portion und stellen das Essen ins Tiefkühlfach. Bei Bedarf können Sie es schnell wieder aufwärmen. Warum sollte man viel Geld für abgepacktes Essen ausgeben, wenn man gutes, selbst gemachtes Essen im Tiefkühlfach hat, und das bereits in der richtigen Menge? Dafür sind diese Behälter perfekt.

Man kann sie auch verwenden, um Einzelportionen Suppe einzufrieren oder Salat im Kühlschrank aufzubewahren.

Wie groß ist eine Portion?

Ich halte nichts davon, Menschen vorzuschreiben, was und wie viel sie essen sollen. Niemals werde ich zu Ihnen sagen: »Essen Sie 150 Gramm Brokkoli und 100 Gramm Hühnchen.« Was, wenn Sie zum Beispiel Brokkoli nicht mögen? Oder wenn Sie mehr davon essen wollen? Wie viel Sie essen, ist von vielen Faktoren abhängig, unter anderem natürlich davon, wie viel Hunger Sie gerade haben. Ich finde es absurd, jemandem zu sagen, wie viel er essen soll.

Andererseits weiß ich auch, wie es ist, wenn man jeden Maßstab dafür verloren hat, wie groß eine angemessene Portion für einen selbst sein sollte. Daher möchte ich Ihnen ein paar *ungefähre* vernünftige Mengen für die häufigsten Nahrungsmittelgruppen nennen, um Ihnen zu helfen, *selbst* herauszufinden, wie viel Sie essen sollten. Manchmal werden Sie ein bisschen mehr wollen, manchmal wird eine halbe Portion vollauf genug sein. Es hängt immer davon ab, was die Stimme Ihres Körpers Ihnen sagt.

Gekochtes Gemüse: Eine Portion gedünstetes, gekochtes oder frittiertes Gemüse füllt ungefähr ein Müslischälchen oder einen Salatteller. Das ist etwa eine halbe bis zu einer Messtasse. Aber um ehrlich zu sein, habe ich mein Gemüse nie abgemessen. Schließlich ist es *Gemüse!* Ein großer Berg davon ist eine gute Investition.

Salat: Eine Portion Blattsalat oder Salat aus Rohkost sollte ungefähr eine Suppenschüssel oder eine Salatschüssel füllen oder einen Berg auf einem Salatteller bilden. Im Allgemeinen ist eine Portion rohes Gemüse ungefähr zwei- bis dreimal größer als eine entsprechende Portion gekochtes Gemüse. Wenn Sie es abmessen wollen, passt eine Portion Salat in etwa ein bis zwei Messtassen. Geben Sie ein wenig Dressing dazu, ertränken Sie den Salat nicht darin, aber messen Sie das Dressing nicht ab – das wäre wirklich übertrieben.

Rohes Obst: Eine mittelgroße Frucht, zum Beispiel ein Apfel, eine Birne oder ein Pfirsich ist eine Portion. Zwei Pflaumen oder zwei Aprikosen sind eine Portion. Beeren oder Obst in Stücken wie Melonen sollten ein kleines Müslischälchen füllen (etwa in der Größe einer halben Grapefruit) oder eine japanische Reisschüssel oder etwa eine Tasse. Aber machen Sie sich nicht den Stress, Obst zu wiegen oder abzumessen. Ich finde es furchtbar, wenn in einem Diätbuch steht: »Essen Sie einen *kleinen* Apfel.« Vielleicht will ich ja einen *großen* Apfel? Es ist ein *Apfel.* Äpfel machen nicht dick.

Fleisch und Fisch: Eine Portion ist ein Stück Fleisch oder Fisch etwa in der Größe eines kleinen Haushaltsschwamms. Wenn es sehr fett ist, etwas kleiner, eher wie ein Handy. Ist es mager, können Sie die Portion etwas vergrößern.

Nudeln und Reis: Eine kleine japanische Reisschüssel ist die richtige Größe für eine Portion Nudeln oder Reis. Das scheint nicht gerade viel zu sein, und manchmal wollen Sie vielleicht mehr. Aber denken Sie daran, dass weiße Nudeln und weißer (polierter) Reis Sie wahrscheinlich noch hungriger machen, also sind sie keine sehr guten Investitionen. Füllen Sie die Schüssel bis zum Rand, aber ohne einen Berg zu bilden.

Müsli und Frühstücksflocken: Wenn das Müsli viel Kleie und oder Vollkorngetreide und wenig Zucker enthält, essen Sie eine japanische Reisschüssel oder eine kleine Müslischüssel etwa zu zwei Dritteln. Enthält das Müsli viel industriell hergestellte Zutaten und Zucker, zum Beispiel »chrunchy« Müsli, gepoppte gesüßte Getreidekörner oder -flakes, nun, sind Sie dann wirklich sicher, dass Sie es überhaupt wollen? Wenn ja, füllen Sie das Schälchen nur zur Hälfte. Nicht nachfüllen, nur weil noch Milch im Schälchen ist!

Brot: Eine mittelgroße Scheibe, ein ausgehöhltes Brötchen oder eine Scheibe Toast sind eine Portion. Mit ausgehöhlt meine ich, dass ich etwas von dem Brotteig herauszupfe und wegwerfe. Darüber sage ich Ihnen mehr in Kapitel 15. Übrigens – wenn das Brot oder das Brötchen riesig ist, dann wissen Sie natürlich genau, dass dies zwei oder drei Portionen sind. Vielleicht können Sie es mit jemandem teilen?

Muffins, Cookies und Feingebäck: Das Gleiche wie für Brot gilt für Muffins, Cookies und Feingebäck. In mittlerer Größe sind sie eine Portion, sind sie riesig, sollten Sie sie teilen oder eine Hälfte für später aufheben.

Käse: Ein Stück Käse in der Größe einer Visitenkarte. Ich bin ein Fan von Sojakäse-Sandwiches. Eine Scheibe ist eine Portion.

Eiscreme: Eine halbe Kugel aus dem Portionierer in einem Auflaufförmchen (siehe oben) oder einem Puddingschälchen ist eine Portion. Niemand braucht an einem Tag mehr als eine halbe Kugel Eiscreme.

Chips, Cräcker, Salzgebäck: Eine kleine Schale mit Chips oder Cräckern sollte reichen, auch wenn auf der Tüte steht, eine Portion besteht aus 12 oder 20 oder was auch immer. Gönnen Sie sich den Geschmack und das Gefühl des Knabberns von etwas Knusprigem, und dann hören Sie auf. Zählen Sie nicht.

Nüsse: Eine kleine Handvoll, es sei denn, Sie haben sehr große Hände. Und ich meine nicht, dass die Hand so voll sein soll, dass Ihnen die Nüsse zwischen den Fingern herausfallen. Ich rede also von ungefähr einer Viertel Tasse. Eine solche kleine Portion Nüsse ist ein exzellenter Snack, der Ihnen guttut – eine kluge Investition. Sollten Sie ein Auflaufförmchen verwenden, füllen Sie es nur halbvoll.

Erdnussbutter, Nussmus, Hummus, vegetarischer Brotaufstrich: Als dünnen Aufstrich verwenden, abmessen ist nicht nötig. Einfach nicht dick auftragen. Nutzen Sie Ihre Vernunft und belügen Sie sich nicht selbst.

Saft: Wenn Sie Saft mögen (wie ich) lassen Sie sich nicht von Leuten abschrecken, die Ihnen erzählen, Sie sollten niemals Saft trinken. Natürlich ist ganzes Obst besser als Saft, weil es Ballaststoffe enthält, die gut für Sie sind und sättigen, aber wenn Sie wirklich Saft wollen, dann trinken Sie ein kleines Saft- oder Weinglas davon. Ich mische meinen Saft gern mit Mineralwasser. Füllen Sie kein großes Wasserglas mit Saft – das ist zu viel Zucker. Zwar ist es natürlicher Zucker, aber trotzdem ist es Zucker. Das Entscheidende ist, dass es keine verbotenen Lebensmittel gibt. Aber wenn ich Saft trinke, halte ich mich anderswo zurück. Ihre Entscheidung treffen Sie.

Wein oder Bier: Ein kleines Glas Wein oder eine halbe Flasche Bier ist eine Portion. Machen Sie sich nichts vor.

Spirituosen: Ein Schuss davon ist eine Portion. Ziehen Sie klare Spirituosen vor, und mischen Sie sie nicht mit Getränken voller Zucker. Mineralwasser oder frisch gepresste Fruchtsäfte sind gute Begleiter.

Es geht nicht ums Abmessen

Zum Schluss dieses Kapitels möchte ich noch einmal betonen, dass ich nicht möchte, dass Sie Ihr Essen zählen, messen oder wiegen. Stattdessen sollen Sie aus diesem Buch als einen der wichtigsten Punkte mitnehmen, dass Sie wie eine normale, natürlich schlanke Person essen können. Sie machen keine Diät. Sie müssen auf nichts verzichten, und es ist nicht nötig, dass Sie anders als andere essen. Sie essen ohne Angst und Sorge und nicht zwanghaft. Stattdessen *entscheiden* Sie sich dafür, Ihre Portionen zu verkleinern, und das tun Sie vernünftig und nicht, indem Sie penibel äußere Vorgaben einhalten.

Verwenden Sie also kleine Teller, Schüsseln und Gläser. Fühlen Sie sich trotzdem nicht gezwungen, jeden Bissen aufzuessen. Seien Sie aufmerksam und hören Sie auf Ihr Bauchgefühl, um zu wissen, was Sie wirklich wollen und wann Sie genug haben.

Wenn Sie mit Ihrem Messlöffel dasitzen und böse auf die Welt sind, weil Sie das fürs Abnehmen tun müssen, dann sind Sie nicht glücklich und werden vielleicht noch nicht einmal abnehmen. Und wenn Sie es schaffen, werden Sie später garantiert wieder zunehmen. Am Ende werden Sie rebellieren und aus dem Gefühl des Verzichtenmüssens und der Verzweiflung heraus ganz besonders viel essen.

Wenn Sie aber lernen, ganz natürlich und normal mit

Sinn und Verstand Ihre Portionen zu verkleinern, dann *werden* Sie natürlich schlank, ohne dass Sie auf etwas verzichten müssen.

Regel 5: Rezept

Dieses einfache köstliche Rezepte ist bestens für kleine Portionen geeignet.

Kokosnuss-Cupcakes

Diese Cupcakes sind zum Dahinschmelzen – wenn Sie zu denen gehören, die Kokosnuss mögen.

▶ Ergibt 8 Cupcakes

¾ Tasse Rohzucker
1 ¼ Tassen Hafermehl
1/3 Tasse Margarine
    (in das Mehl gemischt, nicht zerlassen)
1 ½ Teelöffel Backpulver
½ Teelöffel Salz
120 ml Sojamilch
einige Tropfen Vanilleextrakt
einige Tropfen Kokosnussextrakt

1. Backofen auf 180° C vorheizen. Papierförmchen in Muffin- oder Cupcakeblech setzen.
2. Alle trockenen Zutaten in einer Schüssel und alle nassen in einer anderen Schüssel mischen. Einzeln gut durchrühren, dann beides verrühren.

Mit einem Eisportionierer (perfekt zum Abmessen von Portionen) den Teig in die Förmchen füllen. 20 Minuten oder bis die Cupcakes fest sind backen, dabei nach 10 Minuten das Blech drehen. Abkühlen lassen.

Kokosnuss-Glasur

½ Tasse Kokosfett (Palmin)
½ Tasse Margarine
3 ½ Tassen Puderzucker
¼ Teelöffel Vanilleextrakt
¼ Teelöffel Kokosnussextrakt
Kokosnussraspel zum Garnieren (ca. 1 Tasse)

Alle Zutaten zusammenrühren und auf den Cupcakes verteilen. Mit Kokosraspeln garnieren.

6. Kündigen Sie Ihre Mitgliedschaft im »Club der leeren Teller«

Nun legen Sie Ihre Gabel schon beiseite! Dafür gibt es Geschirrspüler.

Bei dieser Regel geht es um Ihren Teller und darum, was Sie darauf übrig lassen. Ich weiß, einige von Ihnen essen Ihre Teller immer bis auf den letzten Krümel leer. Spare in der Zeit, dann hast du in der Not, nicht wahr? Nun, die Zeiten sind vorbei. Aber vorbei sind auch die Zeiten der Verzweiflung, des Sich-unwohl-Fühlens und der Enttäuschung über sich selbst, wenn man seinen eigenen blitzblanken, leeren Teller sieht und daneben die Teller der anderen, die gar nicht zu merken scheinen, dass sie die Hälfte ihres Sandwiches oder die meisten ihrer Pommes frites übrig gelassen haben. So könnte es Ihnen auch gehen. Sie müssen sich nur dafür entscheiden.

Und damit kommen wir zu Regel sechs:

♥*Kündigen Sie Ihre Mitgliedschaft im »Club der leeren Teller«.*♥

Den Teller nicht leer zu essen, hört sich sehr einfach an, aber tatsächlich kann es ganz schön schwierig sein, wenn

134

man nicht daran gewöhnt ist. Sie bemerken vielleicht noch nicht einmal, dass Sie immer alles bis zum letzten Bissen auf-essen (vielleicht auch deswegen, weil Sie nicht ♥*aufmerksam gewesen sind*♥, als Sie gegessen haben). Regel 6 wird Ihnen helfen, das zu ändern. Ich habe Ihnen einige sehr konkrete Strategien zusammengestellt, die Ihnen helfen, sich von der Menge auf Ihrem Teller nicht verführen, nicht beherr-schen zu lassen und die Fähigkeit zu entwickeln, es liegen zu lassen.

Diese einfache Regel hat eine ungeheure Macht, auch wenn ich Ihnen damit das Gegenteil dessen sage, was Ihnen vielleicht Ihre Mutter gesagt hat. Aber unsere heutige Welt ist nicht mehr die Ihrer Mutter oder Großmutter, als das Es-sen noch rar und jeder Bissen wertvoll war. Heute ist Essen im Überfluss vorhanden – wenigstens bei uns –, allerdings ist es meist nicht mehr so natürlich, wie es früher war.

Aber bei dieser Regel geht es nicht um die Verschwen-dung von Essen. Im Gegenteil, sie soll Ihnen helfen, mehr für Ihr Geld zu bekommen, indem aus einer Mahlzeit meh-rere Mahlzeiten werden, indem der Spaßfaktor größer wird und indem Sie weniger essen. Ich bringe Ihnen Strategien bei, die Sie davon abhalten, mehr zu essen, als Sie wirklich wollen. Ich möchte Sie in die Lage versetzen, in einem Res-taurant auf einen reichlich gefüllten Teller zu schauen und nicht in Panik zu geraten bei dem Gedanken, wie Sie das alles essen sollen oder wie viel Sie davon essen sollten oder ob es okay ist, überhaupt etwas zu essen. Ich möchte, dass Sie in Ruhe vor dem Essen sitzen, auf die Stimme Ihres Körpers hören, etwas von der Vielfalt auf dem Teller essen und den Rest dann *teilen, mitnehmen oder stehen lassen.*

Regel 6 ist besonders wichtig und hilfreich, wenn man im Restaurant isst.

Sie können diese Regel auf drei hauptsächliche Arten praktizieren, sprechen wir also über jede einzeln und führen sie dann zusammen. Beginnen wir mit dem Teilen.

Schlechte Gewohnheiten

Gehören Sie zu denjenigen, die jede andere Aktivität einstellen, sobald das Essen kommt, und sich nur noch aufs Essen konzentrieren? Dann hören Sie von jetzt an damit auf. Zum einen ist es ziemlich unhöflich. Und überlegen Sie: Ist das Essen wirklich so wichtig? Sie können jeden Bissen Ihres Essens genießen, ohne so zu tun, als sei dies die letzte Mahlzeit Ihres Lebens. Wenn Sie sich auf Ihre Gesellschaft konzentrieren, die Unterhaltung und die Umgebung, dann werden Sie eine angenehme und entspannte Zeit verbringen und Ihr Essen sogar noch mehr genießen. Erfreuen Sie sich an den verschiedenen Facetten Ihres Restaurantbesuchs, es geht nicht nur ums Essen.

Teilen Sie Ihr Essen

Sie haben einen gut gefüllten Teller vor sich und viele Leute an Ihrem Tisch. Wie können Sie dazu beitragen, dass alle mehr Spaß an dem Abend haben, wie können Sie alle zusammenbringen und die Menge auf Ihrem Teller reduzieren?

Teilen Sie Ihr Essen. Essen zu teilen ist eine gute Möglichkeit, weniger zu essen und gleichzeitig mehr zu probieren. Auf diese Art kann jeder am Tisch mehr vom Speisenangebot kosten. Immer wenn ich etwas in einem Restaurant bestelle – Salat, Vorspeisen, Suppe, Hauptgericht, sogar ein Getränk –, biete ich meinen Begleitern an, davon zu probieren. Manchmal nimmt niemand mein Angebot an, aber die meisten Menschen sind neugierig und kosten gerne von dem, was ein anderer sich ausgewählt hat. Es macht Spaß, eine Menge verschiedener Sachen zu probieren. Indem Sie anderen diese Möglichkeit geben, wird Ihre Gesellschaft interessanter und amüsanter.

Zum Teilen braucht man keine große Gruppe. Wenn ich ein Date im Restaurant habe, teilen wir zum Beispiel auch oft, was aus dem Essen eher ein gemeinsames Erlebnis macht. Meist suchen wir gemeinsam einen Salat aus, ein Hauptgericht, eine Vorspeise und ein paar Beilagen. Wenn mein Date Steak mag, esse ich davon ein paar Happen, und er isst den Rest. Ich liebe Vorspeisen wie Calamari fritti, also bestelle ich sie normalerweise. Den Salat teilen wir uns meist, jeder isst etwa die Hälfte. Die Beilagen – zum Beispiel

137

gedünstete Pilze, Wildbrokkoli oder eine Ofenkartoffel – teilen wir auch, damit wir beide durch ballaststoffreiche Gemüse gesättigt werden. Falls wir ein Dessert essen, begnüge ich mich mit ein paar Löffeln. Wir nehmen nicht immer Dessert, aber es ist natürlich nicht verboten. Das ist nur ein Beispiel, wie ein Date bei mir manchmal abläuft.

Diäten verhindern das Teilen

Diäten und Teilen passt nicht zusammen. Wenn man eine Diät macht, kann man schlecht teilen. Die Portionen sind so klein, und das bisschen, das man bekommt – etwas, was man vielleicht nicht einmal mag – erscheint wie ein Rettungsring, an den man sich klammern muss, um zu überleben. Dieses bisschen wird man eifersüchtig bewachen! Wenn man nur 50 Gramm braunen Reis und 100 Gramm Hühnerbrust auf dem Teller hat, möchte man davon nicht auch noch etwas abgeben – man braucht jeden Bissen! (Auch wenn man sich später am Abend nicht mehr beherrschen kann und einen halben Liter Eiscreme isst, weil man sich wie am Verhungern fühlt und unter einem Gefühl der Entbehrung leidet.)

Aber das sind ja nicht Sie (nicht mehr!); denn Sie werden nie wieder eine Diät machen. Wenn Sie alles bestellen können, was Sie wollen, und wenn Sie sich selbst die Erlaubnis geben, aus Ihrem Essen so viel Freude und Genuss wie möglich zu ziehen, dann wollen Sie diese Fülle natürlich gerne teilen. Sie haben Salat und Suppe bestellt, Pasta und eine Margarita. Geben Sie von diesem Reichtum ab!

Beim Teilen können Sie auch sehr gut herausfinden, wann Sie genug gegessen haben. Wenn es für Sie noch nicht selbstverständlich ist, das zu wissen, oder wenn Sie den *Punkt des abnehmenden Gewinns* noch nicht genau bestimmen können, dann hilft Ihnen das Teilen. Jeder Bissen, den Sie teilen, ist ein Bissen, den Sie *nicht* essen. So hilft Teilen, dass sich Ihr

Körper an das Gefühl weniger zu essen gewöhnt, während Sie gleichzeitig mehr probieren können. Sie erkennen, dass weniger tatsächlich mehr ist. Sehen Sie, Ihre Mutter hatte recht, als sie Ihnen sagte, dass Teilen eine Tugend ist!

Heben Sie auf, was übrig bleibt

Ich bin gegen die Verschwendung von Essen und halte es in dieser Zeit weltweiten Umweltbewusstseins, steigender Lebensmittelpreise und Brennstoffknappheit auch für ziemlich unverantwortlich. Ich möchte helfen die Ressourcen unseres Planeten zu schonen, und wahrscheinlich wollen Sie das auch. Was tun Sie also, wenn niemand das Essen auf Ihrem Teller möchte, Sie selbst aber genug gegessen haben?

Heben Sie es auf – nehmen Sie es mit nach Hause.

Ich nehme oft Nichtgegessenes in einem Doggie Bag mit nach Hause, allerdings nicht für meinen Hund Cookie. Ich freue mich dann, dass ich für den nächsten Tag schon ein gesundes, leckeres Mittag- oder Abendessen habe. Das ist wirtschaftlich, das ist figurenfreundlich, und Sie brauchen am Tag darauf ein Essen weniger zu machen. Der Rest eines Steaks in dünne Scheiben geschnitten auf Salat, darüber ein wenig gehobelter Käse und eine leichte Vinaigrette ist ein herrliches Mittagessen. Andernfalls würden die Reste im Müll landen. Es braucht Ihnen niemals peinlich zu sein, wenn Sie Ihr übrig gebliebenes Essen mit nach Hause nehmen!

Und was können Sie tun, wenn Sie zu denjenigen gehören, die einfach nicht in der Lage sind, die Hälfte ihres Essens liegen zu lassen? Beugen Sie vor, indem Sie die Kellnerin darum bitten, Ihnen die Hälfte des Hauptgangs einzupacken, bevor Sie ihn überhaupt zu Gesicht bekommen. Sofortige Portionskontrolle!

Natürlich schlanke Gedanken

- Vor allem für Salate lassen sich Reste von Steak, Hühnchen oder Fisch sehr gut verwerten. Schneiden Sie zum Beispiel übrig gebliebenes Steak in dünne Scheiben und arrangieren Sie diese auf einem Bett aus frischem Rucola, den Sie sparsam mit Ihrem Lieblingsdressing angemacht haben.
- Kreieren Sie ein ganz neues Gericht, indem Sie Wildbrokkoli, Spinat oder ein anderes vom vorherigen Abend übrig gebliebenes Gemüse mit zerkrümelter Geflügelwurst und frisch gekochten Vollkornnudeln und Pinienkernen mischen.
- Schon mit einer kleinen Menge übrig gebliebenen gedünsteten Pilzen oder Zwiebeln können Sie am nächsten Tag ein köstliches Gemüseomelette zaubern.

Je kreativer Sie sind, desto mehr Spaß wird es Ihnen machen, einen Teil Ihrer Mahlzeit für den nächsten Tag aufzuheben. So bekommen Sie zwei leckere Gerichte für den Preis von einem.

Lassen Sie es liegen

Was können Sie tun, wenn Sie etwas bestellen, einen Teil davon mit jemandem teilen, ein wenig selbst essen und plötzlich merken, dass *das Essen nicht sehr gut ist?* Oder das Essen ist zwar gut, aber Sie können es aus irgendwelchen Gründen nicht richtig aufbewahren. Sie haben genug gegessen, aber auf Ihrem Teller befindet sich noch ein Viertel Ihrer Mahlzeit. Was sollen Sie tun?

Lassen Sie es liegen!

Wenn Sie Essen liegen lassen, heißt das *nicht,* dass Sie Essen verschwenden.

Falls man Sie früher mit dem Hinweis auf die hungernden Kinder in der Welt zum Essen genötigt hat, machen Sie sich klar, was das für ein Unsinn war. Keines dieser Kinder hat etwas davon, wenn Sie Ihr Essen bis zum letzten Krümel verputzen – und keinen Nachteil davon, wenn Sie etwas übrig lassen.

Essen auf dem Teller liegen zu lassen, ist eine einfache und wirkungsvolle Art, weniger zu essen. Wenn Sie so viel essen, wie Sie essen möchten, und dann etwas liegen lassen, werden Sie nicht das Gefühl haben, auf etwas zu verzichten. Und Ihr eigener Wille bestimmt; Sie entscheiden, dass Sie genug haben, also hören Sie auf zu essen, bevor Ihr Teller leer ist. Das Essen bestimmt nicht über Sie. Sie bestimmen, wie viel Sie essen. Das ist ein großartiges Gefühl, und es ist das, was natürlich schlanke Menschen tun.

Essen, das Sie eigentlich nicht wollen und Sie dick macht, ist die wirkliche Verschwendung – eine Verschwendung Ihrer Gesundheit und Lebensenergie – und Geldverschwendung.

Ich richte mich im Allgemeinen nach folgenden Grundsätzen: Wenn ich eine kleine Portion einer echten Nascherei wie Eiscreme, Kuchen oder Chips verspeise, dann versuche ich immer, mindestens zwei Löffel, Gabeln oder Stücke liegen zu lassen. Wenn ich etwas Größeres bestelle wie ein Hauptgericht in einem Speiselokal oder einen riesigen Muffin in einem Café, dann versuche ich die Hälfte übrig zu lassen (oft indem ich es mit jemandem teile oder die Hälfte für später aufhebe). Wenn ich etwas bestelle, das ich für eine gute Investition für mein Bankkonto halte, das aber in einer ziemlich großen Portion daherkommt, dann versuche ich, ein Viertel davon auf meinem Teller liegen zu lassen.

Aber machen Sie sich keine Gedanken wegen genauer Mengen. Lassen Sie zunächst ein oder zwei Bissen von etwas übrig, das Sie normalerweise aufessen würden. Wenn Sie sich daran gewöhnt haben, erhöhen Sie nach und nach die Menge, die Sie liegen lassen. Wer seit ewigen Zeiten ein treues Mitglied im »Club der leeren Teller« war, für den bedeutet es schon einen großen Fortschritt, nur einen einzigen Bissen auf dem Teller zurückzulassen.

♥*Seien Sie aufmerksam*♥ und Sie werden schon bald merken, wann Sie etwas mehr und wann Sie weniger liegen lassen sollten. Heben Sie den Rest auf, wenn er groß genug ist. Wenn nicht, bleibt er auf dem Teller Hören Sie auf zu essen, wenn Sie es nicht mehr wirklich wollen oder wenn Sie den *Punkt des abnehmenden Gewinns* überschritten haben.

Sagen Sie sich Folgendes: Wenn Sie einen riesigen Teller voller Essen leer putzen, weil Sie es hassen, »Essen zu verschwenden«, dann ist das eine Verschwendung *Ihrer selbst*. Werfen Sie den Ballast ab und lassen Sie ihn verschwinden. Essen liegen zu lassen, das Sie nicht mit jemandem teilen können und nicht aufheben möchten, ist *keine* Verschwendung. Es ist die einzig vernünftige Wahl.

Wenn Liegenlassen nicht möglich ist

Ich weiß – manchmal ist es wirklich schwer, Essen auf dem Teller liegen zu lassen. Sie haben besonders großen Hunger, oder es schmeckt so köstlich, dass Sie es nicht über sich bringen, mit dem Essen aufzuhören. An manchen Tagen ist es wiederum leicht für Sie, zwei Bissen oder ein Viertel oder sogar die Hälfte Ihres Tellers nicht zu essen. Sie haben kein Problem, das Essen zu teilen, aufzuheben oder liegen zu lassen.

Wenn Sie jemand sind, der grundsätzlich kein Essen auf seinem Teller zurücklassen kann (haben Sie aber im Kopf, dass Sie nicht immer zu diesen Leuten gehören müssen – Sie können sich ändern) oder Sie zufällig gerade besonders großen Hunger haben (solche Tage gibt es bei uns allen), dann sollten Sie bei der Bestellung möglichst sorgfältig vorgehen. Zum Beispiel nehmen Sie ein Glas Wein, einen Salat mit wenig Kalorien und als Hauptgericht nur gegrilltes Fleisch ohne Brot. Keine Extras, kein Dessert. Wenn Sie lieber so essen, auch gut. Wenn Sie alles aufessen wollen, dann tun Sie es. Ich persönlich ziehe es im Allgemeinen vor, mehrere Sachen zu probieren und nicht aufzuessen, anstatt mich schon bei der Auswahl zu beschränken. Aber das hängt ganz von Ihnen ab. Nur Sie wissen, was für Sie richtig ist und was Sie wollen. Vielleicht mögen Sie meine Art zu essen nicht, dann ist das völlig in Ordnung. Auf welche Art Sie auch am liebsten essen, Sie können natürlich schlank sein.

Und was ist, wenn Sie nicht perfekt auswählen und trotzdem alles aufessen? Nun, so ist das Leben. Wir alle übertreiben es gelegentlich einmal. Schimpfen Sie nicht mit sich selbst. Sie sind auch nur ein Mensch. Es schadet Ihnen mehr, als dass es Ihnen nützt, sich selbst zu hassen und sich schuldig zu fühlen. Es erhöht sogar die Wahrscheinlichkeit, den Fehler zu wiederholen. Ab und zu passiert mir das Gleiche, ich esse mehr, als ich essen wollte. Keine Katastrophe. Wichtig ist, sich davon nicht aus der Bahn werfen zu lassen. Nehmen Sie es gelassen und essen Sie als Nächstes ein leichtes Gericht mit gesunden Energielieferanten, wie Gemüse, und mit mageren Eiweißquellen. Dann geht es Ihnen wieder gut. Und beim nächsten Mal geben Sie einen Teil Ihrer Mahlzeit ab, heben ihn auf oder lassen ihn liegen. Der Trick ist, die Ausrutscher nicht zur Gewohnheit werden zu lassen oder böse mit sich selbst zu sein. Diese kleinen Pannen sollten Ausnahmen bleiben und nicht zur Regel werden. Dass Sie zu viel gegessen haben, wissen Sie, wenn Sie sich voll und aufgebläht und ohne Energie fühlen. Das Schöne am Teilen, Aufheben oder Liegenlassen von Essen ist, dass Sie genießen können, was Sie wollen, und sich trotzdem leicht und voller Energie fühlen und nicht müde und schwer.

Achten Sie darauf, wie Sie sich am nächsten Tag fühlen, wenn Sie zügellos zu viel gegessen haben. Fühlen Sie sich aufgebläht und schwerfällig, sind Ihre Fußgelenke geschwollen und können Sie Ihre Ringe nur schwer auf Ihre Finger stecken, dann haben Sie es übertrieben. Fühlen Sie sich leicht und voller Energie, wissen Sie, dass Sie alles richtig gemacht haben. Erinnern Sie sich an dieses wunderbare Gefühl. Es lohnt sich, eine kluge Auswahl zu treffen, um dieses Gefühl öfter zu haben. Und dafür müssen Sie Folgendes tun: ♥*Kündigen Sie Ihre Mitgliedschaft im »Club der leeren Teller«*♥, und zwar sofort.

Regel 6: Rezepte

Ansprechendes, reichhaltiges Essen führt einen schnell in Versuchung, zu viel zu essen. Beugen sie vor, indem Sie es nur in kleinen Portionen zubereiten. Die folgenden üppigen Rezepte enthalten moderate Portionen, doch Sie können trotzdem noch etwas davon abgeben, aufheben oder einfach übrig lassen.

Klassisches Zucchini-Soufflé

Diese leckeren kleinen Soufflés eignen sich hervorragend für Gäste. Die Zubereitung in einzelnen Souffléförmchen hilft beim Kontrollieren der Portionen – dieses Gericht ist üppig! Die Portionen sind klein, aber Sie können trotzdem ein, zwei Bissen liegen lassen. Servieren Sie dazu einen schönen Salat, dann werden Sie von dem rohen Gemüse satt.

▶ Ergibt 6 Portionen

4 Tassen geraspelte Zucchini
1 ¼ TL Salz
1 EL zerlassene Butter
4 Eier
1 TL frischer Thymian, gehackt
1/8 TL gemahlener schwarzer Pfeffer
1 Prise getrocknete rote Chiliflocken
1 Tasse geriebener Emmentaler

1 EL geriebener Parmesan
¼ Tasse Mehl, gemischt mit ¼ TL Backpulver

1. Zucchini und Salz mischen und in einem Abtropfsieb ins Spülbecken stellen. Eine Stunde ziehen lassen, dann die Flüssigkeit aus den Zucchini drücken und die Zucchini beiseitestellen.
2. Backofen auf 180° C vorheizen. Eine Muffinform für 6 Muffins oder 6 kleine Souffléförmchen mit der Butter mithilfe eines Küchenpinsels einfetten (zerlassen ist sie sparsamer anwendbar).
3. Eier in einer großen Schüssel mit Thymian, Pfeffer und Chiliflocken kräftig schlagen. Zucchini, Emmentaler, Parmesan und das mit Backpulver vermischte Mehl unterrühren, bis alles gut durchmischt ist. In die gefettete Muffinform oder Souffléförmchen füllen.
4. Unbedeckt backen, bis die Mischung gestockt und die Oberfläche goldbraun ist – etwa 20 Minuten. Das Soufflé ist gar, wenn ein in die Mitte hineingestochenes Messer sauber bleibt.

Muffins für fröhliche Herzen

Diese weichen Chocolate-Chip-Muffins mit wenig Fett und ohne Milch und Weizen habe ich für Mariska Hargitay kreiert, der Gründerin der Stiftung Joyful Heart Foundation zur Unterstützung von Opfern sexuellen Missbrauchs und häuslicher Gewalt.

▶ Ergibt 8 Portionen

Butter zum Einfetten der Form
1 Tasse ungesüßtes Apfelmus
½ Tasse Rohrohrzucker
1 TL Vanille
1 TL Mandelextrakt
1 TL Rapsöl
¾ Tasse Hafermehl (zur Herstellung von Hafermehl
    Haferflocken in einem Mixer puderfein mahlen)
1/3 Tasse Kakao
2 TL Backpulver
½ TL Backnatron
½ TL Salz
1 Prise Zimt
½ Tasse Zartbitter-Schokotropfen oder gehackte
    Zartbitterschokolade

1. Backofen auf 180° C vorheizen. Ein Muffinblech gut einfetten. Wenn Sie nur ein Blech für 12 Muffins besitzen,
   benutzen Sie nur 8 der Mulden.
2. In einer kleinen Schüssel Apfelmus, Zucker, Vanille, Man-
   delaroma und Rapsöl gut mischen und beiseitestellen, damit die Zuckerkristalle sich auflösen können.
3. Hafermehl, Kakao, Backpulver, Backnatron, Salz und
   Zimt in eine große Schüssel sieben. Wenn Sie sich die Zeit
   für das Sieben sparen wollen, alle Zutaten gut mit dem
   Schneebesen verrühren, um sie zu belüften.

4. Die Apfelmusmischung zu der Mehlmischung geben und gut verrühren. Schokoladenchips untermischen.

5. Mit einem Eiscremeportionierer oder einem großen Löffel den Teig abstechen und auf 8 Muffinmulden aufteilen. 20 Minuten backen oder so lange, bis die Oberfläche sich fest anfühlt.

6. Auf einem Kuchengitter vollständig auskühlen lassen, dann die Muffins mit einem Löffel aus den Mulden heben.

7. Kontrollieren Sie sich, bevor Sie sich selbst schädigen

Was ich Ihnen in diesem Kapitel erzählen werde, hat mein Leben verändert. Jede Regel in diesem Buch ist wichtig, aber Regel 7 hat für mich persönlich eine ganz große Bedeutung. Wenn Essanfälle für Sie ein Problem sind, dann könnte dieses Kapitel auch Ihr Leben grundlegend verändern. Denn es geht darin um Esssucht, das ich Selbstschädigung nenne und eine Essstörung ist, bei der anfallsartig viel und wahllos gegessen wird, etwas, was ich früher tat, aber *nie* wieder tun werde. *Und ich meine nie wieder.*

Ich werde hier nicht über Prominente sprechen, denn wenn jemand unter Essattacken leidet, geht das niemand etwas an. Bei einem so sensiblen Thema möchte ich nur über mich reden. Hier ist also Regel sieben:

♥*Kontrollieren Sie sich, bevor Sie sich selbst schädigen.*♥

In anderen Worten: Stoppen sie sich selbst, bevor Sie die Kontrolle über Ihre Nahrungsmittelaufnahme verlieren. Aber das ist natürlich leichter gesagt als getan, also lassen Sie uns über die Esssucht sprechen.

Essanfall gegen Überessen

Anfallartig ungewöhnlich viel zu essen ist etwas anderes als sich zu überessen. Jeder isst ab und zu einmal viel zu viel. Das gehört zum Leben. Bei besonderen Gelegenheiten, an Tagen, an denen man einen besonderen Hunger verspürt, oder kurz vor der Periode passiert das schon einmal. Sie haben Ferien, sind auf einer Party oder hatten keine Gelegenheit zum Mittagessen. Aus welchem Grund auch immer, manchmal isst man mehr als sonst. Manchmal isst man sogar mehr, als man eigentlich essen möchte.

Aber sich anfallsartig vollzuschlagen, bis weitere ungute Gefühle einsetzen, ist extremer. Man verliert dabei die Kontrolle über sein Essverhalten. Das Essen übernimmt die Herrschaft, und man isst *sehr viel* mehr, als man essen sollte, und man weiß es. Aber man fühlt sich ohnmächtig, das suchtartige Heißhungergefühl erfährt man als unkontrollierbar, und manchmal hat man das Gefühl, so sehr davon beherrscht zu sein, dass man glaubt, es gäbe kein zurück. Das Essen hat Vorrang vor allem anderen, bis der Anfall vorbei ist. Dann wird man überwältigt von Schuldgefühlen, Hilflosigkeit, Wut und Scham. Also tut man es wieder, man ist gefangen in dem Teufelskreis von Essanfall, Schuldgefühl, Reue und erneutem Essanfall. Wenn es Ihnen jemals so erging, wissen Sie genau, wovon ich rede.

Ich habe früher unter Heißhungeranfällen gelitten. Ich habe mich nie übergeben, ich war kein Bulimikerin. Sollten Sie unter Bulimie leiden, suchen Sie bitte professionelle Hilfe, denn Bulimie ist sehr schwer aus eigener Kraft zu überwinden. In meinem Fall waren die Essattacken eher eine schlechte Essgewohnheit.

Wenn man Single ist und in Manhattan wohnt wie ich, ist es besonders schwierig, Essattacken zu vermeiden. Ich kann Ihnen gar nicht sagen wie oft ich spät abends nach Hause kam, nachdem ich mit Freunden ausgegangen war. Oft ließ ich das Abendessen aus, weil ich ein paar Gläser getrunken hatte oder wir von einem Lokal ins andere gezogen waren und ich keine Zeit hatte zu essen, oder ich konnte es mir finanziell nicht leisten, im Restaurant zu essen. Ich dachte nicht an die Folgen, bis ich nach Hause ging und am Verhungern war.

In dem Moment, wenn ich an einem kleinen Restaurant oder einem Deli vorbeikam, und ich nicht wusste, was ich wollte, nahm ich alles. Ich erinnere mich, dass ich einmal eine Tüte Kartoffelchips, einen 500-Gramm-Becher Eiscreme und einen dieser Muffins von der Größe eines kleinen Hauses kaufte. Zu Hause aß ich alles ohne Pause zu machen auf.

Am nächsten Tag hatte ich einen Kater vom Essen. Ich hatte Kopfschmerzen, meine Augen waren geschwollen, und der Rest von mir auch. Kennen Sie dieses Gefühl? Man fühlt sich wie ein Tier. Man schwört sich, nie wieder zu essen. Das ist mir so oft passiert, dass es sich anfühlt, als sei es eine Million Male gewesen. Ich übertreibe natürlich, aber Sie wissen, was ich meine. Man isst ein Stück Pizza, und plötzlich reicht das nicht, man isst die Pizza auf, und dann braucht man noch Eiscreme, Kekse und alles andere, was man gerade finden kann. Essen ist das Einzige, woran man denkt. Manchmal beginnt so ein Essanfall schon morgens und man denkt den ganzen Tag zwanghaft nur ans Essen. Und dann möchte man den Tag noch einmal von vorn beginnen können, aber das kann man nicht. Nichts im Leben kann man noch einmal von vorn beginnen, was getan ist, ist getan. Nun, hier ist Ihre Chance, es gar nicht erst falsch zu machen.

Wie kommt es zum Essanfall?

Meiner Meinung nach haben diese Essanfälle mehrere Gründe. Zunächst einmal glaube ich, dass sich diese Anfälle von Heißhunger bei einigen aus einem Gefühl der Entbehrung heraus entwickeln. Man macht eine Diät, man verbietet sich das, was man wirklich essen möchte, man ernährt sich von minderwertigem Ersatz wie tiefgefrorenen Diätmahlzeiten und fettfreiem Junkfood, und irgendwann kann man es nicht mehr ertragen. Der Körper schreit nach etwas anderem, etwas Wirklichem, aber da man nicht weiß, was das ist, isst man alles Mögliche in dem verzweifelten Versuch, das Vermisste zu finden.

Ich bin keine Ernährungswissenschaftlerin, aber ich glaube, dass dieses Gefühl der Entbehrung eine physische Komponente haben kann. Wenn man sehr viel unnatürliches Essen zu sich nimmt anstelle des wirklichen, vollwertigen Essens, fehlen einem wahrscheinlich Hunderte größere und kleinere Nährstoffe (z. B. Antioxidantien, Fettsäuren, sekundäre Pflanzenstoffe usw.), vielleicht sogar einige Nährstoffe, die von der Wissenschaft noch gar nicht entdeckt wurden. Vollwertige Lebensmittel, davon bin ich überzeugt, enthalten mehr als die Teile, die man bisher entdeckt, synthetisch hergestellt und für die Mikrowelle aufbereitet hat. Unsere Körper sind nicht für ein derartig künstliches Essen gemacht. Wir brauchen natürliche Lebensmittel (darum geht es in Regel 9). Wenn Sie zu lange zu wenig natürliche Lebensmittel und zu wenig Kalorien zu sich nehmen und sich andauernd Ihre Wünsche versagen, wächst das Gefühl des Verzichtenmüssens immer weiter an und zack! – schon sind Sie in der Verfassung für einen Anfall von Heißhunger.

Deswegen glaube ich an das Konzept, das zu essen, was man gerne isst, und natürliche Nahrungsmittel zu wählen, damit der Körper weiß, was er bekommt, und sich zufrieden fühlt.

Doch die Ursachen für die Essattacken gehen höchstwahrscheinlich über das Physische hinaus. Geist und Körper sind untrennbar miteinander verbunden, und auch emotionale Versagungen können zu physischen Reaktionen führen. Ich glaube, dass die emotionale Komponente der Essanfälle tief verwurzelt ist in einer dysfunktionalen Beziehung zum Essen. Niemand ist jemals wirklich hungrig genug, um so viel zu essen, wie es Menschen während eines Essanfalls tun. Es ist eher, als wäre ein Schalter umgelegt worden, man isst wie ein Motor. Offensichtlich geht etwas anderes in einem vor, wenn das Hirn auf diese Art abschaltet. Bei einer Hass-Liebe-Beziehung zum Essen, die auf Angst und Obsession beruht, könnten diese Essanfälle die unglückliche Verwirklichung dieser dysfunktionalen Beziehung darstellen.

Bevor ich Ihnen von meiner eigenen Erfahrung erzähle, möchte ich betonen, dass ich damit natürlich keinerlei Verantwortung für andere übernehme. Wenn Sie unter einer Essstörung leiden, kann es sein, dass Sie diese nicht aus eigener Kraft beseitigen können. Das heißt keinesfalls, dass irgendetwas mit Ihnen nicht stimmt. Sie sind nicht schwach oder unfähig. Essstörungen können durch ernsthafte physische oder psychische Probleme verursacht sein, und es gibt Fachärzte, die Ihnen helfen können. Ich bin keine Medizinerin, wenn Sie also meinen, dass Sie Hilfe bei einer Essstörung brauchen, vor allem, wenn Sie unter Bulimie (Ess-Brech-Sucht) oder Magersucht (Anorexia nervosa) leiden oder glauben, mit Ihrem Problem nicht allein zurechtzukommen, dann suchen Sie bitte professionelle Hilfe. Schieben Sie diesen Schritt nicht auf, sprechen Sie mit einem Arzt über Ihre Probleme. Verschwenden Sie nicht noch mehr Zeit damit, Essen zu fürchten, zu hassen und sich mit dem Thema Essen zwanghaft zu beschäftigen.

Manchmal ist es aber auch möglich, das Problem selbst zu lösen, so wie es mir gelungen ist. Daher möchte ich Ihnen erzählen, wie ich es gemacht habe. Ich möchte Ihnen einen Weg zeigen, wie Sie selbst herausfinden können, Ihre Beziehung zum Essen zu normalisieren, damit Sie nie wieder einen Tag mit negativen Gedanken über Essen verschwenden müssen. Sie sollen Essen genießen können und nicht daran angekettet sein wie eine Gefangene. Das zu erreichen ist möglich. Ich weiß es, denn ich habe es geschafft.

Bei mir waren die Essanfälle eng mit der Angst vorm Essen, Angst vorm Dickwerden, verbunden. Ich hatte Angst vor Pommes frites. Ich hatte Angst vor Keksen. Ich hatte Angst vor Steaks, Schokoriegeln und Eiscreme. Ich hatte sogar Angst vor Avocado. Ich bestellte Sushi ohne Avocado, um deren Fett zu vermeiden. Ich hatte Angst davor, Avocados zu essen. Irgendwie hatte ich mich selbst davon überzeugt, dass schon ein Bissen Avocado mich dick machen würde, also mied ich Avocados wie die Pest. Heute erscheint mir dieses Verhalten lächerlich, aber ich erinnere mich, dass ich diese Gefühle hatte, und um diese Zeit war das meine Wirklichkeit.

Gleichzeitig war ich jedoch besessen von Essen. Ich benutzte es als Trost und um starke Emotionen zu dämpfen. Ich habe lange gebraucht, um zu erkennen, dass Essen weder mein Freund noch mein Feind war.

Heute esse ich Avocados. Ich esse Steaks, Eiscreme und sogar Pommes frites. Ich habe keine Angst mehr vorm Essen, und meine Beziehung zu Nahrungsmitteln – zu allen Arten – hat sich normalisiert. Natürlich schlanke Menschen haben keine Angst vor Pommes frites. Warum also hatte ich diese Angst? Als ich das herausfand, hörten meine Essanfälle auf.

Widerstehen Sie den Fressanfällen

Es ist einfach, »Hören Sie auf« zu sagen, aber ich weiß, dass es unendlich schwer ist, wirklich damit aufzuhören, wenn Sie ein emotionaler Esser sind. Sie müssen sich trotzdem entscheiden, diese Art von »Essen« zu beenden. Sie müssen mit dieser Essgewohnheit brechen. Sehen wir uns einige der guten Gründe an, warum Sie ein für alle Mal mit der Esssucht aufhören sollten.

Betrachten wir es zunächst ganz pragmatisch. Die Rechnung ist ganz einfach. Wenn Sie die Kalorien, die Sie an einem Tag, an dem Sie normale Portionen von dem, was Sie wollen, essen, zu sich nehmen, den Kalorien gegenüberstellen, die Sie an einem Tag der Selbstkasteiung mit anschließendem Essanfall, gegenüberstellen, werden Sie sehen, dass Ihnen der Tag mit der Essattacke sehr viel mehr Kalorien beschert hat. Wenn Sie die *meiste* Zeit essen, was Sie möchten, und nur ab und zu einem Heißhungeranfall erliegen, ist das schon besser, aber immer noch zu viel. Essen Sie jedoch immer, was Sie möchten, gibt es keinen Grund mehr für Essanfälle. Also machen Sie Schluss damit! Tun Sie es nicht mehr. Insgesamt gesehen nehmen Sie immer noch weniger Kalorien zu sich.

Einmal einer Heißhungerattacke nachzugeben macht Sie noch nicht dick, doch wenn es zur Gewohnheit wird, macht es ganz bestimmt dick. Ich sage gern, dass kein einziges Nahrungsmittel verboten ist. Doch Essanfälle *sollten verboten sein.*

Ich möchte, dass Sie auf sich selbst achten, und Essorgien zu frönen dient nicht dazu.

Ich bin jemand, der gern ab und zu richtig schlemmt, und ich will Ihnen keinesfalls sagen, dass Sie das nie wieder tun sollen. Aber Schwelgen ist etwas ganz anderes als viel und wahlloses Hineinstopfen. Wenn Sie sich das gönnen, was Sie besonders mögen, haben Sie Essattacken nicht mehr nötig. Sie werden nicht mehr von verzweifeltem Verlangen nach Essen gepackt werden, denn Sie bekommen regelmäßig, was Sie wollen und brauchen.

Hören Sie auf mich. Essen ist keine böse Macht, die es auf Sie abgesehen hat, um Sie dick zu machen. Essen ist weder Ihr Freund noch Ihr Feind. Es ist auch nicht Ihre beste Freundin, die immer für Sie da ist, wenn Sie völlig erschöpft sind oder sich deprimiert fühlen. Essen liebt Sie nicht und hasst Sie nicht. Es ist Essen. Ich weiß, das klingt selbstver-

Natürlich schlanke Gedanken

Es gibt einige Nahrungsmittel, die auf ganz natürliche Weise entwässernd wirken, wenn Sie sich nach einer Essattacke unangenehm voll fühlen – gegen das Vollegefühl helfen:

- Melonen (vor allem Cantalupe)
- Spargel
- Gurken
- Apfelessig
- Sellerie

ständlich, aber manchmal helfen diese Worte Ihnen vielleicht, daran zu denken, und dies wiederum hilft Ihnen bei
Regel sieben: ♥*Kontrollieren Sie sich, bevor Sie sich selbst schädigen.*♥

Damit will ich nicht behaupten, dass Essen keine emotionale
Komponente hat. Viele Menschen essen, um sich zu beruhigen oder zu trösten, und diese Tatsache zu leugnen, kann
wiederum einen Essanfall hervorrufen. Stattdessen wäre es
besser zuzugeben, dass man manchmal aus emotionalen
Gründen isst; dann kann man das bewusst tun, ohne gleich
viel und wahllos in sich hineinzustopfen. Emotionales Essen
ist nicht das Gleiche wie Heißhunger befriedigen, aber es
kann dazu führen, wenn Sie den Emotionen die Kontrolle
über Ihre Nahrungsaufnahme überlassen. Wenn Sie sich
entscheiden, aus emotionalen Gründen zu essen, dann tun
Sie dies bitte planvoll. Entscheiden Sie, was Sie essen wollen,
legen Sie die Portion fest und halten Sie sich an Ihren Plan.
Und dann genießen Sie dieses Essen. Lassen Sie sich davon
trösten, aber vergessen Sie nicht, dass es nur Essen ist. Wenn
Ihnen klar ist, dass Pommes frites nichts Feindliches, sondern nur Essen sind, haben Sie den ersten Schritt dazu getan, in einer solchen Situation nicht allzu viel zu essen und
dann mit Ihrem Leben fortzufahren. Mein altes Ich aß früher Pommes frites und fühlte sich dabei so schuldig, dass ich
ganz schnell alle aufaß, fast in Panik. Heute passiert mir das
nie mehr. Ich weiß immer, dass ich aufhören kann, und ich
weiß immer, dass es noch viele Gelegenheiten geben wird,

bei denen ich Pommes frites essen kann. Ich konnte meine schlechte Essgewohnheit ablegen, als ich erkannte, dass es völlig in Ordnung ist zu essen, dass es aber überhaupt nicht in Ordnung ist, wenn ich mir mit Essen selbst schade.

Esssucht führt dazu, dass man sich vor sich selbst ekelt, Angst vor dem nächsten Anfall bekommt und sich aufgebläht und unwohl fühlt. Eine positive Kehrseite gibt es nicht. Die Vorstellung, dass man einen Essanfall am Tag darauf durch Fasten wiedergutmachen kann, ist irrig und lächerlich. Es dauert Tage, die Folgen eines solchen Anfalls zu korrigieren, Esssucht schädigt Ihren Körper und ist eine starke seelische und emotionale Belastung. Nehmen Sie stattdessen wahr, was passiert, leben Sie im Moment. Wenn Sie etwas Dickmachendes gegessen haben, na gut. Das passiert. Sie sind trotzdem noch ein guter Mensch. Denken Sie vorwärts und nehmen Sie Ihren gesunden Lebensstil wieder auf, anstatt über Ihrer Entgleisung zu brüten und in Verzweiflung zu verfallen, die Sie nur wieder zum nächsten Essanfall treibt.

Denken Sie daran, dass das Leben aus vielen miteinander verbundenen Stunden und Tagen besteht. Manchmal essen Sie mehr, manchmal weniger. So ist es eben. Aber jedes Mal, wenn Sie sich entscheiden, etwas zu essen, haben Sie eine neue Chance, eine gute Investition zu tätigen. Vergeuden Sie nicht Ihre Stunden und Tage mit Schuldgefühlen und Essanfällen. Nehmen Sie sich nicht vor, »morgen alles gutzumachen«. Seien Sie *jetzt* gut zu sich und seien Sie es immer. Sie müssen nicht in einem Tal der Verzweiflung leben, und

Natürlich schlanke Gedanken

Ich praktiziere Yoga, und dabei gibt es ein Prinzip, das *Ahimsa* heißt und Gewaltlosigkeit bedeutet. Über den offensichtlichen Sinn hinaus, andere nicht zu verletzen, wird das Prinzip auch auf das angewendet, was man sich selbst antut. Binge Eating verletzt Sie, also praktizieren Sie *Ahimsa* und seien Sie gut zu sich selbst, indem Sie Essattacken für immer aufgeben.

Sie brauchen sich nicht selbst zu bestrafen. Das meine ich sehr ernst. *Keine Essanfälle mehr.*

Auf der anderen Seite herauskommen

Es ist ein großartiges Gefühl, wenn Sie es schaffen Essattacken zu widerstehen. Man ist einfach glücklich, wenn man in einer Situation war, wo man fast einen Anfall bekommen hätte, dem Impuls jedoch nicht nachgegeben hat. Wenn Sie etwas Gutes probieren und dann mit dem Essen aufhören können, wenn Sie sich entscheiden, in einem bestimmten Moment nicht zu essen, weil Sie einen Anfall befürchten, oder wenn Sie lernen, sich zuerst an etwas Gesundem satt zu essen und dann ruhig und zufrieden etwas zu genießen, was früher einen Essanfall ausgelöst hätte, dann werden Sie wissen, dass Sie einen riesigen Schritt in die richtige Richtung gemacht haben.

Folgen Sie mir in diesen glücklichen Zustand. Ich habe keine Angst mehr vor Avocados und bin auch nicht süchtig nach ihnen. Avocados machen mir genauso wenig Angst wie alle anderen Nahrungsmittel. Wenn ich heute Leute sehe, die ihr Essen einteilen nach dem, was sie essen können, und dem, was sie nicht essen dürfen (zum Beispiel Eiscreme oder Salatdressing), erscheint mit das sonderbar. Ich habe die Kontrolle über Avocados, weil ich die Kontrolle über mich habe und weil es kein Essen gibt, das für mich verboten ist. Daher habe ich keine Angst mehr. Ich nehme nur ein paar Bissen, weil ich weiß, dass ich das Gleiche wieder und wieder essen kann. Ich weiß, dass es nicht verboten ist, dass ich es essen darf.

Sicher, es gibt Tage, da esse ich morgens wie ein wildes Tier und habe mittags schon die Kalorien zu mir genommen, die ich sonst an einem ganzen Tag esse. Natürlich bin ich darüber nicht gerade erfreut. Aber ich sehe es dann als Herausforderung an, meinen Körper danach zu entspannen und sich wieder aufladen zu lassen, ohne ihn weiter zu überlasten. Ich habe eine Menge gegessen, weil ich an diesem Tag das Gefühl hatte, es zu brauchen. Meist geht es mir am nächsten Tag völlig anders – ich wache auf und habe bis mittags überhaupt keinen Hunger.

In Stresszeiten, auf langen Reisen, bei Wetterumschwüngen, Veränderungen am Arbeitsplatz und anderen Situationen werden Sie jeweils andere Essensbedürfnisse haben. Aber daran ist nichts Schlimmes. Sie sind nicht jeden Tag dieselbe Person – das ist niemand. Hören Sie auf Ihren Körper. Zuhören gehört zu jeder guten Partnerschaft. Die beste Art mit Veränderungen umzugehen ist, sie anzunehmen, so gut wie möglich mit ihnen umzugehen und weiterzumachen. Wenn es für Sie wichtig ist, sich einer Sache obsessiv zu widmen (ich weiß, dass dies für mich wichtig ist), dann stürzen Sie sich in andere Beschäftigungen – putzen Sie meinetwegen Ihre Wohnung, verwenden Sie Zeit und Energie auf ein besonders tolles Outfit, surfen Sie, schmücken Sie sich mit auserlesenen Accessoires, machen Sie Langstreckenläufe, schreiben Sie endlich die Geschichte Ihres Lebens auf oder tun Sie, wozu auch immer Sie Lust haben.

Wenn Sie jedoch aufgrund der Lektüre dieses Buches nur eine einzige Veränderung in Ihrem Leben vornehmen, wenn

Sie nur etwas daraus für sich mitnehmen, dann entscheiden Sie sich bitte für Folgendes: *Halten Sie Essanfällen stand!* Ich weiß aus eigener Erfahrung, dass dies nicht nur möglich ist, sondern dass es das ganze Leben verändert.

Auf dem Weg zum inneren Frieden

Wenn es für Sie nötig ist, ist jetzt die Zeit, Ihren eigenen Frieden mit dem Thema Essen zu machen. Die Reise zu einer gesunden Beziehung zum Essen kann heute beginnen, aber sie wird nicht heute enden. Seien Sie nett zu sich selbst, und wenn Ihnen ein Ausrutscher passiert und Sie doch einmal einem Essanfall nachgegeben haben, dann verzeihen Sie sich, damit es nicht noch schlimmer wird. Treten Sie einen Schritt zurück und überlegen Sie in Ruhe, wohin Sie gehen wollen und welche Rolle das Essen in Ihrem Leben spielen soll. Dann kehren Sie auf diesen Weg zurück. Wenn Sie sich durch einen Essanfall geschadet haben, brauchen Sie jetzt mehr liebevolle Pflege, nicht weniger. Behandeln Sie sich selbst *besser* als gewöhnlich, nicht schlechter. Keine Bestrafung!

Und wenn Sie einen Rückfall hatten, viel zu viel gegessen haben und sich nun schrecklich fühlen, probieren Sie die folgenden Rezepte. Sie können Ihnen helfen, sich von einem Essanfall zu erholen. Sie sind reinigend, beruhigend und erzeugen ein Wohlgefühl. Ich nenne sie »Erholungs«-Rezepte.

Regel 7: Erholungsrezepte

Wenn Sie zu viel gegessen haben und sich aufgebläht und einfach furchtbar fühlen, quälen Sie sich nicht auch noch selbst mit Schuldgefühlen, sondern konzentrieren Sie sich stattdessen auf Ihre Heilung. Seien Sie nett zu sich und essen Sie sanfte, reinigende, leicht verdauliche Sachen, die auf natürliche Weise überschüssiges Wasser aus Ihrem Körper schwemmen und dazu führen, dass Sie sich wieder besser fühlen. Diese Rezepte sind auch geeignet, wenn Ihnen einfach nur nach leichter Kost ist, obwohl sie keinen Essanfall hinter sich haben.

Pürierte Zucchini-Suppe

Diese sanfte, reinigende, herzhafte und köstliche Suppe verschafft Ihnen ein sofortiges Wohlgefühl.

▶ Ergibt 6 bis 8 Portionen

1 mittelgroße rote Zwiebel, gehackt

1 EL Olivenöl

1,5 l Hühner- oder Fleischbrühe

6 mittelgroße Zucchini, gehackt

Salz und Pfeffer nach Geschmack

300 g pürierter Butternut

240 ml Sojamilch

Saft von ½ Zitrone

1. Zwiebel in einem großen Topf in wenig Olivenöl dünsten, bis sie leicht weich ist. Brühe, Zucchini, Salz und Pfeffer hinzufügen und köcheln lassen, bis die Zucchini weich sind.
2. Zwiebel-Zucchini-Mischung im Mixer pürieren, Kürbispüree hinzufügen. Hitze ausschalten, Sojamilch und Zitronensaft hinzufügen und nach Geschmack salzen und pfeffern.

Kühler Gurkensalat

Gurken sind ein natürliches Entwässerungsmittel, und dieser frische Salat ist perfekt für heiße, feuchte Tage, wenn man sich nicht nur aufgebläht fühlt, sondern verschwitzt und unwohl.

▶ Ergibt 1 Portion

1 mittelgroße Gurke
80 ml Apfelessig
1 EL gehackter frischer Dill, plus einige Zweige zur
    Garnitur
1 TL Honig
1 TL Zitronensaft
Salz und Pfeffer nach Geschmack

1. Gurke schälen und in dünne Scheiben schneiden. Gurkenscheiben in einer Schüssel beiseitestellen.
2. In einer anderen Schüssel Essig, Dill, Honig und Zitronensaft verschlagen. Dressing über die Gurken gießen

171

und mischen, bis diese bedeckt sind. Mit etwas Salz und Pfeffer würzen.

3. Mit Deckel oder Haushaltsfolie zudecken und mindestens 30 Minuten lang in den Kühlschrank stellen, damit die Mischung kühlt und die Geschmacksnoten aufnimmt. Diesen Salat kalt genießen. Mit ein paar Extrazweigen frischen Dills garnieren.

8. Erkennen Sie sich selbst

Die Wichtigkeit von Regel 8 kann ich gar nicht genug betonen, denn bei den meisten Diäten wird genau dieser Faktor übersehen. Diejenigen, die die Diäten entwickelt haben, schreiben Ihnen nämlich vor, was Sie essen sollen. Sie sagen Ihnen, welchen Sport Sie treiben sollen und wie lange. Sie tun, als wüssten Sie genau, was für Sie nötig ist, damit Sie abnehmen.

Kennen die Leute Sie denn?

Natürlich tun sie das nicht. Vielleicht ist das einer der Gründe, warum Diäten so oft ihre Wirkung verfehlen. Mir ist es egal, wie berühmt die Person ist, die lauthals für die neueste Diät wirbt. Mir ist egal, wie viele Versprechen mir die Buchautoren auf den Umschlägen ihrer Diätbücher machen. Sie sind Sie, und nur *Sie* wissen, was Sie gerne essen, welchen Sport Sie gerne treiben und welches Leben Sie am liebsten führen.

Wie kann irgendjemand anders Sie besser kennen als Sie sich selbst? Wenn Sie natürlich schlank sein wollen, haben Sie die Pflicht, sich selbst zu kennen. Wenn Sie das Gefühl haben, sich selbst nicht sehr gut zu kennen oder zu verstehen, dann ist es Zeit, sich kennenzulernen. Achten Sie darauf, wie Sie sich fühlen und was Sie ohne nachzudenken

tun. Nehmen Sie bewusst wahr, welche Tendenzen und Gewohnheiten, welche Vorlieben und Abneigungen Sie haben. Es ist keine vergeudete Energie, sich selbst kennenzulernen. Im Gegenteil, es ist absolut notwendig. Solange Sie
sich selbst nicht kennen, können Sie auch niemand anders
wirklich kennen. Die Kernforderung von Regel 8 lautet also:

♥Erkennen Sie sich selbst.♥

Diese Regel folgt wie ein Schatten allen anderen Regeln und
bringt diese erst richtig zur Wirkung. Ohne Regel 8 werden
die anderen nur schlecht funktionieren, denn sich selbst zu
kennen, hilft dabei, die Regeln in das eigene Leben zu integrieren. Reden wir jetzt also über Sie.

Wer sind Sie?

Wer, glauben Sie, sind Sie? Sie sind bestimmt nicht Oprah Winfrey, Paris Hilton, Cameron Diaz oder Queen Latifah. Vielleicht sind Sie eher wie Beyoncé gebaut als wie Nicole Richie, oder Sie sehen mehr aus wie Jennifer Lopez als wie Calista Flockhart, aber Sie sind doch keine dieser Personen, und das ist gut so. Sie sind einmalig und Sie sind ganz *Sie selbst*. Sie sind nicht Ihre Schwester oder Ihre Mutter oder Ihre beste Freundin. Warum also vergleichen Sie sich andauernd mit diesen anderen Leuten?

Ich bin fest davon überzeugt, dass es niemandem nützt, sich mit anderen zu vergleichen. All die Zeit und Energie, die Sie damit verbringen, sich zu wünschen, dass Sie zum Beispiel wie Victoria Beckham oder Fergie aussehen, wäre viel besser damit verbracht, dass Sie sich selbst kennenlernen. Sie werden niemals jemand anders sein. Aber Sie können sich selbst immer weiterentwickeln, und Sie können immer besser werden. Sollten Sie also nicht eher darüber nachdenken, wie Sie das anstellen? Dies ist *Ihre* Reise mit *Ihrem* ganz speziellen Ziel, und kein Ziel von irgendjemand anders gleicht dem Ihren.

Sie haben einen einmaligen Terminkalender, und einmalig sind auch Ihre Persönlichkeit, Ihr Stoffwechsel, Ihr Körperbau, Ihr Lebensstil und viele andere Merkmale. Zeitschriften und Fernsehen vermitteln uns ein unrealistisches Körperbild, und das geht so weit, dass wir gar nicht mehr merken, was an uns selbst anziehend ist oder was bei uns selbst wirklich gut aussieht. Warum sollte das Idealgewicht von Jessica Simpson irgendetwas mit Ihrem Idealgewicht zu tun haben? Und übrigens, wenn man 20 Männer fragen würde, wen sie attraktiv finden, dann garantiere ich Ihnen, dass viele Beyoncé, Jennifer Lopez, Fergie, Kim Kardashian und Pamela Anderson attraktiver fänden als Nicole Richie, Lindsay Lohan, Calista Flockhart und Mary Kate Olsen. Auch diese sind sehr schöne Frauen, aber viele Männer mögen eben lieber Figuren mit weiblichen Kurven.

Aber Ihr Ziel ist ja nicht, den Wünschen der Männer zu entsprechen, nicht wahr? Ihre erste Priorität müssen Sie selbst sein. Erst wenn Sie sich darauf konzentrieren, wer Sie sind und was Sie brauchen, werden Sie auch in der Lage sein, eine gute Partnerin, Ehefrau, Mutter, Freundin und ein gutes Mitglied Ihrer sozialen Umgebung zu sein. All diese Rollen sind wichtig, aber sie bauen alle auf Ihrer ganz speziellen Persönlichkeit auf.

Sie können nicht Größe XS tragen, wenn Sie ein Meter achtzig groß sind. Wenn Sie von Natur aus Größe XS haben, dann ist das natürlich in Ordnung. Aber wenn nicht, dann vergessen Sie einen derartig absurden Wunsch. Warum sollten Sie das verändern wollen, was Sie eigentlich sind? Sie müssen mit dem arbeiten, was Sie haben, und Sie müssen herausfinden, wo Ihre ganz spezielle Schönheit liegt. Wahrscheinlich hat Ihre Schönheit nichts damit zu tun, ob Sie am Ende in der Lage sind, sich ein Paar Jeans in Größe XS oder S zu kaufen. Sie wird mehr mit Ihnen zu tun haben, damit, dass Sie das Beste aus sich machen, so gut aussehen, wie Sie können, und Ihr eigenes Spiel spielen.

Aber woher wissen Sie, welches Ihr Spiel ist? Sie müssen damit beginnen, Ihre Aufmerksamkeit auf *sich selbst* zu lenken. Zeit für sich selbst zu haben wird dann mehr als zum Luxus – es wird zur Notwendigkeit. Ich sage nicht, dass Sie keine Unterstützung bei Freundinnen suchen sollen, denn Freundinnen oder Freunde können Sie auffangen und stärken und können Sie motivieren, das Beste aus sich zu machen. Aber umgeben Sie sich mit positiven Einflüssen, die Sie Ihren Zielen näher bringen. Negative Menschen können Sie zurückwerfen. Um natürlich schlank zu sein, müssen Sie etwas egoistisch sein, aber von dem Ergebnis werden alle etwas haben, die Sie kennen und lieben.

Ihren Hunger kennen

Gerade Essen eignet sich gut, um Wissen über sich selbst zu sammeln. Eins der wichtigsten Dinge, die Sie über sich selbst lernen müssen, ist, was Hunger eigentlich für Sie bedeutet. Ich habe zum Beispiel ein Problem damit, wenn empfohlen wird, »alle drei Stunden zu essen« oder »fünfmal am Tag zu essen«, wie es oft in den Medien geschieht. Nicht jeder hat so oft Hunger, und auch wenn es manchmal so ist, ist es an anderen Tagen vielleicht anders. Warum sollte man essen, wenn man keinen Hunger hat? Wenn jeder Ihrer Tage anders ist, ist es dann nicht nur logisch, dass auch die Art zu essen sich von Tag zu Tag unterscheidet?

Oder vielleicht sind Sie eine Person, die essen muss, wenn sie gar keinen Hunger hat, weil sie sonst vergisst zu essen, bis sie völlig ausgehungert ist und ihr Essverhalten nicht mehr unter Kontrolle hat. Genau das meine ich mit der Regel ♥*Erkennen Sie sich selbst.*♥

Vielleicht müssen Sie zu bestimmten Zeiten essen, damit Sie auf dem richtigen Kurs bleiben.

Vielleicht ist es für Sie richtig, drei ordentliche Mahlzeiten am Tag und keine Zwischenmahlzeiten zu essen. Oder vielleicht brauchen Sie an einem Tag fünf Mahlzeiten und an einem anderen nur zwei. Das alles hängt ganz von Ihrer Persönlichkeit ab. Ich finde es zwecklos und absurd, Ihnen zu sagen, dass Sie nur auf eine bestimmte Art essen sollen. Ich weiß nicht, was Sie gern mögen und wie groß Ihr Hunger gerade jetzt ist. Ich weiß nicht, was Sie zum Frühstück gegessen haben oder was Sie abends essen werden, ob Sie ausgehen oder zu Hause kochen. Wie kann ich Ihnen also sagen, wann und wie Sie essen sollen?

Aber *Sie* wissen es. Sie müssen sich selbst kennen, damit Sie sich selbst sagen können, wann und wie es für Sie am besten ist zu essen.

Das alles passt mit dem Prinzip zusammen, dass Sie diejenige sind, die das Steuer führt – nicht das Essen und nicht irgendeine Diät. Alles dreht sich hier um Sie, und Sie sagen, wo es langgeht. Jeder Tag ist neu und anders, und das Leben ändert sich, aber Sie sind immer Sie, und niemand kennt Sie so gut wie Sie sich selbst.

Ich war schon immer eine sehr unabhängige Person, ich mag das Gefühl, die Kontrolle über mein Leben zu haben. Und ich kenne viele andere Frauen, denen es ebenso geht. Warum sind diese Frauen (mich selbst eingeschlossen, bis ich davon abkam) bereit, die Kontrolle über den sehr intimen, persönlichen und einflussreichen Akt des Essens aufzugeben? Sie sind wunderbare, erfolgreiche Karrierefrauen mit einem großartigen Freund oder Ehemann, einem schönen Zuhause, tollen Kindern oder Hobbys oder Leidenschaften oder was auch immer, aber wenn es Zeit zum Abendessen wird, geben sie ihre persönliche Macht an einen Cheeseburger und Pommes ab. Plötzlich hat eine Fernsehwerbung für Pizza das Sagen. Oder sie lassen eine Diät über Ihr Leben bestimmen und hungern, bis sie fast verrückt werden.

Doch Sie nicht, jedenfalls nicht mehr! Denn wenn Sie

Regel 8 befolgen, werden Sie sich bald gut genug kennen, um zu wissen, dass bestimmte Dinge bei Ihnen zur Katastrophe führen können, und Sie werden sie vermeiden. Andere Dinge lösen ein gutes Gefühl bei Ihnen aus, also werden Sie darauf achten, dass Sie diese besonders oft bekommen. Sie wissen, wie viel von etwas zu viel für Sie ist und wie viel genau die richtige Menge ist. Sie brauchen nicht in ein Buch zu schauen, das Ihnen sagt, Sie sollen 50 Gramm Nudeln und 150 Gramm Gemüse essen, wenn Sie lieber ein gegrilltes Lachssteak essen möchten, denn Sie *wissen*, was Sie lieber möchten.

Ihre Auslöser kennen

Es ist sehr wichtig, dass Sie herausfinden, was dazu führt, dass Sie zu viel essen und die Kontrolle verlieren. Welches sind Ihre Auslöser? Vor allem müssen Sie das unbedingt wissen, wenn Sie eine Tendenz zu Essanfällen haben. Manche Menschen sind bei Stress gefährdet, zu viel zu essen, und das besonders, wenn sie Süßigkeiten im Haus haben. Andere stürzen sich auf knusprige, salzige Sachen. Wenn Sie eine Schwäche für Pizza, Schokoriegel oder Chips haben, müssen Sie um diese Stimuli wissen. Vielleicht sollten Sie sie eine Weile ganz meiden, bis Sie Ihre Situation besser unter Kontrolle haben und das Steuer in der Hand haben. Oder vielleicht können Sie diese Reizstoffe in einem ganz anderen Licht sehen, nämlich als etwas, das Ihnen nicht mehr verboten ist. Wenn Sie sich diese Nahrungsmittel nicht mehr verbieten, fühlen Sie sich vielleicht nicht mehr gezwungen, zu viel davon zu essen.

Verstehen Sie, wie alles allein von Ihnen abhängt? Die eine kann vielleicht keine Schokolade im Haus haben, weil sie weiß, dass sie unter bestimmten Umständen nicht mehr kontrollieren kann, wie viel Schokolade sie isst. Eine andere kann problemlos Schokolade im Haus haben, weil bei ihr die einfache Erkenntnis, dass Schokolade durchaus erlaubt ist, ausreicht, um rechtzeitig mit dem Essen aufhören zu können. Zu welchem Typ gehören Sie?

Mahlzeiten auslassen kann für einige auch zum Auslöser

werden, für andere nicht. Ich stimme nicht mit denjenigen überein, die empfehlen, sich morgens schon fünf Sekunden nach dem Aufstehen vollzustopfen. Wenn ich aufwache und noch keinen Hunger habe, esse ich nicht gleich, oder ich esse nur eine Kleinigkeit. Ich warte, bis ich Hunger habe, um eine ganze Mahlzeit zu mir zu nehmen. Das können aber nicht alle. Für einige ist das Frühstück wichtig, auch wenn sie noch keinen Hunger haben, um ein späteres Zu-viel-Essen zu vermeiden. Zu welchem Typ gehören Sie?

Bedenken Sie aber, dass es irgendwann Ihrem Stoffwechsel nicht bekommt, wenn Sie zu häufig Mahlzeiten auslassen. Gewöhnlich ist es wichtig, in regelmäßigen Abständen gesundes Essen zu sich zu nehmen. Trotzdem können Sie auch mal ein Frühstück ausfallen lassen. Das wird Ihnen nicht schaden. Oder Sie werden wissen, dass Sie einen kleinen Snack essen sollten, bevor Ihr Hunger zu groß wird.

♥Erkennen Sie sich selbst.♥

Ihre eigenen Regeln schreiben

Vielleicht reicht es für Sie, wenn Sie sich darüber Gedanken machen, wer Sie sind, wo Ihre Stärken liegen, was Ihr Bauchgefühl Ihnen sagt und was Sie gerne essen. Vielleicht ist es für Sie aber auch besser, es aufzuschreiben. Ihre eigenen Regeln aufzuschreiben, wie und was Sie gerne essen, kann eine große Hilfe sein. Sie müssen sie aber auf jeden Fall als Ihre eigenen Vorlieben und Eigenschaften sehen und nicht als sich selbst auferlegte Gesetze, die Sie sich aufzwingen wollen.

Denken Sie über sich nach. Müssen Sie auf bestimmte ernährungsspezifische Besonderheiten achten wie eine Gluten- oder Laktoseintoleranz? Essen Sie kein Fleisch? Essen Sie koscher? Bevorzugen Sie Bio-Kost oder rohes Gemüse? Brauchen Sie Fleisch, um sich stark und gesund zu fühlen? Diese besonderen Voraussetzungen sind Teil Ihrer Regeln.

Außerdem können Ihre persönlichen Regeln mit Ihrem Tagesablauf zu tun haben. Wenn Sie sehr früh zur Arbeit gehen, frühstücken Sie vielleicht lieber etwas später, wenn Sie wacher sind und mehr Hunger haben. Aber vielleicht können Sie Ihren Tag flexibel gestalten, und es ist wichtig für Sie, nach dem Aufstehen bei einem schönen Frühstück zu entspannen. Vielleicht lassen Sie das Mittagessen aus, gehen aber abends immer essen, oder vielleicht essen Sie Ihre Hauptmahlzeit mittags und ziehen es vor, abends nur etwas Leichtes zu sich zu nehmen.

Bedenken Sie genau Ihre eigene Situation, auch wenn es Ihnen egoistisch vorkommt. Wer wollen Sie sein? Wie wollen Sie essen? Wie wollen Sie das Essen in Ihrem Leben unterbringen, und welches sind die besten Seiten Ihres Lebens, die gar nichts mit Essen zu tun haben?

Ich will Ihnen nicht raten, irgendetwas davon aufzuschreiben, aber wenn es Ihnen hilft, dann tun Sie es bitte. Manchmal klären sich durch das Aufschreiben die Gedanken, und das kann Ihrer Selbsterkenntnis förderlich sein. Ich lasse Ihnen hier etwas Platz und biete Ihnen ein paar Fragen zum Nachdenken an, aber wenn Sie die Liste verlängern möchten, dann tun Sie das. Ein Tagebuch der Selbsterkenntnis? Ich denke das ist eine großartige Idee.

Was ich am liebsten esse:

_____

_____

Was ich nicht gerne esse:

_____

_____

Was ich vom Frühstücken halte:

_____

_____

In folgenden Situationen kann ich mein Essverhalten nur
schwer kontrollieren:

_____

_____

Ich fühle mich, was das Thema Essen betrifft, in diesen Situationen richtig gut:

_____

_____

Ich kann meine Portionen nur schwer kontrollieren, wenn
ich diese Sachen esse:

_____

_____

Das halte ich vom Essen in Restaurants:

_____

_____

Meine Essensphilosophie würde ich folgendermaßen be-
schreiben:

_____

_____

Ich fühle mich stark und gesund, wenn ich diese Sachen
esse:

_____

_____

Esse ich eher andauernd kleine Mengen oder viel zu große
Mengen auf einmal? Im Moment tendiere ich eher zu:

_____

_____

Was ich wirklich gut kann:

_____

_____

Vor folgenden Nahrungsmitteln habe ich Angst:

_____

_____

Ich würde gern Folgendes bei meinem Essverhalten verändern:

_____

_____

Ich glaube, ich bin natürlich schlank, weil:

_____

_____

Ich denke auch über Folgendes nach:

_____

Vorbereitet sein

Wenn Sie darüber nachdenken, wer Sie sind und wie Sie essen, denken Sie auch daran, wie Sie sich am besten gegen die täglichen Herausforderungen, die mit Essen einhergehen, wappnen. Jeder weiß, dass man das Unerwartete besser bewältigt, wenn man sich in Gedanken schon einmal darauf vorbereitet hat. Aber wissen Sie auch, wie Sie das am besten machen? Die Diätbücher sind voller Hinweise, Tipps und Tricks – wie Müsliriegel in Ihrer Handtasche vorrätig haben oder was auch immer –, aber was passiert, wenn Sie Müsliriegel nicht mögen oder Sie dadurch solche Lust auf Süßes bekommen, dass Sie den ganzen Tag nicht mehr aufhören können, Süßigkeiten zu essen? Vorbereitet sein ist auf jeden Fall eine gute Idee, aber Sie müssen *♥sich selbst erkennen♥*, um genau zu wissen, wie Sie sich auf die Situationen vorbereiten, denen Sie sich in Ihrem Leben ausgesetzt sehen.

Wie alle Dinge im Leben, macht eine gute Vorbereitung auch unsere Essensauswahl effektiver und erfolgreicher. Ohne Plan und ohne Zelt zelten zu gehen ist nicht klug, und genauso wenig sollte man ohne entsprechenden Werkzeugkoffer einen neuen Ernährungsstil anfangen. Wenn Sie so essen wollen, dass Sie natürlich schlank werden, müssen Sie sich darauf vorbereiten und gleichzeitig *♥sich selbst erkennen♥*.

Lassen Sie es mich an einigen Beispielen erklären. Nehmen wir an, Sie arbeiten in einem Büro und sind ständig von Junkfood umgeben. Überall gibt es Fastfood-Restaurants, und die Kollegen fragen ständig »Soll ich dir etwas mitbringen?« Geraten Sie dadurch in Versuchung, wenn Sie Hunger haben, dann nehmen Sie sich am besten gesunde Snacks und selbst gemachte Lunch-Pakete mit ins Büro. Die paar Minuten, die es Sie vorher kostet, reichen vielleicht schon aus, um dem Junkfood widerstehen zu können.

Aber nehmen wir an, Sie wissen, dass Sie zu denjenigen gehören, die trotz eines gesunden Apfels und eines Putensandwiches in Ihrer Tasche sagen: »Oh, na gut, du hast mich überzeugt. Bring mir einen doppelten Cheeseburger und eine große Portion Pommes mit«, dann hat es für Sie keinen Sinn, gesunde Snacks einzupacken. Sie müssen den Einsatz erhöhen und entweder etwas mitbringen, was Sie noch lieber essen als die anderen Angebote, oder Sie müssen herausfinden, wo Sie gesundes Essen bestellen können. Wenn Sie ab und zu Fastfood brauchen, auch gut. Essen Sie dann einen kleinen Hamburger, eine kleine Portion Pommes frites und trinken Sie dazu Wasser. Oder lassen Sie die Pommes frites weg und trinken Sie einen kleinen Shake. Oder nehmen Sie den Burger mit Käse, vergessen Sie die Pommes oder den Shake und essen dazu einen Salat. Seien Sie klug und entscheiden Sie sich für das, was *Sie* wirklich am liebsten wollen. Denken Sie daran, ♥*Sie können alles essen, aber nicht alles auf einmal.*♥

Wenn Sie Ihr Essen vor allem am Imbissstand oder in Bäckereien kaufen, denken Sie daran, dass immer mehr dieser kleinen Läden auch Obst, Käse, Vollkornbrotsandwiches und andere gesunde Alternativen anbieten. Aber wenn Sie unbedingt einen Schokoriegel oder Chips brauchen, lesen Sie die Zutatenliste und entscheiden Sie sich für das kleinere Übel. Schokoriegel mit Nüssen oder Maischips mit wenig Fett sind eine klügere Investition als viele andere Dinge. Wenn in einer Zutatenliste mehr als fünf Zutaten stehen oder Ihnen diese nichts sagen, rate ich Ihnen, etwas anderes zu wählen. Und vergessen Sie nicht, Wasser zu trinken. Den Körper ausreichend mit Flüssigkeit zu versorgen, wenn Sie den ganzen Tag unterwegs sind, dämpft den Hunger, sodass Sie in Ruhe klügere Investitionen tätigen können.

Sie brauchen eine Strategie für all die Situationen, die normalerweise in *Ihrem* Leben auftauchen. Vielleicht arbeiten Sie zu Hause. Stehen Sie jedes Mal auf und plündern den Kühlschrank, wenn Sie mit Ihrer Arbeit nicht weiterkommen? Auch hier heißt es: ♥*Erkennen Sie sich selbst.*♥ Wahrscheinlich sollten Sie besser kein Junkfood im Haus haben. Sachen, die dick machen, können Sie einfrieren, dann können Sie sie nicht so schnell verputzen. Legen Sie die frischen, gesunden Sachen vorne in den Kühlschrank oder den Vorratsschrank. Haben Sie immer ein paar schnelle, einfache Rezepte parat, die Sie in nur fünf Minuten zubereiten können, oder heben Sie selbst zubereitetes Essen in Portionen abgepackt auf, damit Ihr gesundes Mittagessen schon bereitsteht und Sie keine Ausrede für belastende Investitionen haben.

Ich kann Ihnen keinen für Sie passenden Plan anbieten, denn ich weiß nicht, wie Ihre Tage aussehen und welchen Herausforderungen Sie ausgesetzt sind. Aber Sie können sich hinsetzen, darüber nachdenken, im Voraus planen und vorbereitet sein. Denken Sie darüber nach, was Sie in Ihrem normalen Leben zum Frühstück, zum Mittagessen, als Snack und zum Abendessen brauchen, und stellen Sie sicher, dass Sie haben, was Sie brauchen. Dies alles tun Sie für sich selbst – um natürlich schlank zu werden. Die paar Minuten der Vorbereitung zahlen sich hundertfach aus, wenn Sie in eine Situation geraten, wo Sie in Versuchung sind, eine schlechte Investition zu tätigen.

Ideen für die Zubereitung von Mahlzeiten im Voraus

Ich bereite für meine Kunden Mahlzeiten vor, daher weiß ich, dass es nur wenig Zeit kostet. Kaufen Sie Plastikbehälter und bereiten Sie Ihre Mahlzeiten entweder jeden Tag für den nächsten Tag oder – noch besser – an einem Tag gleich für mehrere Tage vor. Dazu kaufen Sie alles Nötige ein und widmen dann eine Stunde der Zubereitung von Mahlzeiten und Snacks für die nächsten paar Tage. Diese Stunde in eine gute Investition in etwas sehr Wertvolles: Ihre Gesundheit. Außerdem kann man auf diese Art gut Reste verwerten.

Ich gebe Ihnen ein paar Beispiele, wie Sie Mahlzeiten im Voraus zubereiten können:

- Bedecken Sie den Boden Ihrer Behälter mit verschiedenen Rohkostsalaten. Darauf kommt Ihr Lieblingsprotein – zum Beispiel Thunfisch aus der Dose, Hühnerfleisch vom vorherigen Abend, ein Rest Steak in Scheiben geschnitten oder gebratener Tofu. Dann bestreuen Sie das Ganze noch sparsam mit Käse oder Nüssen und kombinieren den Salat mit farbenfrohem Gemüse wie Tomaten oder Paprika. Füllen Sie einen kleinen Behälter mit einem fettarmen Dressing, das Sie erst vor dem Verzehr über den Salat träufeln. Dazu kommt noch eine Scheibe Vollkornbrot, ein wenig brauner Reis, Vollkornbrezeln oder etwas anderes Knuspriges und Stärkehaltiges. Voilà, schon haben Sie mehrere leichte, gesunde Mahlzeiten, die Sie mitnehmen oder zum sofortigen Verzehr zu Hause bereithalten können.

- Auch Suppe eignet sich gut, um sie im Voraus zuzubereiten und für den Bedarfsfall im Vorrat zu haben. Vor allem im Winter tut ein Teller selbst gemachter Suppe Wunder für Ihre Taille und Ihre Laune. Haben Sie abends mal etwas Zeit, braten Sie Zwiebeln, Mohrrüben und Sellerie an; fügen Sie Ihr Lieblingsgemüse mit Salz und Pfeffer hinzu und Hühnerbrühe. Pürieren Sie das Ganze, würzen Sie nach Geschmack und verteilen Sie dann die Suppe auf mehrere Behälter. So haben Sie immer einen Snack, der richtig satt macht. Oder Sie essen die Suppe als ersten Gang Ihres Mittagessens. Es gibt auch recht gute Suppen in Dosen, und sogar Tütensuppen können schmackhaft und kalorienarm sein. Lesen Sie aber vorher die Zutatenliste!

- Für einen gesunden Vormittags- oder Nachmittagssnack bewahren Sie im Kühlschrank kleine Becher Joghurt auf. Den essen Sie zusammen mit einem Müsli Ihrer Wahl oder Früchten und Nüssen, die Sie in kleinen Portionen in Plastikbehältern oder Tütchen bereithalten. Ein anderer schnell zubereiteter Snack: Eine Scheibe Vollkornbrot mit fertig gekauftem Hummus oder fettarmem Käse oder Erdnussbutter. Wenn Sie gesunde Snacks im Kühlschrank haben, die Sie wirklich mögen, dann werden Sie auch auf diese zurückgreifen.

- Edamame – grüne Sojabohnen – sind ein köstlicher und proteinreicher Snack.

- Der Gurkensalat, den Sie im Rezeptteil von Kapitel 7 finden, ist schnell zubereitet. Sie können ihn auch kurze Zeit aufbewahren für den Fall, dass Sie zwischen den Mahlzeiten Hunger bekommen.

- Wenn Ihnen mehr der Sinn nach Süßem steht, machen Sie kleine Behälter zurecht, in denen Sie Portionen von Schokolade und Mandeln vorbereitet haben (das gesunde Fett in den Mandeln hilft den Zucker in der Schokolade auszugleichen). Oder mischen Sie Hüttenkäse mit Honig, Vanilleextrakt und Schokoladenchips (oder machen Sie meinen falschen Käsekuchen nach dem Rezept in Kapitel 2). Den Hüttenkäse können Sie in mehreren Variationen zubereiten, zum Beispiel mit Mandelblättchen und Mandelextrakt. Füllen Sie mehrere kleine Portionen ab, damit Sie immer schnell etwas Süßes und Köstliches bereithaben.

Es gibt unendlich viele Möglichkeiten, Speisen im Voraus zuzubereiten, wichtig ist, dass die Snacks da sind, bevor Sie Hunger bekommen, und dass Sie Snacks herstellen, die Sie auch wirklich gerne essen. Machen Sie sich nicht vor, dass Sie nichts essen werden, wenn Sie kein Essen im Haus haben. Wenn Ihr Körper hungrig ist, findet er eine Möglichkeit zu essen. Ob Sie zur Arbeit gehen, zum Fitnesscenter, eine lange Autofahrt vor sich haben oder auf dem Weg zum Flughafen sind – seien Sie darauf vorbereitet, dass Sie Hunger bekommen. Wenn Sie Mahlzeiten und Snacks selbst zubereiten, schmecken diese besser und sind gesünder als industriell zubereitetes Junkfood. Zu großer Hunger führt oft dazu, dass man eine schlechte Wahl trifft.

Wenn Sie dieses Konzept erst einmal verstanden und sich daran gewöhnt haben, wird es Ihnen zur zweiten Natur werden. Sie werden sich sogar wundern, warum Sie das nicht längst so gemacht haben. Warum sollten Sie nicht wirklich gute Nahrung zu sich nehmen, die Sie selbst zubereitet haben? Warum sollten Sie nicht Essen bestellen, nach dem Sie sich wirklich gut fühlen anstatt träge und aufgebläht? Aber damit diese neuen Methoden zur selbstverständlichen Essgewohnheit werden, müssen Sie sie an sich selbst und an Ihr besonderes Leben anpassen. Und dabei leitet Sie das Wissen über sich selbst.

Regel 8: Rezepte

Diese Rezepte ergeben kleine, köstliche Snacks, die genau richtig sind, um Ihren Hunger zu vermindern, sodass Sie den Rest des Tages bessere Investitionen tätigen können. Ganz wichtig ist dieses Prinzip, wenn Sie zu einem gesellschaftlichen Ereignis gehen, wo es viele verführerische Sachen zu essen geben wird. Bereiten Sie diese Snacks im Voraus zu und halten Sie sie für den Bedarfsfall bereit. Sie werden sich besser, ruhiger und auf alle Eventualitäten vorbereitet fühlen, wenn Sie wissen, dass Sie selbst gemachtes Essen anstatt abgepacktes Junkfood im Kühlschrank haben. (Und Sie sparen noch dabei.)

Granatapfel-Smoothie

Dieser Smoothie ist einfach und schnell zubereitet und sehr erfrischend. Wenn Sie morgens nicht hungrig genug für ein Frühstück sind, probieren Sie diesen Smoothie.

▶ Ergibt 2 Portionen

1 Tasse Beeren
80 ml Granatapfelsaft
80 ml Wasser
½ Banane
1 Tasse Eis
Optional: Ahornsirup, Agavendicksaft oder
    Rohrohrzucker, wenn Sie es süßer mögen.

Alle Zutaten in einem Mixer pürieren, bis eine weiche Konsistenz entsteht. Guten Appetit!

Butternut-Püree

Dies ist mein Lieblingssnack für alle Tageszeiten. Ich bin kein großer Snack-Fan, aber dieses Püree in der Mitte des Tages ist einfach großartig. Am besten bereiten Sie es im Voraus zu und frieren es in Einzelportionen ein, damit Sie es immer schnell auftauen und aufwärmen können.

1 EL Olivenöl
1 Zwiebel, gehackt, Größe je nach Größe des Butternut
1 Butternut (Butternusskürbis)
Muskat, Salz und Pfeffer nach Geschmack

Butternutenden abschneiden, dann den Kürbis schälen, halbieren und die Kerne entfernen. Nun erst in Scheiben schneiden, dann würfeln. Gehackte Zwiebel weich dünsten, Butternutwürfel dazugeben, umrühren. Würzen mit Muskat, Pfeffer und Salz. Mit Wasser bedecken und kochen, bis der Kürbis weich ist. Portionsweise im Mixer pürieren und in einzelnen Behältern tiefgefrieren.

Nach dem Auftauen und Erhitzen nach Belieben noch ein Stückchen Butter und etwas Zimt hinzufügen.

9. Essen Sie natürlich

Wie Sie wahrscheinlich schon bemerkt haben werden, habe ich ein Problem mit industriell verarbeiteten Nahrungsmitteln. Ich bin überzeugt, dass die Fettleibigkeitsepidemie in den USA wie die dort weit verbreitete emotionale Abhängigkeit vom Essen auf den massenhaften Konsum von industriellen Fertiggerichten zurückzuführen sind; diese sind rasch und leicht zubereitet und schnell verzehrt, aber voller künstlicher Zutaten, die letztendlich nicht wirklich satt und zufrieden machen. Ich bin keine Wissenschaftlerin, aber ich habe oft gelesen und weiß aus eigener Erfahrung, dass chemische Zutaten in Nahrungsmitteln einen großen Einfluss auf unser physisches und emotionales Befinden haben können. Häufig werden diese Chemikalien als Auslöser für Stimmungsschwankungen, Über- und Unterzuckerung, Reizbarkeit und Depressionen genannt.

Damit kommen wir zu Regel 9, die mir sehr am Herzen liegt und meiner Meinung nach eine Möglichkeit darstellt, uns alle zurück aufs richtige Gleis zu bringen, um wieder auf die Art zu essen, für die unsere Körper bestimmt sind:

♥*Essen Sie natürlich.*♥

Anders ausgedrückt, *essen Sie natürliche Lebensmittel.*

Leider ist die Welt heute voller künstlicher Nahrungsmittel. Deren Produzenten werben fröhlich damit, dass diese uns schlank und gesund machen. Ich dagegen rate Ihnen: Wenn ein Nahrungsmittel in maschinell abgepackter Form vor Ihnen liegt, meiden Sie es besser. Natürlich gibt es Ausnahmen, aber wenn Sie erst einmal anfangen darauf zu achten, wie stark verarbeitet manche Dinge sind und wie sich deren Geschmack von dem natürlicher Lebensmittel unterscheidet, dann werden Sie bald verstehen, warum ich so viel Wert auf natürliches Essen lege. Werden Sie wählerisch in Bezug auf Ihr Essen, damit lernt Ihr Gaumen nach und nach, natürliches Essen zu erkennen und zu schätzen. Außerdem kosten Fertiggerichte auch mehr. Eine simple Tüte Reis ist zum Beispiel viel billiger als ein abgepacktes Reisgericht, wenn man die enthaltenen Portionen zugrunde legt.

Was ist natürlich?

Was ist natürliches Essen? Fragen Sie ein Dutzend Personen, und Sie werden wahrscheinlich ein Dutzend verschiedene Antworten hören. Ich sehe es so, dass es in unserer heutigen Gesellschaft eine Nahrungsmittelpalette gibt, die von vollkommen natürlich (man hat die Mohrrübe eben aus dem Gartenbeet gezogen) bis zu völlig künstlich (sie kennen noch nicht einmal die Hälfte der Zutaten auf der Zutatenliste des Energieriegels oder des Getränks, das angeblich eine ganze Mahlzeit ersetzen soll) reicht. Obst, Gemüse, Vollkornprodukte, Bio-Milchprodukte, Bio-Huhn und Fisch aus Wildfang sind natürliche Lebensmittel. Abgepackte Nahrungsmittel sind dagegen weniger natürlich.

Ich möchte, dass Sie sich den natürlichen Lebensmitteln zuwenden. Natürliches Essen ist nicht verpackt. Es hat kein Label und keine Zutatenliste. Es ist offenkundig, man erkennt es sofort: eine Banane, ein Huhn, ein frisch gebackener Laib Brot. Zu natürlichen Lebensmitteln gehören frische Gemüse und frisches Obst, Vollkornprodukte, Bio-Rind-, Bio-Hühner- oder Bio-Schweinefleisch und frischer Fisch. Leider ist es nicht immer so einfach. Ist Milch von einem fabrikähnlichen landwirtschaftlichen Großbetrieb und von hormongefütterten Kühen noch natürlich? Ist diese Milch besser als ein Karton Sojamilch? Und wie steht's mit einer Packung tiefgefrorenem Brokkoli, den man in der Mikrowelle erhitzt? Ist das schlechter als ein mit Mayonnaise getränkter Brokkoli-Schinken-Salat bei einem Büfett?

Welche Lebensmittel natürlich oder eine gute Investition sind, ist nicht immer leicht zu entscheiden, denn manchmal können auch industriell verarbeitete Nahrungsmittel eine gute Investition sein. Denn auch hier ist die Auswahl groß und eine bessere Version wählbar.

Es gibt auch viele Möglichkeiten, »natürlich zu essen«, ohne dabei gleich zwanghaft zu werden. Sie wollen ja gerade nicht mehr die ganze Zeit nur ans Essen denken müssen, daher möchte ich nicht, dass Sie sich allzu viele Sorgen darum machen, ob ein Lebensmittel natürlich ist. Diese Regel ist nicht dogmatisch gemeint, gehen Sie also locker damit um.

Wählen Sie zunächst einmal etwas aus, das seinem Naturzustand so nahe ist, wie es in Ihrer momentanen Umgebung eben geht. Ein Apfel ist besser als pasteurisierter Apfelsaft, aber Apfelsaft ist besser als ein »Apfelsaftgetränk«, das gar keine Äpfel enthält oder vielleicht nur 10 Prozent wirklichen Apfelsaft.

Ein frischer Salat voll mit biologisch angebautem Gemüse ist besser als aufgewärmtes, gemischtes Dosengemüse, aber eine Dose Bio-Gemüse ist besser als ein tiefgefrorenes Mikrowellen-Gemüse-Fertiggericht in einer salzigen Soße voller chemischer Konservierungsstoffe.

Wenn Sie also die Wahl haben, entscheiden Sie sich für das, was am natürlichsten ist, vorausgesetzt, es sieht für Sie ansprechend aus und ist das, was Sie möchten. Machen Sie's so gut, wie Sie können, das meine ich mit ♥*Essen Sie natürlich*♥.

Meiner Meinung nach ist ein wichtiger Grund dafür, natürlich zu essen, dass unser Körper natürliches Essen »versteht«. Der Körper weiß, wie er damit umgehen muss, wie er es verarbeitet und seinen Nutzen daraus zieht. Wenn Sie Ihren Körper den ganzen Tag lang nur mit Diätgetränken und zusammengemantschter Mikrowellen-Kost anfüllen, sind Sie wahrscheinlich nicht sehr gesund und fühlen sich nicht rundum wohl. Es mag abgedroschen klingen, aber es ist wahr: Der Mensch ist, was er isst. Und was Sie essen, beeinflusst auch Ihr Aussehen – den Zustand Ihrer Haare und Ihrer Haut und sogar Ihren Gesichtsausdruck.

Fast natürlich

Ich will nicht verschweigen, dass auch ich manchmal stark verarbeitete Produkte esse. Vielleicht bin ich auf Reisen und habe nur die Möglichkeit, mir an einem Imbissstand oder in einem Fastfood-Restaurant etwas zu essen zu besorgen. Ein paar der dort angebotenen Sachen mag ich sogar. Ab und zu gönne ich mir einen guten Gemüseburger, und diese Burger sind sehr stark verarbeitet, auch wenn sie in anderer Beziehung eine kluge Investition sein können. Manchmal muss man sich eben für das kleinere Übel entscheiden.

Manchmal wird Ihre einzige Wahl etwas industriell Verarbeitetes sein. Dann sollten Sie berücksichtigen, dass einige dieser Sachen besser sind als andere, wählen Sie also das kleinere Übel. Bei Fastfood zum Beispiel ist ein Gemüseburger besser als ein doppelter Cheeseburger mit Schinken. Ein Gemüseburger enthält weniger Fett, mehr Ballaststoffe und weniger Kalorien, und ich finde auch, dass er besser schmeckt. Ich fühle mich nach einem solchen Burger besser als nach einem riesigen, fetttriefenden Burger mit Fleisch. (Aber vergessen Sie nicht, wenn Sie fettige Burger mögen, dann sind diese nicht verboten – essen Sie möglichst nur ein paar Bissen. Und ein qualitativ hochwertiger Burger in einem hübschen Restaurant ist auch nicht das Gleiche wie ein Fastfood-Burger.) Möchten Sie einen Schokoriegel, wählen Sie einen mit wenig Fett oder viel Nüssen, anstatt einen ohne Protein und mit vielen anderen Zutaten, die Sie gar nicht kennen.

Ziehen Sie Vollkornknabbereien oder Cräcker mit Käse einer großen Tüte öliger Kartoffelchips vor.

Aber essen Sie immer, was Sie *wirklich mögen*. Bedenken Sie das *Differenzial*, den Unterschied, der es wert ist. Es geht um das Beste für *Sie*. Und hören Sie auf zu essen, wenn Sie genug haben. Benutzen Sie auch bei der Auswahl Ihres Essens Ihren gesunden Menschenverstand. Ein fetttriefender Gemüseburger in einem weißen, pappigen Brötchen? Keine gute Wahl! ♥*Seien Sie aufmerksam*♥, und Sie werden wissen, was für Sie am besten ist.

Seien Sie wählerisch

Natürlich schlanke Menschen sind anspruchsvoll bei der Wahl dessen, was sie konsumieren. Legen Sie Wert darauf, dass Ihr Essen gut schmeckt (zuerst müssen Sie natürlich ♥*aufmerksam sein*♥, um genau wahrzunehmen, wie es schmeckt). Achten Sie darauf, womit Sie Ihren Körper anfüllen und welche Wirkung dies später auf Ihr Befinden hat. Im Allgemeinen schmecken frische, natürliche, biologisch angebaute Lebensmittel besser.

Wenn Sie natürlich essen, werden Ihre Geschmacksrezeptoren mit der Zeit empfindlicher, sodass Sie schon bald merken werden, was wirklich gut und was künstlich schmeckt. Und Sie werden auch sensibel dafür, welche Wirkung das, was Sie essen, auf Sie hat. Vielleicht können Sie abends vor dem Schlafengehen kaum Ihre Ringe von den Fingern ziehen, weil Ihre Finger angeschwollen sind, oder Sie wachen am nächsten Morgen auf, und Ihre Fußgelenke sehen aus wie die eines Elefanten. An solchen Zeichen erkennen Sie, dass das, was Sie gegessen haben, Ihrem Körper nicht bekommt. Wahrscheinlich war dieses Essen industriell verarbeitet, voller Salz und Chemikalien. Wenn Sie natürliche Sachen essen, fühlt Ihr Körper sich danach nicht angeschwollen an.

Aber wenn Sie es gewöhnt sind, hauptsächlich Industrieprodukte zu essen, wird es schwierig sein, damit aufzuhören. Diese Nahrungsmittel haben einen Suchtfaktor. Es ist so angenehm, wenn Sie sich kaum ums Abendessen zu kümmern brauchen. Wenn Sie normalerweise in fünf Minuten Ihr Abendessen zubereiten und es in noch einmal fünf Minuten essen, werden Sie nicht über Nacht zur Gourmetköchin werden, die jeden Tag Stunden damit zubringt, auf dem Markt einkaufen zu gehen und in aller Ruhe eine gesunde Mahlzeit zuzubereiten. Es kann dann eine Weile dauern, bis Sie den Geschmack von frischem Obst und Gemüse, einem Bio-Huhn, Bio-Eiern und Vollkornprodukten zu schätzen lernen.

Aber glauben Sie mir, wenn Sie eine Zeitlang natürlich gegessen haben, werden Sie von diesen Lebensmitteln begeistert sein. Sie werden sich so viel besser fühlen, dass Sie nie wieder zum Junkfood zurückkehren wollen werden. Lassen Sie mich genauer darauf eingehen, warum es sich lohnt, seine Ernährung auf natürliches Essen umzustellen, und wie Sie es in Ihr Leben integrieren können, ohne Ihren ganzen Lebensstil verändern zu müssen.

Kaufen Sie möglichst Bio-Lebensmittel

Einer der ersten, relativ einfachen Schritte auf dem Weg, Ihre Ernährung natürlich zu gestalten, ist der Kauf von Bio-Lebensmitteln. Das müssen Sie nicht immer und nicht bei jeder Kleinigkeit tun. Nicht jeder kann es sich leisten, nur Bio-Produkte zu kaufen, und es hat auch nicht jeder immer die Möglichkeit dazu. Aber wenn Sie die Wahl haben, ziehen Sie sie vor. Bio-Lebensmittel haben vielfache Vorteile, die Ihren höheren Preis allemal wert sind. Auch wenn Sie nur ab und zu Bio-Lebensmittel essen, tun Sie sich schon etwas Gutes.

- Bio-Lebensmittel sind nicht mit Pestiziden belastet und nicht chemisch behandelt.
- Bio-Lebensmittel werden umweltfreundlich erzeugt. Tiere werden nicht grausam zusammengepfercht oder misshandelt und erhalten selbst Bio-Kost.
- Bio-Lebensmittel können mehr Nährstoffe enthalten. Da die Pflanzen nicht mit chemischen Pflanzenschutzmitteln gespritzt werden, entwickeln sie mehr eigene Abwehrstoffe. In Untersuchungen wurde nachgewiesen, dass sie zum Beispiel mehr Antioxidantien und andere natürliche Substanzen enthalten, die auch dem Menschen nützen.
- Bio-Lebensmittel schmecken besser.

Heute ist es leichter als je zuvor, Bio-Lebensmittel zu kaufen. Sogar konventionelle Supermärkte führen meist kleine Sortimente davon, und seit größere Firmen entdeckt haben, dass sich Bio gut verkauft, steigen immer mehr in den Markt ein. Aber gehen Sie auch auf regionale Märkte. Familienbauernhöfe können sich oft den Erwerb des Bio-Siegels nicht leisten und produzieren trotzdem ihre Waren ohne Einsatz chemischer Pflanzenschutzmittel.

Ich kaufe nicht alles in Bio-Qualität, aber ich wähle eher biologisch Angebautes, wenn ich es für besonders wichtig halte. Zum Beispiel nehmen Obst und Gemüse mit sehr porösen, dünnen Schalen Pestizide so gut wie vollständig auf. Erdbeeren, Spinat und Weintrauben sind besonders anfällig. Bei Obst mit dickerer Schale, zum Beispiel bei Orangen, Zitronen oder Bananen ist es wahrscheinlich schwieriger für Pestizide, deren starke äußere Schicht zu durchdringen. Pilze sollten Sie immer in Bio-Qualität kaufen, da man diese vor der Zubereitung niemals abspülen, sondern nur nur abwischen soll.

Kaufen Sie möglichst saisonales Obst und Gemüse

Wählen Sie Lebensmittel, die gerade Saison haben, wenn Sie können. Saisonale Lebensmittel sind nicht nur frischer und schmackhafter, sondern kosten auch weniger. Im Dezember kostet eine Grapefruit ungefähr die Hälfte dessen, was sie im Juli kostet. Im Juli ist ein Pfirsich reif und saftig, aber Pfirsiche, die mitten im Winter importiert wurden, sind nicht nur teurer, sondern auch trocken und geschmacklos.

Nichts hat mehr Geschmack und Nährstoffe und gibt einem ein so gutes Gefühl wie frisch gestochener Spargel im Frühjahr oder frisch gepflückte Tomaten im Sommer. Deswegen kauft man im Winter oft besser Dosentomaten. Diese Art zu essen ist nicht nur gesünder, sondern auch preiswerter und zufriedenstellender.

Welche Früchte und Gemüse gerade Saison haben, können Sie sehen, wenn Sie auf die lokalen Bauernmärkte gehen. Im Frühling werden dort zum Beispiel Kohlrabi, Radieschen, Spargel, Zuckerschoten und Salate angeboten, im Sommer Tomaten, Gurken, Kirschen, Aprikosen und viele Arten Beeren, im Herbst Äpfel, Birnen, Walnüsse, Kürbisse. Auf so einem Markt bekommen Sie oft Obst und Gemüse angeboten, das am selben Tag geernet wurde. Frischer geht's nicht!

Machen Sie sich kundig, was gerade Saison hat, und berücksichtigen Sie bei Ihrer Essensplanung den Kalender der Natur.

Kaufen Sie möglichst Produkte aus heimischem Anbau

Kaufen Sie Lebensmittel aus der Region, wann immer es für Sie möglich ist. Ich wohne in New York. Warum sollte ich einen Apfel aus Neuseeland kaufen, wenn ich einen aus dem Umland von New York kaufen kann? Dieser ist frischer, musste nicht erst von weither herangeschafft werden und ist daher auch nicht für eine lange Fahrt mit Chemikalien und Wachsen behandelt worden. Gut, manchmal ist der Apfel aus Neuseeland meine einzige Wahl, und er schmeckt auch gut. Aber wenn Sie können, bevorzugen Sie Lebensmittel aus heimischem Anbau.

Kein Obst und Gemüse kann Ihnen optimalen Geschmack und Nährstoffgehalt bieten, wenn es Tausende von Kilometern unterwegs war, in einer Kiste ausreifte (oft verstärkt durch Gase, die die Reifung fördern) und schließlich erst Wochen nach der Ernte bei Ihnen landet.

Aber ich möchte Sie nicht einschüchtern. Diese Empfehlungen sind ein Ziel, keine dogmatische Regel. Neun von zehn Einkäufen erledige ich im Supermarkt, und ich gebe zu, dass ich im Winter Mangos esse. Aber ich versuche so natürlich wie möglich zu essen, so weit es sich eben mit meinem Alltag vereinbaren lässt. Fühlen Sie sich von diesen Anregungen nicht unter Druck gesetzt!

Gibt es bei Ihnen jedoch gute regionale Märkte, gehen

Sie hin und genießen Sie Ihren Einkauf. Regionale Produkte sind nicht auf Obst und Gemüse beschränkt. Manchmal verkaufen die Bauern auf den Märkten auch frische Eier und Lamm-, Schweine- oder Rindfleisch. Und je nachdem, wo Sie wohnen, bekommen Sie vielleicht sogar frischen Fisch und andere Meeresfrüchte oder Käse aus eigener Produktion. Wenn Sie erst einmal öfter auf diese Art eingekauft haben, wird Ihnen der Supermarkt kalt, steril und wenig appetitanregend vorkommen.

Darüber hinaus tun Sie etwas für die Umwelt, wenn Sie regional und saisonal einkaufen. Mit Ihrem Geld geben Sie Ihre Stimme ab für die Verringerung chemischer Düngemittel im Grundwasser, für die Reduzierung des Verbrauchs von Brennstoff, der für den Transport über lange Entfernungen benötigt wird, und für den Erhalt bäuerlicher Familienbetriebe. Wenn Sie natürlich schlank essen und gleichzeitig etwas dagegen tun können, dass diese Bauernhöfe von Einkaufszentren und agroindustriellen Großbetrieben verdrängt werden, dann wird Ihnen das in mehr als einer Beziehung ein gutes Gefühl geben.

Abwechslung ist die Würze des Lebens

Ich gehe oft mit Freunden oder Kunden einkaufen, und dann fällt mir auf, dass viele von ihnen immer wieder die gleichen Sachen kaufen. Jede Woche essen sie das Gleiche; sie stecken fest in einer Essensroutine. Wahrscheinlich bleiben sie einfach bei dem, von dem sie wissen, dass sie es mögen, oder sie glauben, dass ihre Familie nichts Neues ausprobieren möchte. Das gleiche Verhalten sehe ich bei Freunden in Restaurants. Sie wissen, dass sie bestimmte Gerichte mögen, und bestellen diese immer wieder. Ich kann verstehen, dass man froh ist zu wissen, was man mag, und manchmal keine Lust auf Veränderungen hat. Für mich dagegen gibt Abwechslung dem Leben erst seine Würze.

Ich bin immer wieder begeistert, in was für einer erstaunlichen Vielfalt die Natur den Menschen Lebensmittel zur Verfügung stellt. Nehmen Sie sich etwas Zeit und schauen Sie sich in Ruhe das Obst- und Gemüseangebot an. Was sieht besonders frisch und interessant aus? Sie werden merken, dass die Auswahl sich mit der Saison verändert, bestimmte Sachen aber rund ums Jahr angeboten werden (das sind die, die von weither kommen). Achten Sie darauf, was zu welcher Zeit gut, frisch und reif ist, und kaufen Sie das, was an diesem Tag gerade den besten Eindruck macht, anstatt schon wieder das, was Sie immer nehmen, egal, ob es gerade gut aussieht oder nicht.

Manche trauen sich nicht an ein neues Gemüse oder Obst

heran, weil sie nicht wissen, wie sie es zubereiten sollen. Gemüse lassen sich jedoch alle einfach und schnell zu leckeren Gerichten verarbeiten. Kaufen Sie immer die gleichen Salat- und Gemüsesorten und machen Ihre Salate jedes Mal mit dem gleichen Dressing an, weil Sie all das kennen und damit kein Risiko eingehen? Schon kleine Veränderungen können einen großen Unterschied ausmachen. Ich koche täglich für Kunden und überrasche sie mit kleinen Variationen, die große Wirkungen erzielen.

Probieren Sie einmal Salate mit ungewohntem Gemüse, zum Beispiel mit süßen Cherrytomaten, geraspeltem Rotkohl, knackigem, in dünne Scheiben geschnittenem Stangensellerie, frischem Schnittlauch, Zuckererbsen oder Maiskörnern und mit gebratenem Gemüse wie Auberginen, Pilzen und Paprikaschoten. Brechen Sie aus Ihrer Gemüseroutine aus, indem Sie Brokkoli oder Spinat mit Knoblauch und Olivenöl dünsten, mit Zitrone beträufeln und Parmesan darüberstreuen. Marinieren Sie Portobello-Champignons in einer Balsamico-Vinaigrette und backen Sie sie im Ofen oder grillen Sie sie.

Als Hauptgericht können Sie ein einfaches Stück Fisch, Huhn oder anderes Fleisch sehr verschieden zubereiten, indem Sie unterschiedliche Kräuter, Gewürze und Öle verwenden. Auch Beilagen werden interessanter, wenn man abwechslungsreich würzt. Für meine Kunden mische ich zum Beispiel einen Tag Vollkornreis mit Olivenöl, Salz, Pfeffer und gehackten Kräutern. Am nächsten Tag backe ich einfach eine Süßkartoffel und verfeinere sie mit etwas Ahornsirup, Zimt und Olivenöl. Vollkornnudeln sind allein durch die verschiedenen Formen abwechslungsreich, und man kann sie mit den vielfältigsten Zutaten mischen. An einem Tag kombinieren Sie sie mit klein gezupftem Basilikum, sonnengetrockneten Tomaten und Feta, am nächsten mit fettarmem Ricotta, Olivenöl, Knoblauch, gedünstetem Spinat und etwas Parmesan. An einem »faulen Tag« mischen Sie die Nudeln mit fertig gekauftem Pesto und fügen etwas Zitronenzeste, ein paar Pinienkerne und Parmesanspäne hinzu.

Vielleicht haben Sie schon bemerkt, dass ich einige Grundzutaten immer wieder benutze. Meine Basics sind Olivenöl, frischer Knoblauch, Zitrone, Salz und Pfeffer. Sehr oft verwende ich auch frisch ausgedrückten Zitronensaft oder frische Zitronenzeste oder beides. Immer im Haus habe ich fertiges Pesto, sonnengetrocknete Tomaten, Eiertomaten, Spinat (frisch oder tiefgefroren), Parmesan, Feta oder Ziegenkäse, Basilikum, Petersilie, Dill und Koriander. Mit diesen Zutaten kann man durch unterschiedliche Kombinationen im Nu den Gerichten eine französische, mediterrane oder mexikanische Note geben, und das Essen hat immer ein köstliches Aroma.

Essen Sie den Regenbogen

Ich sage meinen Kunden oft, dass sie den »Regenbogen« essen sollen. Anders ausgedrückt, achten Sie auf Farbe in Ihrem Essen. Je mehr Farben sich auf Ihrem Teller befinden, desto besser. Diese Regel macht Spaß, und auch Ihre Kinder werden ihre Freude daran haben. Natürliche Lebensmittel mit leuchtenden Farben haben meist einen hohen Nährstoffgehalt. Zum Beispiel enthalten Granatäpfel, Süßkartoffeln, Spinat, Rucola, Tomaten, Beeren, Brokkoli, Kohl und viele andere farbenfrohe Obst- und Gemüsesorten besonders viele Antioxidantien.

Sie wissen natürlich, dass ich hier nicht von künstlichen Farbstoffen spreche. Aber frische Erdbeeren, schwarze Johannisbeeren, Blaubeeren und Wassermelone – wunderbar! Wenn es sich also um eine natürliche, ganze Frucht handelt, bei der Sie besonders darauf achten müssen, dass Ihre Kleidung keine Flecken bekommt, dann ist sie höchstwahrscheinlich gut für Sie!

Wenn ich Ihnen empfehle, den Regenbogen zu essen, heißt das nicht, dass Gemüse wie Blumenkohl, Eisbergsalat oder Kartoffeln nicht gut für Sie sind. Auch sie sind gesunde Lebensmittel mit einem hohen Gehalt an Ballaststoffen und bestimmten Nährstoffen. Haben Sie aber die Wahl zwischen Eisberg- und Romanasalat, nehmen Sie den Romanasalat, weil sein grün dunkler ist. Ziehen Sie aus demselben Grund Rucola oder Spinat dem Romanasalat vor. Eine Süßkartoffel ist eine bessere Wahl als eine normale Kartoffel, brauner Reis ist besser als weißer. Dunkles Vollkornbrot ist besser für Sie als helles usw.

Diese Regel gilt auch für Früchte – daher nennt man zum Beispiel Blaubeeren, Cranberrys und Granatäpfel auch Supernahrungsmittel. Sie sind voller besonders gesunder Nährstoffe. Sicher gibt es auch Ausnahmen, aber als Faustregel können Sie sich merken, dass Lebensmittel desto mehr gesunde Nährstoffe enthalten, je kräftiger ihre Farben sind.

Erhöhen Sie das Volumen

Es gibt noch einen weiteren Grund, warum der Verzehr von natürlichen Lebensmitteln Ihnen zu natürlicher Schlankheit verhelfen kann. Natürliche Lebensmittel weisen häufig eine geringe »Energiedichte« auf, das heißt, sie enthalten bei viel Volumen nur wenig Kalorien. Vor allem rohe Gemüse sind reich an Ballaststoffen und Wasser und damit an Volumen, und wenn Sie diese *als Vorspeise* essen, haben Sie für anderes, für kalorienreichere Speisen weniger Platz im Magen. Beginnen Sie Ihre Mahlzeit mit einem großen Salat oder einem

Schlechte Gewohnheiten

Lebensmittel mit großem Volumen zu essen ist eine gute Entscheidung, aber auch hier müssen Sie Ihren gesunden Menschenverstand einsetzen. Essen Sie einen Apfel, nicht drei. Essen Sie eine Mango, nicht zehn. Auf leeren Magen nur Obst zu essen kann eine reinigende Wirkung haben, aber der im Obst enthaltene natürliche Zucker kann auch dazu führen, dass Ihr Blutzuckerspiegel in die Höhe schießt, dann schnell wieder abfällt und erneuten Hunger auslöst. Wenn Sie Obst essen (was ich mindestens ein Mal täglich empfehle), sollten Sie daher versuchen, gleichzeitig eine kleine Menge Protein zu sich zu nehmen, um den Blutzuckerspiegel in Schach zu halten. Essen Sie zu einem Apfel ein paar Nüsse, mischen Sie Beeren oder Melone mit Joghurt, streuen Sie etwas Hüttenkäse auf Ihre Birnenscheiben.

Teller Gemüsesuppe, und Sie werden weniger Fettes und Kalorienreiches essen. Verzehren Sie aber zuerst ein Stück weißes Brot aus dem Brotkorb, werden Sie weiterhin Hunger haben, und die Folge ist eine zu große Portion.

Auch andere natürliche Lebensmittel haben ein großes Volumen bei wenig Kalorien – Vollkornreis, Vollkornnudeln, Müsli mit Kleie, Obst, Suppen und Bohnen. Sie alle machen satt und zufrieden und sind kluge Investitionen.

Ich achte bei der Auswahl von Lebensmitteln immer auch auf das Volumen. Nehmen wir zum Beispiel eine Portion kleine Vollkornbrezeln und eine Portion Kartoffelchips. Beide haben ungefähr gleich viele Kalorien, aber die Vollkornbrezeln haben ein höheres Volumen und werden daher mehr Platz in Ihrem Magen einnehmen und Sie besser sättigen. Sie bekommen bei der gleichen Ausgabe an Kalorien mehr zu essen.

Bedenken Sie auch bei Ihren Beilagen das Volumen. Statt Pommes frites wählen Sie lieber eine kleine Ofenkartoffel, Bohnen oder Kürbis. Ersetzen Sie nach Möglichkeit weiße Nudeln durch Vollkornnudeln, und wenn Sie ein Pastagericht bestellen, nehmen Sie eins mit Gemüse. Essen Sie zuerst das Gemüse, dann werden Sie nicht mehr so viel von den Nudeln essen. Genauso können Sie es auch bei Pizza halten. Wählen Sie eine Pizza, die mit viel Gemüse belegt ist. Sie werden nach einem Stück satt sein, und vielleicht lassen Sie sogar noch etwas vom Rand liegen. Essen Sie vorneweg einen Salat, und Sie werden noch mehr Pizza übrig lassen.

Wenn Sie Hamburger, Steak, Huhn oder Fisch selbst zubereiten, versuchen Sie nach Möglichkeit Gemüse in die Rezepte mit aufzunehmen. Schon ein paar Salatblätter und eine Tomatenscheibe erhöhen das Volumen eines Hamburgers. Einem Chili können Sie mit Zwiebeln und Paprikaschoten mehr Volumen geben, einem Dessert oder Ihrem Frühstücksbrot mit Zucchini oder Kürbis. Das perfekte Gericht für viele Gemüse mit hohem Volumen ist eine Suppe.

Haben Sie sich erst einmal daran gewöhnt, natürliche Lebensmittel zu essen, werden Sie sich fragen, wie Sie Ihren Magen früher mit all diesen industriell verarbeiteten, künstlichen Sachen haben vollstopfen können. Und damit haben Sie einen großen Schritt zum natürlichen Schlanksein getan. Okay, wahrscheinlich werden Sie immer noch ein Lieblingsjunkfood haben, das habe ich auch. Wenn Sie sich aber sagen »Ich weiß, was ich mir damit antue, also reichen mir zwei Happen«, dann essen Sie schon wie eine natürlich schlanke Person.

Regel 9: Rezepte

Diese Rezepte enthalten frische, regionale, natürliche Lebensmittel, die mit einer großen Palette schöner Farben aufwarten und außerdem ein hohes Volumen haben, sodass sie trotz geringen Kaloriengehalts gut sättigen.

Ein Salat ergibt etwa vier ganze Mahlzeiten oder acht Vorspeisen. (Natürlich können Sie jederzeit für weniger Personen nur die Hälfte oder ein Viertel dieser Rezepte zubereiten.)

Regenbogensalat

8 Tassen Babyspinat, gut gewaschen

1 Tasse Datteltomaten in Vierteln

1 Tasse orange Paprikaschote, in dünne Streifen geschnitten

1 Tasse halbierte blanchierte Zuckerschoten

1 Tasse geraspelter Rotkohl

1 Tasse klein geschnittene Palmherzen

Salz und Pfeffer nach Geschmack

1 Tasse in dünne Streifen geschnittene Basilikumblätter

120 ml Ranch-Dressing

120 ml leichte Vinaigrette

1. Eine große Servierplatte mit Babyspinat belegen. Auf den Spinat Reihen aus den anderen Gemüsen anrichten: eine Reihe Tomaten, eine Reihe Paprikaschoten, eine Zucker-

schoten usw. Salat mit Salz und Pfeffer nach Geschmack würzen.

2. Den ganzen Salat mit den Basilikumstreifen bestreuen. Ranch-Dressing und Vinaigrette vermischen und gleichmäßig über den Salat träufeln.

Tomaten-Mozzarella-Salat

Mit den roten und gelben Tomaten und dem Grün des Basilikums sieht dieser Salat noch spektakulärer aus.

▶ Ergibt 6 Portionen

2 frische, reife rote Tomaten
2 frische, reife gelbe Tomaten
450 g Büffel-Mozzarella
½ Tasse frische Basilikumblätter
Salz und Pfeffer nach Geschmack
80 ml grünes Pesto

1. Tomaten entkernen, dann in 1 cm dicke Scheiben schneiden. Mozzarella in Scheiben schneiden, sodass man halb so viele Käsescheiben wie Tomatenscheiben erhält.

2. In ein oder zwei Reihen (je nach Größe des Tellers oder der Servierplatte) Tomaten und Käse abwechselnd nebeneinander schichten, dabei nacheinander jeweils eine Scheibe rote Tomate, eine Scheibe Käse und eine Scheibe gelbe Tomate.

3. Basilikumblätter auf den Tomaten und dem Käse anrichten. Mit Salz und Pfeffer würzen, dann den ganzen Salat mit Pesto beträufeln.

Pürierte Gemüsesuppe

Püriertes Essen gibt mir besonders stark das Gefühl, gut umsorgt zu sein. Ich liebe diese köstliche Suppe, nicht nur, weil sie für mich etwas Trostspendendes hat, sondern auch, weil ich mich danach immer gereinigt und voller Energie fühle. Dieses Rezept können Sie vielseitig abwandeln. Sie können alle Gemüse verwenden, die gerade Saison haben und besonders gut aussehen, und Sie können auch Gemüsereste aus dem Kühlschrank verbrauchen. Frieren Sie übrig gebliebene Suppe in einzelnen kleinen Behältern ein, dann haben Sie immer etwas für den Bedarfsfall bereit.

▶ Ergibt 4 Portionen

> 1 mittelgroße rote Zwiebel, gehackt
> 1 EL Olivenöl
> 1,5 l Hühner- oder Gemüsebrühe
> ½ Tasse klein geschnittener Sellerie
> ½ Tasse klein geschnittene Mohrrüben
> 2 Tassen klein geschnittener Spargel, Brokkoli, Blumenkohl
> Salz und Pfeffer nach Geschmack
> Saft von ½ Zitrone
> Frische Lieblingskräuter zum Garnieren

1. In einem großen Topf Zwiebel im Olivenöl weich dünsten. Brühe, alle Gemüse, Salz und Pfeffer hinzufügen und auf kleiner Flamme so lange kochen, bis die Gemüse weich sind.

2. Vom Herd nehmen und mit einem Stabmixer das Gemüse pürieren. Zitronensaft hinzufügen und falls nötig nachwürzen. Mit frisch gehackten Kräutern garnieren.

10. Seien Sie Ihr schlankes Ich und tun, was gut für Sie ist

Damit sind wir beim letzten Kapitel von Teil 1 und bei der letzten Regel angelangt. Dieses Kapitel ist wichtig, da es die Regeln 1 bis 9 umfasst. Dieses Kapitel handelt von *Ihnen*. Aber es geht über ♥*Erkennen Sie sich selbst*♥ hinaus. Ohne dieses Kapitel wären die anderen Regeln hohl und bedeutungslos, denn hier geht es um deren Fundament. Regel 10 bedeutet, dass alles, was Sie tun, unter folgendem Leitgedanken stehen soll:

♥*Seien Sie Ihr schlankes Ich*♥

Ich schreibe in diesem Buch immer wieder, dass ich Ihnen nicht sagen werde, was oder wie viel Sie essen sollen, wann oder wie Sie Sport machen oder wie Sie Ihr Leben führen sollen. Ich tue das nicht, weil es Ihre eigene Entscheidung ist, was Sie tun und wer Sie sind. Es ist Ihr Körper, und es ist Ihr *Leben*. Ich möchte Sie befähigen, selbst die Kontrolle darüber zu haben, wer Sie sind und wie Sie leben und auch darüber, was Sie essen wollen, wie Sie sich fühlen wollen und wie Sie aussehen. Aber ich möchte auch, dass Sie sich gut um sich selbst kümmern, und das ist das Hauptziel dieser Regel.

Seien Sie Ihr schlankes Ich. Das ein Teil von Ihnen ist, auch wenn Sie es im Moment nicht sehen. Es kann Teil eines jeden Menschen sein, wenn er es nur zulässt.

Erlauben Sie sich,
Ihr schlankes Ich zu sein?

Ein Aspekt der Regel 10 ist: *Ich habe ein schlankes Ich.* Übergewichtig zu sein ist nicht gut für Sie, und auch nicht zwanghaft schlank zu sein, aber natürlich schlank zu sein – eben das, was natürlich schlank für Sie und Ihren Körper bedeutet – das ist ♥*gut für Sie*♥. Um das zu erreichen, müssen Sie sich jedoch selbst schlank sein lassen. Was heißt das? Und tun Sie das?

Sie runzeln die Stirn? Ich meine es ernst. Vielleicht denken Sie: »Natürlich möchte ich schlank sein!« Aber überprüfen Sie sich einmal ganz ehrlich. Was spielt sich in Ihrem Kopf wirklich ab? Hören Sie, dass sie nie schlank sein werden? Oder dass sie sich wohler oder geschützter fühlen, wenn sie eine Extraschicht Fett besitzen? Wie ist es? Lassen Sie sich von Ihrem Gewicht beschützen? Haben Sie Angst davor, gut auszusehen? Haben Sie Angst, dass es zu schwierig wäre? Haben Sie Angst, Ihre beste Ausrede zu verlieren, warum in Ihrem Leben etwas nicht so ist, wie Sie es gern hätten?

Nun, dieses Denken müssen Sie abstellen! Veränderungen sind anfangs unbequem, aber ich bin an Ihrer Seite. Viele Menschen haben vor unbehaglichen Gefühlen große Angst, und das verstehe ich gut. Die Belohnung wird jedoch so groß sein, dass sie allemal die anfängliche und vorübergehende

Mühe wert ist, die es Sie kostet, Ihr Essverhalten aufmerksam zu beobachten und die Kontrolle über Ihr Leben wieder selbst zu übernehmen.

Wenn sich die ersten Erfolge einstellen, werden Sie merken, dass das anfängliche Unbehagen schnell durch das Gefühl, genau das Richtige zu tun, ersetzt wird; Sie schlüpfen wieder in Ihre eigene Haut. Lassen Sie sich nicht von Ihrem Kopf weismachen, dass es bei Ihnen nicht klappt oder dass Sie noch nicht bereit sind oder es nicht verdienen. Das ist eine große Lüge. Denken Sie daran, Essen ist nicht Ihr bester Freund, aber es ist auch nicht Ihr Feind. Es ist nur Essen. Nichts Besonderes. *Sie* dagegen sind etwas Besonderes, und Sie verdienen es, gesund, stark und schlank zu sein. Doch das kann weder ich noch sonst irgendjemand für Sie herbeiführen, auch wenn manche Leute das in ihren Büchern behaupten. Nur Sie selbst können Ihr schlankes Ich finden.

Manchmal genügt schon die Erkenntnis, dass man sich selbst im Weg steht, um den Weg frei zu machen. Manchmal braucht man dafür mehr Zeit. Manche Essgewohnheiten sind so tief verankert, dass es dauert, sie aufzugeben. Aber das ist okay. Beginnen Sie zu beobachten, warum und wann Sie zu viel essen, wie Sie sich fühlen, wenn Sie in Versuchung sind, eine schlechte Investition zu tätigen, und welchen Vorteil Ihr Übergewicht Ihnen scheinbar bringt. Die Veränderung beginnt in Ihrem Kopf – also wachen Sie auf. ♥*Seien Sie aufmerksam*♥ und achten Sie auf das, was Sie tun, denken und fühlen.

Manche Menschen sind tatsächlich davon überzeugt, dass ihr Übergewicht ihnen (scheinbare) Vorteile bietet, wie ich oben schon sagte: Sicherheit, Schutz und eine tolle Ausrede. Eine Ausrede wofür? Dafür, dass man keine gute Partnerbeziehung hat? Dafür, dass man keinen tollen Job hat? Dafür, dass man keinen Bikini anziehen und sich den Blicken der anderen aussetzen muss? Dafür, dass man seine Eltern für sein Leben verantwortlich machen kann, da man ihr Gewichtsproblem geerbt hat und daher alles ihre Schuld ist?

Was für ein Unsinn! Kein Mensch muss einen Bikini tragen. Viele natürlich schlanke Menschen tragen auch keinen. Und diese viel zitierte Extraschicht Fett schützt nicht wirklich und bringt keinerlei Nutzen. Dies ist Ihr Leben, und die Schuld dafür irgendjemand anders zu geben ist nur eine Ausrede, um es nicht wirklich zu leben. Ich verstehe Sie sehr gut, denn ich habe selbst einmal so gedacht. Tatsächlich müssen sich jedoch auch schlanke Menschen mit Partnerschaftsproblemen, Problemen mit dem Job, ihrer Figur und Eltern-Kind-Problemen herumschlagen.

Schlank zu werden bewirkt nicht, dass sich alle Probleme Ihres Lebens lösen. Wenn Sie denken, dass es das täte, sind Sie auf dem Holzweg. Aber schlank werden kann etwas anderes, viel Wichtigeres bewirken: Es kann Sie dazu bringen, sich um sich selbst zu kümmern. Und wenn Sie das erst einmal tun, werden Sie in der Lage sein, andere Dinge wirksamer anzugehen. Also tun Sie erst einmal etwas für sich selbst, und Sie werden den falschen Weg verlassen und mit festen Schritten den richtigen beschreiten können.

Wenn Sie glauben, dass Ihr Gewichtsproblem der Grund für Probleme in Ihrem Leben ist, schaffen Sie sich damit eine Ausrede – eine gute Entschuldigung. Vielleicht sind Sie noch nicht wirklich bereit, eine Beziehung einzugehen oder aufzugeben, und Sie reden sich ein, dass Sie das erst herausbekommen müssen, dann würden Sie auch abnehmen können. Oder Sie müssen die Probleme mit Ihren Eltern klären, oder Sie sind auf der Suche nach einer besseren Stelle. Ich sage nicht, dass Sie diese Dinge nicht angehen sollen, aber Sie haben nichts mit diesem Ziel zu tun: natürlich schlank zu werden. Erlauben Sie sich, die Pfunde zu verlieren, die Sie wie eine Last mich sich herumschleppen. Wenn Sie *beschließen*, diese Last abzuwerfen, dann werden Sie sie auch abwerfen. Betrachten Sie diese Sache als ein eigenes Ziel – nehmen Sie sich der Sache an, die für Sie am besten ist.

Schlechte Gewohnheiten

Warten Sie nicht mehr darauf, dass Sie alles andere in Ihrem Leben in Ordnung gebracht haben, bis Sie sich um sich selbst kümmern. Kümmern Sie sich zuerst und jetzt gleich um sich selbst, dann werden Sie mit allem anderen leichter umgehen können.

Bewegen Sie sich!

Ich gebe zu, dass ich längst nicht mehr so viel Sport mache wie früher. Aber ich bin sehr aktiv. Ich bin dauernd in Bewegung und sitze äußerst selten ruhig auf einer Couch.

Ich will also nicht scheinheilig sein und Ihnen sagen, dass Sie jeden Tag ins Fitnessstudio gehen sollen. Manche haben einfach nicht die Zeit dazu oder mögen es nicht. Früher bin ich täglich zu einem Spinning-Kurs gegangen, aber heute kommt mir mein Leben selbst oft wie Spinning vor, und ich habe nicht die Zeit, noch mehr davon einzubauen! Ich hätte gar nichts dagegen, aber in meinem Terminkalender ist einfach kein Platz dafür.

Manche Leute hassen Fitnessstudios. Das kann ich verstehen. Kein Problem. Niemand sagt Ihnen, dass Sie ins Fitnessstudio gehen müssen.

Natürlich, Sport ist auf jeden Fall gut für Sie, aber meiner Meinung nach kann man sich auf viele verschiedene Arten bewegen. Suchen Sie sich aus, was in Ihr Leben passt, was Sie gern machen und dann auch *tatsächlich* machen werden. Das kann ein täglicher Spaziergang sein, Sie können zur Arbeit zu Fuß gehen, Yoga machen oder im Garten arbeiten. Oder versuchen Sie sanftes Stretching. Wenn Sie jedoch gern ins Fitnessstudio gehen – großartig, tun Sie es. Bewegung entspannt, und Sie denken nicht ständig ans Essen.

Exzessiver Sport kann allerdings kontraproduktiv wirken. Sie können einen Wahnsinnsappetit bekommen; Sie können sich Verletzungen zuziehen, so genannte Stressfrakturen, und er kann zur Obsession werden, einen Teufelskreis von Sport, Überessen, Sport, Überessen in Gang setzen. Finden Sie auch hier Ihr Gleichgewicht. Lassen Sie weder Sport noch Essen Ihr Leben beherrschen, aber integrieren Sie beides in Ihr Leben – mit Ihnen als Steuerfrau.

Auf den Punkt gebracht bedeutet das: Tun Sie was! Gehen Sie an die frische Luft, atmen Sie, bewegen Sie sich. *Es ist gut für Sie.* Hier sind einige Anregungen:

- **Versuchen Sie Yoga.** Es gibt sehr viele verschiedene Arten Yoga, von sanften, meditativen Dehnübungen bis zu aktiven Formen, bei denen Sie ins Schwitzen kommen. Wenn Yoga Ihnen interessant erscheint, sprechen Sie mit der Lehrerin eines Yogazentrums in Ihrer Nähe, um einen für Sie geeigneten Kurs zu finden. Wenn Yoga nichts für Sie ist, auch gut. Ich liebe es, aber das tut nicht jeder. Geben Sie Yoga aber eine Chance, gehen Sie schnuppern, gehen Sie drei- bis fünfmal hin, bevor Sie sich dafür oder dagegen entscheiden.
- **Gehen Sie zu Fuß.** Der Mensch ist dafür gemacht zu gehen, und nicht dafür, den ganzen Tag am Schreibtisch zu sitzen. Gehen kostet nichts, es entspannt, und Sie können langsam oder schnell gehen, je nachdem, wie fit Sie sind und wie Sie sich gerade fühlen. Gehen Sie täglich, dann wird es Ihnen selbstverständlich werden und immer mehr Spaß machen. Wenn Ihre Kondition es zulässt und Sie möchten, können Sie auch anfangen zu joggen. Aber

Walking oder ein Spaziergang kann schon ausreichend viel Bewegung sein, setzen Sie sich also nicht unter Druck.

- **Fahren Sie Rad.** Warum sollen Sie Auto fahren, wenn Sie auch Rad fahren können und nicht extra tanken müssen? Radfahren ist nicht nur kostensparend und besser für die Umwelt, sondern eine sehr gesunde Bewegungsart – und die Welt da draußen sieht viel interessanter aus, als wenn Sie sicher eingekapselt in Ihrer Blechkiste sitzen. Aber tragen Sie einen Fahrradhelm und beachten Sie die Straßenverkehrsordnung!

- **Schwimmen Sie.** Wenn es in Ihrer Nähe ein Schwimmbad gibt und Sie gern schwimmen, versuchen Sie ein paar Mal in der Woche zum Schwimmen zu gehen. Schwimmen ist ein sehr gesunder Sport, der Ihre Gelenke nicht belastet. Manche mögen es nicht, aber für andere gibt es nichts Schöneres. Probieren Sie es, und finden Sie heraus, ob Sie eine Schwimmfreundin sind.

- **Das Fitnessstudio ist nicht das Schlechteste.** Manche Leute lieben das Fitnessstudio und die Gesellschaft Gleichgesinnter. In Fitnessstudios gibt es eine große Palette an Sportmöglichkeiten. Sie können verschiedenste Kurse in allen Schwierigkeitsstufen belegen, auf einem Fahrradtrainer vor sich hin strampeln, Spinning in der Gruppe unter Anleitung eines Trainers machen oder Sie können in verschiedenen Yogakursen entweder entspannen oder schwitzen. Sie können Gewichtstraining machen – gut für Ihren Muskeltonus und die Fähigkeit Ihres Körpers, Kalorien zu verbrennen. Oder Sie gehen einfach im Studio vorbei, wann Sie gerade Zeit haben, machen auf einem Gerät Ihrer Wahl dreißig oder fünfundvierzig Minuten Ausdauertraining und gehen wieder, ohne mit jemandem ein Wort gewechselt zu haben. Einige Fitnessstudios haben auch Schwimmbecken, und meins hat eine Dampfsauna. Für mich ist der Aufenthalt in der Dampfsauna die Belohnung für den Sport. In einem Fitnessstudio können Sie Sport treiben, egal, wie das Wetter ist. Achten Sie auf Sonderangebote zu Werbezwecken, dann können Sie vielleicht Geld sparen. Einige Firmen haben für ihre Mitarbeiter Vorzugskonditionen mit Fitnessstudios vereinbart, oder manchmal erstattet die Firma sogar den Beitrag. Wenn Sie Fitnessstudios nicht mögen, auch gut. Aber wenn Sie einem mal einen Besuch abstatten, könnten Sie vielleicht entdecken, dass es dort etwas gibt, das Ihnen Spaß macht.

- **Bewegung und Spiel.** Manche Menschen mögen lieber ein Ballspiel spielen, als Übungen machen, nicht nur wenn's um die Gesundheit geht. Auch gut, finden Sie also eine Sportart, die Ihnen Spaß macht, und legen Sie los! Spielen Sie Tennis oder Squash oder gehen Sie in einen Verein in Ihrer Nähe, wo Fußball, Handball, Volleyball, Basketball, Hockey oder was auch immer gespielt wird. Laufen Sie Ski oder Wasserski, snowboarden Sie, laufen Sie Schlittschuh oder nehmen Sie Ballettunterricht.

Da Sport ♥*gut für Sie*♥ ist, möchte ich Sie davon überzeugen. Zwingen Sie sich aber nicht zu etwas, das Sie nicht mögen,

Sie werden sowieso nicht dabeibleiben. Fangen Sie langsam an, bewegen Sie sich sanft und geben Sie Ihrem Körper Zeit, sich an die Aktivität zu gewöhnen. Bringen Sie den Sport auf realistische Art in Ihrem Kalender unter. Ich schaffe es nur zwei- oder dreimal die Woche, aber das tut mir schon sehr gut. Finden Sie eine Sportart, die Ihnen Spaß macht und Ihnen nicht wie Arbeit vorkommt, auch wenn es nur der Weg zu Fuß oder das Fahrrad zu Arbeit sind statt des Autos. Sie werden sehen, Sie werden bald nicht mehr ohne auskommen – und Sie werden sich dabei gut fühlen und gut aussehen.

Ausreichender Schlaf

Die meisten von uns schlafen nicht genug, und das ist ein großes Problem. Schlafmangel kann das Immunsystem schwächen, sodass man leichter krank wird. Zu wenig Schlaf kann Konzentrationsstörungen und Vergesslichkeit hervorrufen. Kinder, die nicht genug schlafen, können Verhaltensprobleme entwickeln, und Erwachsene fühlen sich nach zu wenig Schlaf den ganzen Tag über müde. Bei einigen Menschen führt Schlafmangel nicht nur zu exzessivem Kaffeekonsum, sondern auch zu exzessivem Appetit. Untersuchungen haben ergeben, dass Menschen, die unter Schlafmangel leiden, mehr essen, vor allem stärkehaltige Lebensmittel wie Nudeln, Brot und Zucker.

Laut der jährlichen Erhebung der National Sleep Foundation von 2008 berichteten in den USA 65 Prozent der Befragten von Schlafproblemen an mehreren Tagen der Woche, und fast die Hälfte gab an, mindestens ein paarmal in der Woche aufzuwachen, ohne sich erholt zu fühlen. Im Durchschnitt berichteten die Teilnehmer der Studie, dass sie etwas mehr als sieben Stunden Schlaf in der Nacht bräuchten, um am Tag gut in Form zu sein, doch die meisten schliefen weniger. Bei denjenigen, die als fettleibig galten, war die Wahrscheinlichkeit höher, dass sie unter der Woche auf weniger als sechs Stunden Nachtschlaf kamen und dass sie in müdem Zustand Auto fuhren.

Anders gesagt, ausreichender Nachtschlaf ist ♥*gut für Sie*♥.

Sicher, man kann auch zu viel schlafen, und das ist wiederum nicht gut für Sie. Aber wenn Sie zu denjenigen gehören, die nicht die Zeit haben, genug zu schlafen, oder die Angewohnheit haben nachts lange aufzubleiben, und es am nächsten Morgen bedauern, dann rate ich Ihnen dringend, Ihre Schlafgewohnheiten kritisch unter die Lupe zu nehmen.

Wenn Sie ausgeschlafen sind, fühlen Sie sich ruhiger, essen weniger, haben weniger Hunger, und es fällt Ihnen leichter, die Kontrolle über Ihre Nahrungsaufnahme zu behalten. Also schalten Sie den Fernseher aus und gehen Sie ins Bett! Geben Sie Ihrem Schlaf eine höhere Priorität, und Sie tun etwas sehr Gutes für sich und Ihren Körper. Hier sind einige Tipps, wie Sie Ihren Nachtschlaf verlängern können:

- **Schalten Sie den Fernseher aus.** Der Lärm, das Flackern und die Elektrizität sind einem erholsamen Schlaf abträglich. Wenn Sie daran gewöhnt sind, vorm Fernseher einzuschlafen, versuchen Sie unbedingt, diese schlechte Angewohnheit aufzugeben, wenigstens ein paarmal in der Woche. Sie werden fester und erholsamer schlafen.
- **Gönnen Sie sich angenehme, luxuriöse Bettwäsche.**
- **Räumen Sie auf.** Wenn Ihr Schlafzimmer aufgeräumt ist, schlafen Sie friedlicher. Unordnung im Zimmer kann ein Gefühl der Unruhe verursachen. Strahlt der Raum dagegen eine ruhige und heitere Atmosphäre aus, werden Sie ebenso gelassen sein.
- **Schaffen Sie sich Rituale.** Untersuchungen haben gezeigt, dass man leichter einschläft, wenn man ein Abend-

ritual befolgt. Ob man vor dem Zubettgehen noch ein Bad nimmt, in einem Buch liest, eine Tasse Kräutertee trinkt oder Musik hört – wenn man jeden Abend das Gleiche tut, weiß der Körper genau, was folgt, und stellt sich darauf ein.

- **Strecken Sie sich ausgiebig und genüsslich.**
- **Meditieren Sie.** Mit Meditationstechniken können Sie Ihre sorgenvollen, sich wild im Kreis drehenden Gedanken beruhigen und schließlich in einen friedlichen Schlaf sinken. Es geht über den Rahmen dieses Buches hinaus, Ihnen Meditation beizubringen, aber wenn Sie meinen, dass sie gut für Sie sein könnte, kümmern Sie sich darum. Meditation ist wie Yoga für den Geist und bewirkt auch am Tag einen klaren Kopf.

Fazit: Lassen Sie sich schlafen. Schlaf ist sehr wichtig, und mit genügend Schlaf funktioniert alles in Ihrem Leben besser.

Nehmen Sie am Leben teil

Einer der Gründe, warum ich Diäten ablehne, ist, dass Sie einen daran hindern, am normalen Leben teilzunehmen. Dauernd muss man sich ängstlich fragen: Gibt es in dem Restaurant, in das meine Freunde gehen wollen, vielleicht nichts Passendes für mich zu essen? Werden bei der Party, auf die ich eingeladen bin, vielleicht nur Sachen serviert, die dick machen? Also lehnt man lieber ab. Man macht sich Sorgen wegen des Urlaubs und wegen eines Dates. Man sorgt sich sogar, wie man etwas zu Hause kochen kann, damit es in die Diät passt, die man gerade macht.

Ich möchte nicht, dass Sie sich Sorgen machen. Ich möchte, dass Sie am Leben teilnehmen. Warum sollen Sie nicht dabei sein, nur weil Sie versuchen, ein paar Pfunde loszuwerden? Das ist lächerlich. Leben Sie! Gehen Sie mit Ihren Freundinnen aus, verabreden Sie sich, fahren Sie in Urlaub, und *genießen Sie Ihr Leben*. Essen ist sowieso nur ein kleiner Teil all dieser Erlebnisse, konzentrieren Sie sich also auf die anderen wunderbaren Aspekte des Zusammenseins mit anderen Menschen – auf die Gespräche mit Ihren Freunden, das Kennenlernen neuer Menschen, das Erforschen interessanter neuer Orte.

Am Leben teilzunehmen, ♥*ist gut für Sie*♥, denn dadurch wachsen Ihr Selbstvertrauen und Ihre Selbstachtung. Natürlich gehen Sie zu dieser Party! Natürlich verabreden Sie sich! Und natürlich sind Sie bei diesem Frauenabend mit dabei!

Natürlich schlanke Gedanken

Wenn Sie sich an die 10 Regeln halten, können Sie ohne Angst an allem teilnehmen, was das Leben bietet. Das ist das Schöne am natürlichen Schlanksein. Es geht dabei ums Leben, nicht ums Befolgen einer Diät. Es geht darum, jetzt gleich am Leben teilzunehmen, und nicht erst zu warten, bis Sie eine bestimmte Zahl auf der Waage erreicht haben. Es geht darum, nicht vom Essen beherrscht zu werden, damit Sie es schließlich genießen können.

Wenn Sie überall mitmachen, haben Sie nicht mehr das Gefühl, dass etwas mit Ihnen nicht stimmt. Genießen Sie den Abend und befolgen Sie die 10 Regeln, dann werden Sie sich noch besser fühlen, da Sie Ihr schlankes Ich finden.

Lieben Sie sich selbst

Es ist einfach, »Lieben Sie sich selbst« zu sagen, aber es war früher für mich selbst nicht einfach, diesen Grundsatz zu befolgen. Ich hatte eine schwierige Kindheit, daher weiß ich, wie es ist, wenn man sich mit sich selbst unwohl fühlt. Ich weiß, wie es ist, sich selbst zu bestrafen, indem man sich überisst, ständig Diäten macht und unter dem Jo-Jo-Effekt leidet oder sich zum Hungern zwingt. Aber nach einer Menge Arbeit habe ich all das hinter mir gelassen. Und was ich konnte, können Sie auch.

Wie kann man sich selbst nicht lieben, wo man doch nur sich selbst wirklich kennt? Sie haben den totalen Zugang zu Ihrem Ich, denn Sie stecken in Ihrem eigenen Kopf, und deswegen können Sie auch sich selbst in die bestmögliche Version Ihrer selbst verwandeln. Aber Sie dürfen sich nicht selbst egal sein, Sie müssen sich um sich kümmern, Sie müssen sich lieben, indem Sie das tun, ♥*was gut für Sie ist*♥.

Es ist großartig, Freunde, eine Familie, einen Lebenspartner zu haben, die sich um Sie kümmern. Doch all diese Beziehungen funktionieren nicht auf die bestmögliche Art, wenn Sie sich nicht als Erstes um sich selbst kümmern. Lassen Sie sich selbst und Ihre eigenen Bedürfnisse die erste Stelle einnehmen, dann werden Sie nach und nach verstehen, warum dies die Voraussetzung dafür ist, dass Sie eine gute Freundin, ein gutes Familienmitglied, eine gute Mutter, eine gute Partnerin sind. Sich selbst zu lieben muss das Herz von allem sein, was Sie tun.

Für viele ist diese Forderung schwer zu verstehen, weil sie es gewohnt sind, sich selbst immer an die letzte Stelle zu setzen. Aber irgendwann führt das dazu, dass Sie sich bemitleidenswert und schlecht fühlen. Dann werden Sie vielleicht sogar die Vernachlässigung Ihrer selbst versuchen zu kompensieren, indem Sie ungesunde Verhaltensweisen entwickeln, sich zum Beispiel überessen oder Tabletten nehmen oder zu viel Alkohol trinken.

Es dauert vielleicht eine Weile, bis Sie dieses wichtige Ziel erreichen, aber fangen Sie mit kleinen Dingen an, die Sie jeden Tag für sich selbst tun. Reservieren Sie sich täglich fünfzehn Minuten nur für sich, Ihre ganz eigene »Ich-Zeit«. Verwöhnen Sie sich mit kleinen Dingen: Kaufen Sie sich Ihr Lieblingsobst, gehen Sie spazieren, legen Sie bei der Arbeit eine kurze Pause ein, um tief durchzuatmen, essen Sie genussvoll einen Riegel dunkle Schokolade oder setzen Sie sich einfach in eine Hängematte, um zu träumen. Umarmen Sie jemanden. Halten Sie die Hand Ihres Freundes. Alle diese kleinen Dinge werden Ihnen helfen zu lernen, wie Sie für sich selbst sorgen können, und Fürsorge für sich selbst wird schließlich zu Liebe.

Verstehen Sie, warum Sie etwas tun müssen, was ♥*gut für Sie*♥ ist, bevor Sie die notwendigen Veränderungen vornehmen können, um Ihr schlankes Ich zu entdecken? Man könnte meinen, dass dieser Grundsatz die Regel 1 hätte sein müssen, aber meiner Meinung nach ist es besser, ihn an den

Schluss zu setzen. Denn hätten Sie Ihn gleich zu Anfang dieses Buches vernommen, wären Sie vielleicht nicht bereit für ihn gewesen.

Nichtsdestotrotz, tun, was ♥*gut für Sie*♥ ist, funktioniert zusammen mit all den anderen Regeln und ist ein wichtiger Aspekt der Regel 10 ♥*Seien Sie Ihr schlankes Ich*♥ auf gesunde und dauerhafte Art. Sie haben nur ein Leben, und Sie verdienen, daraus das Beste zu machen, also finden Sie heraus, was Sie brauchen, was Sie wollen und wer Sie sein wollen.

Und dann seien Sie es.

Regel 10: Rezepte

Diese Rezepte sind speziell für Sie – Wohlfühlgerichte, die trotzdem nicht Ihr Ernährungskonto sprengen. Verwöhnen Sie sich, aber mit diesen Rezepten und daher auf kluge Art.

Rustikales Kartoffelpüree

Welches Gericht hat den höchsten Wohlfühlfaktor? Für mich ist es Kartoffelpüree. Weiße Bohnen sorgen für eine cremige Konsistenz und liefern Protein.

▶ Ergibt 4 Portionen

> 4 mittelgroße rote Kartoffeln, gut gewaschen
> 1 Dose (300g) weiße Bohnen, abgetropft
> 120 ml warme Sojamilch
> 1/3 Tasse Ricotta
> ¼ Tasse Butter
> 1 TL Salz
> 1 Prise Pfeffer

1. Kartoffeln mit Schale in Würfel schneiden. In Wasser sehr weich kochen.
2. In der Zwischenzeit die weißen Bohnen in der Küchenmaschine pürieren, bis sie eine weiche Konsistenz aufweisen. Kartoffeln abgießen und zurück in den Topf geben. Bohnenpüree und andere Zutaten hinzufügen und alles

zusammen zu Püree stampfen. Noch einmal erhitzen und heiß servieren.

Erfrischende Zitronen–Garnelen

Diese leichte, elegante Vorspeise hat etwas Luxuriöses. An einem Wenig-Hunger-Tag ist sie mit einem schönen Salat ein Abendessen.

▶ Ergibt 1 Portion

2 große Garnelen, halbiert, ohne Schwänze
¼ Gurke, geschält und in Stücke geschnitten
¼ rosa Grapefruit in Scheiben
¼ Limette in Scheiben
1 TL frischer Koriander, gehackt
¼ Avocado, gewürfelt

Alle Zutaten in einer kleinen Schüssel gut vermischen, dann in einem gekühlten Martini-Cocktailglas servieren.

Teil 2
Mein schlankes Ich –
Das Programm

11. Mit dem Programm beginnen

Sie kennen nun die 10 Regeln, um natürlich schlank zu leben und zu essen. Jetzt kommt es darauf an, diese Regeln in
die Praxis umzusetzen. Um Ihnen den Anfang zu erleichtern, werde ich Sie während der ersten Woche begleiten. Ich
hoffe, das wird Ihnen helfen, unsere 10 Regeln zu einem
selbstverständlichen Teil Ihres Lebens werden zu lassen. Ich
erzähle Ihnen auch genau, was ich typischerweise in einer
Woche esse und warum ich jeweils eine bestimmte Auswahl
treffe. Geben Sie mir sieben Tage, und ich gebe Ihnen das
größte Geschenk, das ich kenne. Ich werde Ihnen zeigen,
wie Sie auf natürliche Weise schlank werden und bleiben.

Vielleicht hielten Sie gestern Diät. Aber das war gestern.
Wenn Sie mir heute – der Tag, an dem Sie mit dem Programm *des Natürlichen Schlankseins* beginnen – und die nächsten sechs Tage vertrauen, werden Sie beginnen zu verstehen,
was ich damit meine, wie eine natürlich schlanke Person zu
leben, zu denken und zu essen. Und vergessen Sie nicht: *Dies
ist keine Diät, denn Diäten funktionieren nicht.* Meine Methode
funktioniert, weil das Ihr Leben ist.

Das vorliegende Programm unterscheidet sich grundsätzlich von einem Diätfahrplan. Zusammen mit den 10 Regeln
und Ihrer eigenen Bereitschaft, die schlechten Essgewohn-

heiten loszuwerden, die Sie bis jetzt belastet haben, können Sie schließlich den natürlich schlanken Körper bekommen, von dem Sie schon immer wussten, dass er Ihr eigentlicher Körper ist. Der Weg dahin wird Ihnen Spaß machen, und er wird viel leichter zu gehen sein, als Sie vielleicht denken, denn Sie brauchen dabei auf nichts zu verzichten. Das Programm besteht aus wohlüberlegten, ausgewogenen Entscheidungen, denn ♥ *Ihr Essen ist ein Bankkonto.* ♥

Es ist Zeit, sich von Diäten frei zu machen

Die erste Woche des Programms ist äußerst wichtig, denn wenn Sie nicht schon beim Lesen des ersten Kapitels ihre Diät aufgegeben haben, dann ist dies jetzt die Woche, um es zu tun. Verbannen Sie die gesamte Idee davon aus Ihrem Kopf, und zwar für immer. Der Gedanke an Diäten war früher auch in mir tief verwurzelt, daher weiß ich, dass es fast beängstigend klingen kann, das alles plötzlich hinter sich zu lassen. Doch heute würde ich nie wieder eine Diät machen. Ich bin nicht mehr davon besessen, und keine Art von Essen macht mir mehr Angst. Und das wird auch nie wieder so sein. Beim Essen denke ich nicht mehr an morgen, sondern nur an heute. Wenn ich Hunger habe, esse ich. Wenn ich keinen Hunger habe, esse ich nicht. Wenn ich nicht esse, lebe ich mein Leben. Diesen wunderbaren Zustand werden auch Sie bald erreicht haben.

Da Gewohnheiten nicht so leicht abzulegen sind, wird es etwas Übung erfordern, nach den 10 Regeln zu essen. Dafür habe ich das Programm geschrieben. Es soll Ihnen helfen, auf die Stimme Ihres Körpers zu hören, Ihre verstörenden Gedanken abzuschalten, zu essen, wann Sie wollen und was Sie wollen, nicht wann eine Uhr, ein Diätplan oder Ihr Tischnachbar es wollen.

Warum nehme ich dieses Programm in das Buch auf, wenn ich doch so gegen Diäten und Diätpläne bin? Ging es nicht darum, Ihnen zu zeigen, wie Sie Ihre Entscheidungen selbst treffen? Ganz genau. Es gibt aber Menschen, für die die 10 Regeln zu theoretisch sind und die mehr praktische Führung wünschen, dieses Bedürfnis soll das Programm befriedigen. Zu hören, wie natürlich schlanke Menschen denken, wie ich denke, und wie Sie Ihre Art zu denken ändern können, kann das eine sein, wenn Sie jedoch vor einer Speisekarte sitzen, vor einer Kuchenvitrine stehen oder Ihnen nachts um zwölf der Duft einer heißen Pizza in die Nase steigt, das kann etwas anderes sein, dann brauchen Sie vielleicht doch einen praktischen Rat. Dieser Rat ist das Programm. Ich nehme Sie an die Hand und begleite Sie eine Woche lang, um Ihnen zu zeigen, wie es funktioniert, sein wahres schlankes Ich zu leben und entsprechend zu essen.

Ich werde Ihnen nicht sagen, dass Sie eine halbe Tasse hiervon und drei Esslöffel davon essen sollen, denn das würde allem widersprechen, worum es beim natürlichen Schlanksein geht. Menschen sind merkwürdige Wesen, und jeder von uns ist anders. Heute Morgen habe ich zum Beispiel zum Frühstück einen kleinen Kokosnuss-Cupcake und eine halbe Cantalupe-Melone gegessen. Wie könnte ich das in Ihren Speiseplan einbauen? Vielleicht mögen Sie weder Kokosnuss noch Cantalupe-Melone. Und sowieso war es nicht gerade ein Frühstück für Champions!

Trotzdem möchte ich Ihnen erzählen, was ich sieben Tage lang und über den Tag verteilt esse, damit Sie meinen inneren Dialog, wenn ich darüber entscheide, was ich essen will, hören. Vielleicht inspiriert Sie das ja. Außerdem erfahren Sie, wie ich meine Portionen kontrolliere und die Nahrungsstoffe über den Tag verteilt ausbalanciere. Aber noch einmal: Meine Mahlzeitenfolge ist nicht als Mahlzeitenplan für Sie gedacht, sondern nur als Hilfsmittel für Ihre eigene Mahlzeitenfolge. Ich möchte Sie in die Lage versetzen, Ihre eigenen Entscheidungen darüber zu treffen, was Sie essen. Nur dann führen Sie das Steuer, bestimmen Sie, wo's langgeht. Natürlich schlanke Menschen essen nicht, was andere ihnen sagen. Sie essen, was sie essen möchten und was ihr Körper braucht. Nicht mehr, nicht weniger.

Dabei ist nichts verboten. *Nichts.* Und es wird auch nie wieder etwas verboten sein. Kein Restaurant, kein Snack, kein Getränk, kein Mangel an Sport, keine persönliche Entscheidung ist »schlecht«. Die Gesamtheit Ihrer Entscheidungen und deren Ausgewogenheit bestimmen über Ihr Gewicht, Ihr Energieniveau und darüber, wie Sie in Ihren Jeans aussehen. Stellen Sie sich Folgendes vor: In einem unbesonnenen Moment herrschen Sie jemanden an, obwohl das eigentlich nicht Ihre Art ist. Nun können Sie sich sagen, dass Sie eben eine Person sind, die schnell aus der Haut fährt, und sich weiter so verhalten. Sie können sich aber auch entschuldigen (oder auch nicht) und wieder die Person sein, von der Sie wissen, dass Sie sie eigentlich sind. Genauso ist es mit dem Essen. Sie treffen Entscheidungen, jede für sich, und dann treffen Sie die nächsten Entscheidungen, die auf den bis dahin getroffenen beruhen. Haben Sie eine Fehlentscheidung getroffen, berichtigen Sie sie mithilfe der nächsten Entscheidung. *Sie* haben die Kontrolle, und Sie sind diejenige, die sich mit den Konsequenzen Ihrer Entscheidungen auseinandersetzt. Sie sind *die Einzige*, die Ihr Gewicht und Ihr Leben ändern kann.

Aber ich kann Ihnen helfen.

Ich bin bei Ihnen

Da ich dagegen bin, jemandem vorzuschreiben, was er essen soll, bedeutete die Erstellung eines Programms eine große Herausforderung für mich. Ich halte nichts von strengen Vorschriften, genau begrenzten Portionen, dem Abmessen von Nahrungsmitteln oder dem Zählen von Kalorien – es ist praxisfern, es funktioniert einfach nicht. Man kann es vielleicht ein paar Tage durchhalten, aber dann wirft man den Messbecher in die Spüle und fängt an, direkt aus der Verpackung zu essen. Es ist einfach zu frustrierend, weil es nicht zum wirklichen Leben passt.

Meine zweite Herausforderung war, dass die Menschen nun mal nicht mit Ausstechförmchen geschaffen werden und daher alle verschieden sind. Einmal hat ein Ehepaar mich gebeten, für sie beide ein Diätprogramm zu schreiben. Aber wie soll das gehen? Tatsache ist, dass Sie und Ihr Ehemann und Ihre Kinder und Ihre Freunde ja nicht plötzlich zu den selben Personen werden, wenn Sie sich zusammen zu einer Mahlzeit niederlassen. Hinzu kommt noch, dass sogar Ihr eigener Tag jedes Mal ein bisschen anders aussieht, heute unterscheidet sich von gestern, morgen von heute. Sie und Ihre Freunde und Familienmitglieder haben alle verschiedene Hintergründe, Terminkalender, Stoffwechsel und Lebensstile. Sie sind unterschiedlich aktiv und haben unterschiedliche Lieblinsspeisen. Jeder von uns ist einzigartig, daher ist es widersinnig, ein Diätbuch in die Hand zu nehmen und den strengen Regeln, die ein anderer aufgestellt hat, zu folgen. Man kann es nicht allen recht machen, und man kann nicht jedermanns Gewichtsprobleme mit einer solchen Diät lösen. Es ist unmöglich. Und ich werde es erst gar nicht versuchen.

Stattdessen geleite ich Sie eine Woche lang durch jeden einzelnen Tag, und wir wenden zusammen die 10 Regeln an, während Sie die Sachen essen, *die Sie gern essen*. Das funktioniert, und es funktioniert schnell. Dabei brauchen Sie nicht Ihre Persönlichkeit zu verändern, Sie legen nur Ihre schlechten Essgewohnheiten ab und verwandeln Sie in gute Strategien – *natürlich schlanke Gedanken* und *natürlich schlankes Handeln*.

Gehen Sie nun durch diese Woche und die folgenden Kapitel, als wenn ich mit Ihnen zusammen wäre. Ich sage Ihnen, was ich esse, und ich helfe Ihnen, die Regeln auf das anzuwenden, was Sie essen. Sie werden nicht die gleichen Sachen essen wie ich, denn wir sind nicht in der gleichen Situation und wir haben unterschiedliche Vorlieben. Vielleicht gehen Sie einen Abend aus, und ich esse zu Hause, oder ich gehe aus, und Sie essen zu Hause – oder was auch immer. So oder so werde ich bei Ihnen sein, als wenn wir zusammen ausgingen, aber wir müssen nicht die gleichen Sachen bestellen.

Egal, wo Sie essen und wie Ihr Tag verläuft, es kommt darauf an, dass Sie wissen, dass Sie nicht alleine essen. Ich sitze neben Ihnen, und wir können uns über all die verschiedenen Fragen unterhalten, die Sie vielleicht haben. Ich werde

Sie auch an die 10 Regeln erinnern, bis Sie fest in Ihrem Leben verwurzelt und zu Ihren neuen Essgewohnheiten geworden sind. Dieselben Regeln gelten für uns beide, und wir werden beide diese Reise gemeinsam unternehmen und unterwegs auf natürlich schlanke Art essen.

Vertrauen Sie Ihrem Bauchgefühl

In Teil 1 habe ich über die ständige gedankliche Beschäftigung mit dem Thema Essen gesprochen. Ich glaube, viele von uns sind zwanghaft damit beschäftigt, einer Stimme in Ihrem Kopf, die Ihnen sagt, dass wir dieses nicht essen sollen, dass wir jenes niemals essen dürfen, dass wir davon nicht einmal einen Bissen haben dürfen. Dann stiftet Sie uns an, befiehlt uns geradezu, alles zu essen, was in Reichweite ist, weil wir uns benachteiligt fühlen oder einfach so fertig sind und es »verdienen« tüchtig zu essen. Danach macht sie uns ein schlechtes Gewissen, weil wir so viel gegessen haben, und erzählt uns, dass wir nie wieder etwas Gutes zu essen verdienen. Oder sie sagt uns, wenn wir nicht gegessen haben, wie brav und gehorsam wir waren.

Mein kleiner Teufel auf meiner linken Schulter sagt mir manchmal, dass ich viel Zucker essen soll. Ihrer sagt Ihnen vielleicht, dass Sie die halbe Pizza und nicht nur das eine Stück essen sollen, das Sie eigentlich essen wollten. Sie können Ihrem Kopf nicht vertrauen, denn Zwangsgedanken sind tief verwurzelt in negativen Emotionen: Selbsterniedrigung, Angst, Stress und schlechten Gewohnheiten. Ich möchte Ihnen helfen, das, was sich da in Ihrem Kopf abspielt, zu erkennen und loszuwerden.

Vertrauen dagegen können Sie Ihrem Bauchgefühl. Diese Stimme des Körpers ist eine alte und weise, die Ihnen sagt, wann Sie wirklich Hunger haben, wann Sie wirklich keinen Hunger haben und was Sie wirklich essen *wollen.*

Auf diese Stimme zu hören, lehrt Sie, mit sich selbst zu kommunizieren. So einfach ist das. Wenn Sie lernen, diese Stimme wieder zu hören, werden Sie verstehen, dass es völlig in Ordnung ist, ein Rührei mit Speck zu essen oder ein kleines Stück Schokoladenkuchen oder was auch immer Sie wirklich wollen. Sie brauchen ja nicht alles aufzuessen (denn Sie haben ja ♥*Ihre Mitgliedschaft im »Club der leeren Teller«*♥ gekündigt). Aber Sie bekommen das zu essen, was Sie wirklich wollen – für den Rest Ihres Lebens.

Die 10 Regeln auf einen Blick

Teil 1 behandelt die 10 Regeln, mit denen Sie schließlich natürlich schlank sein werden. Ich möchte, dass Sie diese verinnerlichen und nach ihnen leben, also lassen Sie sie uns hier noch einmal wiederholen:

1. ♥Ihre Ernährung ist ein Bankkonto♥

Diese wichtigste Regel ist das Leitmotiv meines Programms »Mein schlankes Ich«. Was Sie auch beschließen zu essen, treffen Sie Ihre Wahl so, dass Sie Ihre Mahlzeiten im Laufe des Tages ausbalancieren, sodass Sie nicht zu viel von einer Sache essen und jede Mahlzeit die anderen durch ergänzende Nahrungsmitte (Nährstoffe) ausgleicht.

2. ♥Sie können alles essen, aber nicht alles auf einmal♥

Im Leben trifft man ständig Entscheidungen. Sie können essen, was Sie wollen, und Sie sollten viele verschiedene Sachen essen, um Abwechslung in Ihren Speiseplan zu bringen und um Ihren Körper mit möglichst vielen Nährstoffen zu versorgen. Aber bleiben Sie auf dem Boden. Essen Sie gesunde Speisen mit hohem Volumen wie Salate und Suppen, um satt zu werden; dann fügen Sie noch ein oder zwei Köstlichkeiten hinzu, die Sie auch wollen. Essen Sie den Salat, die Pizza, und trinken Sie ein Glas Wein. Oder nehmen Sie die Suppe, den Salat und das Dessert. Denken Sie daran, Sie haben jeden Tag aufs Neue die Möglichkeit, Ihre

Wahl anders zu gestalten. Sie müssen nicht alles auf einmal konsumieren, Sie werden noch so viele Mahlzeiten zu sich nehmen. Treffen Sie Ihre Wahl und genießen Sie sie.

3. ♥Kosten Sie alles, essen Sie nichts♥

Warum sollten Sie einen ganzen Berg von einer Sache in sich hineinschaufeln, wenn Sie kleine, perfekte Happen von vielen köstlichen Sachen kosten können und nichts davon Ihnen über wird? Seien Sie wählerisch und anspruchsvoll, vor allem wenn Sie eine Auswahl an vielen guten Sachen vor sich haben. Wenn Sie sich nicht entscheiden können, probieren Sie einfach von allem, was Sie wirklich wollen, ein wenig. Dann werden Sie auch am nächsten Morgen noch zufrieden mit sich sein.

4. ♥Seien Sie aufmerksam♥

Essen Sie niemals, wenn Sie nicht bereit dazu sind, es aufmerksam zu tun. Essen Sie nicht im Stehen, beim Arbeiten oder Fernsehen. Setzen Sie sich, konzentrieren Sie sich auf Ihr Essen und schmecken Sie es, damit Ihr Körper die Mahlzeit auch registriert und als gegessen speichert.

5. ♥Verkleinern Sie sofort Ihre Portionen♥

Vergessen Sie die Riesenmengen, in denen das Essen heute serviert wird. Ihr neues Motto heißt: verkleinern. Essen Sie von kleineren Tellern, aus kleineren Schüsseln, trinken Sie aus kleineren Gläsern und kultivieren Sie ein neues Gefühl für hübsche, kleine Portionen.

6. ♥Kündigen Sie Ihre Mitgliedschaft im »Club der leeren Teller«♥

Hören Sie auf damit, Ihren Teller leer zu essen. Dass da noch etwas liegt, heißt nicht, dass Sie es auch essen müssen. Stattdessen können Sie Ihr Gericht mit anderen teilen, den Rest für eine nächste Mahlzeit aufheben oder einfach liegen lassen, wenn das Essen nicht wirklich gut war.

7. ♥Kontrollieren Sie sich, bevor Sie sich selbst schädigen♥

In dieser Regel steckt eins der wichtigsten Dinge, die Sie für sich tun können, falls Sie betroffen sind: *Widerstehen Sie Ihren Essanfällen.* Kontrollieren Sie Ihre Heißhungergefühle. Das Wissen, dass Sie alles essen können, was Sie wollen, kann Ihnen schon dabei helfen, nicht mehr unkontrolliert zu essen. Aber solange Sie dieses suchtartige Essen nicht aus Ihrem Kopf haben, müssen Sie das Ruder fest in der Hand halten; Sie müssen Ihre eigenen vernünftigen Entscheidungen darüber treffen, was Sie essen wollen und was nicht, und wann Sie mit dem Essen aufhören. Sie sind die Herrscherin über Ihr Leben, also treten Sie diese Herrschaft an!

8. ♥Erkennen Sie sich selbst♥

Einige Menschen können ohne Probleme Mahlzeiten auslassen, andere nicht. Manche haben eine Schwäche für Süßes, manchen ist Süßes egal. Manche können eine kleine Menge Pasta essen, manche müssen Nudelgerichte immer ganz aufessen. Manche brauchen zwischen den Mahlzeiten Snacks,

andere nicht. Sind Sie Veganerin? Gluten-intolerant? Sport-
begeistert? Beim Ändern Ihrer Essgewohnheiten müssen Sie
sich selbst kennen und Ihre neue Art zu essen an die Person
anpassen, die Sie wirklich sind.

9. ♥Essen Sie natürlich♥

Wann immer es möglich ist, wählen Sie natürliche, regionale, saisonale und biologisch angebaute Lebensmittel anstatt industriell verarbeiteter. Aber werden Sie nicht zwanghaft. Manchmal hat man keine Wahl. Doch wenn Sie können,
entscheiden Sie sich für frisches Obst und Gemüse, Vollkornprodukte, Bio-Fleisch und Bio-Eier. Ihr Körper und unsere
Umwelt werden es Ihnen danken.

10. ♥Seien Sie Ihr schlankes Ich und tun, was gut für Sie ist♥

Jede Ihrer Verhaltensänderungen sollte unter dem Leitgedanken stehen, sich um sich selbst zu kümmern und sich
selbst lieben. Was auch immer Sie entscheiden zu tun, wie
Sie sich entscheiden zu essen und wer Sie entscheiden zu
sein, lassen Sie sich zuallererst davon leiten, ♥*was gut für Sie
ist*♥. Alles andere in Ihrem Leben wird davon positiv beeinflusst werden.

Das Differenzial und der Punkt des abnehmenden Gewinns

Da wir gerade einen kleinen Auffrischungskurs machen, lassen Sie uns noch über zwei Prinzipien sprechen, die ich in Teil 1 erklärt habe und die ich Ihnen noch einmal besonders ans Herz legen möchte: den *Differenzial* und den *Punkt des abnehmenden Gewinns*.

Das *Differenzial* ist der Unterschied zwischen zwei Möglichkeiten und ob dieser Unterschied von Wert für Sie ist. Wenn die gesündere Version eines Nahrungsmittels oder Gerichts Ihrer Meinung nach genauso gut schmeckt wie die weniger gesunde, wählen Sie die gesündere. Bedeutet die ungesündere oder kalorienreichere Version für Sie einen sehr viel größeren Genuss, dann los – leisten Sie sich dieses Essen. (Aber essen Sie nur ein bisschen davon, es gibt keinen Grund, sich selbst zu schädigen.)

Der *Punkt des abnehmenden Gewinns* ist der Moment, von dem an das Essen nicht mehr ganz so unwiderstehlich schmeckt. Sobald Geschmack und Genuss nachlassen – sobald ein Bissen weniger großartig schmeckt als der vorherige –, können Sie genauso gut aufhören zu essen. Sparen Sie sich die Ausgabe auf Ihrem Essenskonto und legen Sie die Gabel beiseite.

Die Grundsätze des Kontoausgleichs

Lassen Sie uns nun darüber sprechen, wie Sie die 10 Regeln und anderen Prinzipien in Ihr Alltagsleben integrieren, wenn Sie zur Arbeit, zur Schule oder in ein Restaurant gehen, wenn Sie die Mahlzeiten für Ihre Familie zubereiten, in einem Supermarkt einkaufen oder mit Ihren Freunden ausgehen. Vergegenwärtigen Sie sich Regel 1: ♥*Ihre Ernährung ist ein Bankkonto.*♥

Wie können Sie es führen, dass es immer ausgeglichen ist? Dazu möchte ich Ihnen ein paar Hilfen an die Hand geben. Und ich betone noch einmal, es sind *nur* Hinweise. Ich möchte nicht, dass sie zum Zwang werden, oder Sie sich damit verrückt machen. Was Ihr Bauchgefühl Ihnen sagt, ist das Allerwichtigste. Lernen Sie, auf Ihren Körper zu hören.

An Ihren hungrigen Tagen werden Sie wahrscheinlich mehr essen wollen, als was ich als Richtwert angebe, an anderen Tagen weniger. Auf keinen Fall sollten Sie glauben, dass Sie immer alles ausgeben müssen, was auf Ihrem Konto noch übrig ist. Warum sollte man sich mit Essen vollstopfen, wenn man gar keinen Hunger hat? Damit tun Sie Ihrem Körper keinen Gefallen. Ja, es gibt Tage, da hat man aus irgendeinem Grund – oder anscheinend völlig grundlos – den ganzen Tag lang Hunger. Doch an Tagen, an denen Sie keinen Hunger haben, sollten Sie sparen. Ich frühstücke zum Beispiel nicht jeden Tag. Ist das ein Verbrechen? Ich bin schlank, und ich esse, wenn ich Essen brauche. Manchmal gehört dazu ein Frühstück, manchmal nicht. Ich sage aber nicht, dass das für Sie auch richtig wäre. Jeder Tag ist anders, und etwas zu essen, nur weil jemand Ihnen sagt, dass Sie soundso viele Mahlzeiten am Tag zu sich nehmen sollen, ist absurd.

Aber *für die Tage*, an denen Ihnen danach ist, dass jemand Sie anleitet, gebe ich Ihnen ein paar konkrete Ratschläge, damit Ihre Ernährung so ausgewogen ist wie Ihr Bankkonto ausgeglichen.

Eine oder zwei Kohlenhydratmahlzeiten

Einmal täglich sollte eine Ihrer Mahlzeiten hauptsächlich aus Kohlenhydraten bestehen: Teigwaren, Reis, Brot, Müsli usw. – vorzugsweise Vollkornprodukte. Das bedeutet nicht, dass Sie nicht auch ein wenig Protein dazu essen, und Gemüse dazu ist immer gut, aber wenn der Fokus auf den Kohlenhydraten liegt, zählt diese als Kohlenhydratmahlzeit.

Ich werde Ihnen hier nicht jede Art von kohlenhydratreicher Nahrung auf dem Planeten aufzählen, schließlich sind Sie nicht von gestern. Ich werde auch Ihre Intelligenz nicht beleidigen, indem ich Ihnen genau in jeder lächerlichen Einzelheit sage, wie groß eine Portion ist. Keine Zwanghaftigkeit mehr! Wenn Sie eine Orientierung brauchen, was Portionsgrößen betrifft, können Sie in Kapitel 5 nachschlagen. Aber ich bin sicher, Sie wissen genau, wie viel zu viel für Sie ist. Eine Kohlenhydratmahlzeit kann eine oder zwei Portionen Kohlenhydrate enthalten. Als kurze Erinnerung hier ein paar allgemeine Angaben zu Portionsgrößen bei kohlenhydratreichen Nahrungsmitteln:

- Brot, eine Scheibe (eine halbe Scheibe, wenn sie riesig oder sehr dick ist; möglichst Vollkornbrot)
- Vollkornbrötchen (Ich höhle meines aus, das heißt, ich zupfe das weiche Innere heraus und werfe es weg, weil mir das Brötchen so besser schmeckt.)
- Vollkornmüsli, kleine Schüssel oder japanische Reisschüssel, ungefähr so groß wie eine halbe Grapefruit
- Vollkornnudeln, kleine Schüssel (wie oben)
- Reis, kleine Schüssel (wie oben), vorzugsweise Vollkornreis oder Wildreis
- Kartoffeln, Süßkartoffeln, Kürbis (z. B. Butternut oder Hokkaido-Kürbis), kleine Schüssel (oder eine halbe große Ofenkartoffel)
- Hülsenfrüchte, z. B. Kidneybohnen, weiße Bohnen, Kichererbsen, rote Linsen usw., kleine Schüssel

Eine oder zwei Proteinmahlzeiten

Einmal täglich sollte eine Ihrer Mahlzeiten hauptsächlich aus Protein (möglichst mager) bestehen, um die Kohlenhydratmahlzeit auszugleichen. Ein Beispiel für eine Proteinmahlzeit sind Rühreier mit einer Scheibe Toast. Essen Sie das Brot, aber nur eine kleine Portion. Protein ist wichtig und hält Sie länger satt als stärkehaltige Nahrungsmittel. Aber auch den Verzehr von Protein kann man übertreiben. Ein oder zwei Mahlzeiten mit einer mageren Proteinquelle am Tag sind allemal genug. Wenn Sie zum Frühstück ein Ei essen und zum Abendessen Steak, dann brauchen Sie nicht mittags auch noch Fleisch. Mögen Sie Proteinmahlzeiten, die fettreich sind, dann gönnen Sie sie sich, aber nicht zu oft. Sie müssen ja auch nicht alles aufessen. Wählen Sie aber die meiste Zeit kleine Portionen magerer Proteingerichte, zum Beispiel:

- Fisch, Garnelen oder Calamari, eine Portion etwa so groß wie ein kleiner Haushaltsschwamm
- Huhn, eine kleinere Portion, wenn Sie das dunkle Fleisch oder die Haut mögen (wie ich), eine etwas größere Portion bei einem Bruststück ohne Haut und Knochen
- Rindfleisch – ich mag gut marmoriertes Rindfleisch, also esse ich nur wenig. Wenn Sie die mageren Teile mögen, zum Beispiel Rinderfilet (ohne zerlassene Butter), kann die Fleischmenge etwas größer sein.
- Eier, ein bis zwei
- Tofu, etwa die Größe eines kleinen Schwamms
- Hülsenfrüchte, eine kleine Schüssel oder ein Souffléförmchen. Sie enthalten viel Protein, sind aber auch sehr stärkehaltig, sie gehören also eigentlich in zwei Kategorien …
- Fettarmer Käse oder Sojakäse, eine Scheibe oder eine kleine Handvoll. Wenn Sie Käse mit hohem Fettgehalt vorziehen, schränken Sie die Menge ein.
- (Soja-)Milch, etwa ein Glas

Zwei Früchte und unbeschränkt Gemüse

Früchte sind eine ausgezeichnete Investition, aber zu viele Früchte auf einmal jagen Ihren Blutzuckerspiegel zu schnell in die Höhe und sind nicht empfehlenswert. Obst allein ist reinigend und enthält eine Menge wichtiger Nährstoffe, sättigt jedoch nur kurze Zeit. Es ist großartig zur Entwässerung und Erholung des Körpers, wenn man sich unwohl fühlt, trotzdem muss man es klug einsetzen. Im Allgemeinen sollten Sie nicht mehr als zweimal am Tag Obst essen, Obstsäfte eingeschlossen (die sehr wohl erlaubt sind, wenn Sie sie mögen). Zum Beispiel könnten Sie ein Müsli mit Früchten und dann noch ein Stück Obst als Zwischenmahlzeit essen.

Gemüse können Sie so viel essen, wie Sie wollen (außer Kartoffeln und Mais die beide als Kohlendydrate zählen), und sie sollten den größten Teil Ihrer gesamten Nahrung ausmachen. Rohes Gemüse ist besonders wichtig und füllt sehr gut. Sie können Gemüse auf vielfältige Art zubereiten (viele Beispiele finden Sie in den Rezepten in diesem Buch). Gemüse enthält viele Ballaststoffe, die sättigen und die Darmtätigkeit regulieren.

Zwei Portionen Fett

Essen Sie zweimal am Tag etwas Butter oder Olivenöl. Fett intensiviert den Geschmack des Essens, aber Sie brauchen nicht viel davon, und Sie brauchen es ganz bestimmt nicht allen Ihren Speisen hinzuzufügen. Verbannen Sie Fett jedoch nicht ganz aus Ihrem Leben. Fett ist nicht der Teufel. In kleinen Mengen ist es sogar gut für Sie.

Manchmal ist das Vorhandensein von Fett sehr offensichtlich, zum Beispiel bei Rühreiern mit Speck, manchmal weniger, zum Beispiel bei gedünstetem Gemüse. Gauben Sie nicht, dass Sie kein Fett essen, wenn Sie in einem Restaurant gedünstetes Gemüse bestellen. Aber lassen Sie deswegen das Gemüse nicht weg – ich kenne niemanden, der von zu viel gedünstetem Gemüse dick geworden wäre. Im Allgemeinen brauchen Sie kaum darauf zu achten, Ihrer Ernährung Fett hinzuzufügen, denn höchstwahrscheinlich ist in Ihren Mahlzeiten schon genug vorhanden.

Wenn ich in einem Steakhouse esse, nehme ich allerdings schon bei einer Mahlzeit bestimmt mehr als zwei Portionen Fett zu mir. Machen Sie sich also nicht verrückt mit diesen zwei Portionen. Achten Sie einfach darauf, dass Sie möglichst nur zweimal am Tag Mahlzeiten mit Fett verzehren.

Zweimal Süßes (optional)

Wenn Sie Süßes lieben (so wie ich), dann wissen Sie, dass es schwer sein kann, in dieser Beziehung vernünftig zu bleiben. Beschränken Sie sich auf zwei kleine süße Sachen jeden Tag, einschließlich Frühstück, Snacks, Desserts und süßer Drinks am Abend. Zuckern Sie zum Beispiel Ihr Frühstücksmüsli oder ist darin Zucker enthalten und essen Sie am Nachmittag Schokolade, dann war's das. Kein Eis mehr nach dem Abendessen. Wenn Sie das Eis unbedingt wollen, dann lassen Sie die Schokolade weg oder den Zucker im Müsli, Kaffee oder wo auch immer. Sie *brauchen* nicht mehr als zweimal Süßes am Tag, also wählen Sie das aus, was Ihnen an dem

Tag am wichtigsten ist. Wenn Sie sich nicht viel aus Süßem machen, dann essen Sie nur einmal etwas Süßes oder lassen Sie es ganz weg. Zucker ist für eine gesunde Ernährung nicht nötig. Alkohol zählt auch als Süßes! Wenn Sie zwei Gläser Wein trinken, ist Ihre Ration für den Tag erschöpft.

Gut, das ist das Ziel, und nun muss ich wieder meine eigenen Sünden eingestehen. Bei mir bleibt es oft nicht bei zwei süßen Sachen am Tag, einschließlich der Tage, an denen ich mir ein paar Drinks gönne. Mein Gewicht ist allerdings stabil. Wenn Sie abnehmen wollen, müssen Sie mit Süßem vorsichtiger umgehen als ich. Aber machen Sie sich nicht verrückt, wenn Sie ab und zu den Richtwert überschreiten. Es ist ein Richtwert, und keiner schickt Sie deswegen ins Gefängnis.

Zwei Zwischenmahlzeiten (optional)

Diese Snacks sollten wirklich nur kleine Zwischenmahlzeiten sein, versuchen Sie, die Kalorien auf etwa 100 bis 200 pro Snack zu begrenzen. Aber auch hier wieder: Machen Sie sich nicht verrückt wegen einer Zahl, ich will Ihnen damit nur einen Anhaltspunkt geben. Natürlich müssen die Snacks auch mit Ihren Mahlzeiten ausbalanciert werden, daher empfehle ich normalerweise, dass einer eher in Richtung süß geht (der dann als eine Ihrer zwei süßen Sachen zählt), und der andere eher herzhaft ist. Wählen Sie Ihren Snack auf der Grundlage der Mahlzeit, die Sie davor eingenommen haben, essen Sie also nach einem Getreideprodukt nicht noch ein Getreideprodukt und nach einer Proteinmahlzeit keinen Proteinsnack. Ausgleich ist der Schlüssel. Und wenn Sie keinen Hunger haben, müssen Sie auch keine Zwischenmahlzeit essen. Ebenso wenig sage ich Ihnen, was für Snacks Sie essen sollen, aber ich nenne Ihnen einige meiner Favoriten:

- 1 Scheibe Vollkornbrot mit einer Scheibe Sojakäse und einer Tomatenscheibe
- 1 kleines Glas Saft, 1 zu 1 mit Mineralwasser verdünnt
- 1 Rippchen dunkle Schokolade, mit Mandeln, um den Zucker auszugleichen
- 1 richtig üppiger Cupcake oder Brownie, wenn ich eine Gier nach Zucker habe (Sie wissen schon – PMS)
- Ein kleiner Salat mit Nüssen oder Käse bestreut, auch wenn ich nicht sicher bin, dass mir danach ist. Er füllt den Magen, und ich bin danach immer froh, dass ich ihn gegessen habe.
- Edamame (grüne Sojabohnen)
- Tütensuppe, in Bio-Qualität. Suppe ist ein guter Snack, weil sie satt macht, und Suppen voller Gemüse und Bohnen sind ballaststoffreich.
- Gazpacho ist ein ausgezeichneter Snack
- 1 Stück Obst mit ein paar Nüssen
- 1 kleine Tüte mit Vollkornknabbereien
- 1 Handvoll Kekse

Entscheidend ist, dass der Snack Ihren Appetit dämpft. Ein Snack mit 150 bis 225 Kalorien, bevor Sie ausgehen, erspart

Ihnen später auf der Party oder im Restaurant Hunderte von Kalorien.

Zwei alkoholische Getränke und 6 bis 8 Gläser Wasser

Wenn Sie Alkohol trinken möchten, bitte sehr, aber versuchen Sie sich auf zwei Gläser am Tag zu beschränken und trinken Sie zwischen zwei alkoholischen Getränken immer ein Glas Wasser. Manchmal trinke ich mehr – dies ist nur ein Richtwert. Aber bedenken Sie, jedes alkoholische Getränk zählt als Süßigkeit. Wenn sie zwei Gläser trinken, versuchen Sie den Zucker für den Tag zu streichen oder nehmen Sie nur ein paar Bissen von etwas Süßem. Das zählt dann als »Ausnahme« (siehe nächster Abschnitt).

Fügen Sie Ihren Cocktails keine übersüßten Bestandteile hinzu und trinken Sie im Sommer Weinschorle. (In Kapitel 16 gehe ich näher auf das Thema alkoholische Getränke ein.)

Seien Sie vorsichtig bei anderen Getränken. Ich finde, dass niemand Softdrinks trinken sollte. An dieser Stelle fällt es mir schwer zu schreiben, dass Sie sie trinken können, wenn Sie unbedingt wollen. Diese Getränke sind keine Lebensmittel, sie bestehen aus Maissirup mit hohem Fruktosegehalt oder künstlichen Süß- und Farbstoffen plus Wasser. Mir sind sie zuwider, und sie machen abhängig. Trinken Sie lieber Mineralwasser mit Kohlensäure und aromatisieren Sie es bei Bedarf mit einem Schuss Fruchtsaft.

Diätgetränke schmecken künstlich, und auch wenn Sie sich vielleicht an den Geschmack gewöhnt haben, sind diese

Getränke nicht gut für Sie. Sie bekommen davon erst richtig Appetit auf Süßes. Untersuchungen haben gezeigt, dass Süßstoffe die chemischen Signale des Körpers unterbinden, die ein Sättigungsgefühl hervorrufen. Sie brauchen nichts, was die Stimme Ihres Körpers dämpft, wo sie sich doch gerade alle Mühe geben zuzuhören. Aber ich will nicht verschweigen, dass ich trotzdem ab und zu Süßstoffe zu mir nehme. Ich trinke keine Diätgetränke, aber manchmal süße ich einen Kaffee mit Süßstoff. Ganz selten verwende ich ihn auch für mein Müsli. Denken Sie also nicht, dass ich perfekt wäre. Jedenfalls empfehle ich Ihnen dringend, Softdrinks ganz aus Ihrem Leben zu verbannen.

Trinken Sie vor allem Wasser, mit etwas natürlichem Zitronen- oder Limettensaft schmeckt es sehr erfrischend. Wenn Sie genug Wasser trinken, ist die Wahrscheinlichkeit geringer, dass Sie Durst mit Hunger verwechseln. Ich habe manchmal große Lust auf Saft, dann mische ich ein bisschen davon mit Mineralwasser oder trinke nur ein paar Schlucke. Die ganze Frucht ist wegen der Ballaststoffe auf jeden Fall eine bessere Investition. Manchmal löscht eine Scheibe Wassermelone oder eine Grapefruit den Durst besser als eine gesüßte Limonade. Mein Lieblingsgetränk gegen Durst ist Kombucha. Davon erzähle ich Ihnen in Kapitel 13 mehr.

Zwei Ausnahmen

Jeden Tag können Sie sich zwei Ausnahmen gönnen, wenn Sie finden, dass sich die Ausgabe wirklich lohnt. Ausnahmen können zum Beispiel sein:

- 2 Bissen eines herrlich üppigen Desserts
- 2 Bissen eines gehaltvollen, fettigen Gerichts wie Lasagne, Calamari fritti oder Pommes frites
- Eine halbe Scheibe eines wirklich guten Brotes mit ein wenig Olivenöl oder Butter
- 1 kleines Glas Wein oder einige Schlucke eines Drinks nach dem Abendessen

Nun möchte ich Ihnen noch eine kurze Zusammenfassung zum täglichen Ausbalancieren Ihres Essenskontos geben. Sie müssen aber nicht alles auf dieser Liste jeden Tag essen, wahrscheinlich werden Sie es in Ihrem Alltag gar nicht immer unterbringen können. Betrachten Sie die Empfehlungen als einfache Leitlinie, die Ihnen hilft, Ihr Essenskonto im Gleichgewicht zu halten.

Sie ernähren sich ausgewogen, wenn Sie jeden Tag ungefähr Folgendes zu sich nehmen:

- 1 Kohlenhydratmahlzeit
- 1 Proteinmahlzeit
- 1 Kohlenhydrat- oder Proteinmahlzeit (oder eine Mahlzeit, in der beides etwa zu gleichen Teilen enthalten ist)
- 1 süßer Snack (unter 225 Kalorien)
- 1 herzhafter Snack (unter 225 Kalorien)

Außerdem können Sie noch Folgendes essen:

- 1 oder 2 Früchte (wenn Sie zwei Früchte essen, sollte eine Frucht ein Snack sein)
- Gemüse ohne Beschränkung
- Insgesamt 2 süße Sachen im Laufe des Tages, einschließlich Ihres süßen Snacks (der ein Obst sein kann), eines alkoholischen Getränks oder eines Desserts
- Zwei Ausnahmen – 2 oder 3 Bissen oder Schlucke von etwas wirklich Üppigem

Das ist es! Einfach, nicht wahr?

Aber bedenken Sie, jeder Tag ist anders, und was Sie essen werden, wird nicht immer mit diesen Richtwerten und Leitlinien in Einklang sein. Es sind *keine* Regeln. Und es ist schon gar keine Diät. Es ist etwas, das Sie anstreben sollten, vor allem wenn Sie jemand sind, der etwas mehr Struktur braucht.

Die 10 Regeln in die Praxis umsetzen

Nachdem Sie nun die Regeln und die Werkzeuge kennen und ungefähr wissen, wie Sie Ihre Ernährung im Laufe eines Tages ausbalancieren können, lassen Sie uns zusammen durch eine Woche gehen. Ich erzähle Ihnen, wie ich die 10 Regeln und das Programm in meinem Leben umsetze und wie Sie sie in Ihr Leben integrieren können.

Ich werde Ihnen sehr viele Beispiele geben, was Sie essen können, und Ihnen sagen, wie Sie den Wert Ihrer Investition anhand des *Differenzial-Prinzips* vergrößern können, wenn die gesündere Version Sie genauso zufrieden macht.

Wenn ich Ihnen beschreibe, was für ein Leben ich führe, kann Ihnen das eine Anregung sein, wie Sie das Programm in Ihrem Leben verwirklichen können – ob Sie am Flughafen sind, Überstunden machen, in Eile sind, auswärts essen oder den Tag zu Hause verbringen. Dieses Programm befähigt Sie, auch mit außergewöhnlichen Situationen fertig zu werden. Heute war ich bei den Dreharbeiten zur *Today*-Show, morgen bin ich im Flugzeug. Und nächste Woche? Wer weiß. Das Leben selbst ist permanent eine außergewöhnliche Situation. Deswegen können Diäten auch nicht funktionieren.

Lassen Sie mich eine Woche lang Ihre Begleiterin sein, und ich werde der Stimme Ihres Körpers ein Megafon vorhalten. Wenn Sie die 10 Regeln und sieben Tage lang das Programm befolgen, dann werden Sie sich danach wie ein anderer Mensch fühlen – leichter, ruhiger, mit mehr Kontrolle über Ihr Leben und *schlanker*. Kurzum: Sie werden Ihr schlankes Ich entdecken.

12. Tag 1: Montag

Willkommen zum Tag 1 des Programms »Mein schlankes Ich«. Sie können dieses Programm natürlich an irgendeinem Tag Ihrer Wahl beginnen, ich beginne hier mit einem Montag. Denken Sie an den heutigen Tag als den Tag, an dem Sie mit dem Dauerdiäten aufhören und zu leben anfangen. Es ist der Tag, an dem Sie die Zügel wieder in die Hand nehmen und bewusst zu essen beginnen, um natürlich schlank zu werden.

Um Ihnen zu helfen, das auf die bestmögliche Art zu tun, möchte ich, dass Sie heute über unsere Regel 1 nachdenken und sich intensiv auf dieses Konzept konzentrieren. Auch wenn Sie irgendwann ganz sicher alle 10 Regeln automatisch befolgen werden, wissen Sie genauso gut wie ich, dass drastische Veränderungen schwierig sind. Daher ist es besser, in kleinen Schritten vorzugehen. Konzentrieren Sie sich heute auf Regel 1: ♥*Ihre Ernährung ist ein Bankkonto.*♥ Dieser wichtige Grundsatz soll zu einem Bestandteil Ihres täglichen Lebens werden und Ihr Essverhalten prägen.

♥*Ihre Ernährung ist ein Bankkonto.*♥

Das Ausbalancieren der Nahrungsmittel ist nur eine Frage der Gewohnheit. Es ist nicht schwer oder kompliziert, aber anfangs müssen Sie es *absichtlich und bewusst* tun. Schon bald wird es Ihnen zur zweiten Natur werden. Ich möchte daher, dass Sie heute einmal ganz bewusst wahrnehmen, was Sie essen, warum Sie es essen und wie Sie sich während des Essens und danach fühlen. Fragen Sie sich selbst, was für eine Investition Sie gerade getätigt haben und welchen Einfluss diese auf Ihr Essenskonto hat. War es eine Kohlenhydratmahlzeit? Eine Proteinmahlzeit? Eine Süßigkeit? War es eine gute Wahl? Sie brauchen es nicht aufzuschreiben, wenn Sie nicht wollen. Meiner Erfahrung nach klappt das »Führen eines Ernährungstagebuchs« bei den meisten Leuten nicht, weil sie entweder keine Zeit oder keine Lust dazu haben. Merken Sie sich die Dinge einfach. Hilft Ihnen das Aufschreiben, tun Sie es. Es ist Ihr Leben, Ihr Körper, Ihre Essensauswahl, tun Sie also, was *Ihnen* zusagt.

Wie Sie sich auch entscheiden, ich möchte, dass Sie sich heute alles, was mit Ihrer Ernährung zusammenhängt, merken. Was möchten Sie wirklich essen? Essen Sie normalerweise, was Sie möchten, oder sagen Sie sich, dass Sie nicht essen dürfen, was Sie wollen, und essen stattdessen etwas anderes? Essen Sie manche Sachen einfach aus Gewohnheit, ohne besondere Lust darauf zu haben?

Berücksichtigen Sie auch, wie jede Ihrer Entscheidungen für oder gegen ein Nahrungsmittel sich mit Blick aufs Ausbalancieren auf die nächste Mahlzeit auswirkt. Machen Sie sich aber wegen der nachfolgenden Mahlzeit keinen Stress, konzentrieren Sie sich erst mal auf die momentane Mahlzeit, darauf, was Sie wirklich essen möchten. Steht dann die nächste Mahlzeit oder der nächsten Snack bevor, bedenken Sie, was Sie davor gegessen haben. Wie beeinflusst die vorherige

Schlechte Gewohnheiten

Denken Sie oft »Ich habe Zucker gegessen, das war ganz schlecht! Okay, dann kann ich genauso gut mehr essen«? Ein solches Denken ist selbstzerstörerisch und selbstverachtend. Solche Behandlung verdienen Sie nicht. Zuerst einmal: Wenn Sie wirklich etwas Süßes essen wollen, dann sollten Sie es auch essen. Aber essen Sie nur ein bisschen, übertreiben Sie es nicht. Sie sollten von keinem einzigen Nahrungsmittel große Mengen essen, denn das ist nicht gut für Ihren Körper und belastet Ihre Verdauung. Zuckerhaltiges Essen hat außerdem so viele Kalorien, dass Sie es immer nur in kleinen Mengen genießen sollten.

Zweitens: Wenn Sie es vermasselt und zu viel von etwas gegessen haben, warum benutzen Sie das dann als Ausrede, um noch mehr zu essen? Das ist falsches, rückwärtsgewandtes Denken. Wenn überhaupt, wäre der Konsum von zu viel Zucker nur ein Grund, netter zu sich selbst zu sein, indem man zum Ausgleich leichter und gesünder isst. Seien Sie nett zu sich! Hören Sie auf, sich selbst zu schaden. ♥*Seien Sie Ihr schlankes Ich und tun, was gut für Sie ist*♥. Nehmen Sie sachlich wahr, was Sie getan haben, fügen sie es Ihrem Soll hinzu, und gleichen Sie Ihr Konto aus, indem Sie den Ausrutscher bei nächster Gelegenheit wiedergutmachen. Und inzwischen entspannen Sie sich. Es ist nichts Schlimmes passiert.

Mahlzeit die jetzige? Ab heute gleichen Sie Ihr Essenskonto aus, und gleichen Ihr Ernährungssoll und -minus aus. Sie machen keine Diät mehr, Sie leben Ihr Leben. Es ist einfacher, als Sie denken. Fangen wir mit dem Frühstück an.

Tag 1: Frühstück

Was essen Sie gern zum Frühstück? Ist Ihnen morgens schon nach Rühreiern mit Speck und Toast mit Butter? Oder mögen Sie ein Brötchen mit Käse? Oder geht es Ihnen eher wie mir und Sie ziehen morgens süße Brötchen oder ein Croissant vor? Manche können den Tag nicht ohne ihr Müsli anfangen, und es gibt auch einige, die morgens einen warmen Haferbrei (Porridge) brauchen. Oder würden Sie am frühen Morgen am liebsten gar nichts essen und tun es nur, weil alle Welt sagt, dass das Frühstück »die wichtigste Mahlzeit des Tages« ist? Vielleicht essen Sie am liebsten jeden Morgen das Gleiche, oder Ihre Essensstimmung ändert sich von Tag zu Tag. Heute möchte ich gern, dass Sie herausfinden, was Sie *wirklich* essen möchten. Lauschen Sie der Stimme Ihres Körpers und denken Sie daran, dass nichts verboten ist.

Natürlich schlanke Gedanken

Vielleicht werden Sie überrascht sein, wie schwer es Ihnen fällt herauszufinden, was Sie wirklich möchten, wenn Sie nicht daran gewöhnt sind. Aber jetzt ist die Zeit gekommen, auf Ihren Körper und Ihre Wünsche zu hören. Lauschen Sie auf die Stimme Ihres Körpers, und denken Sie daran:

♥*Sie können alles essen, aber nicht alles auf einmal.*♥

Das kann etwas schwierig sein. Vielleicht müssen Sie sich ein paar Minuten ruhig hinsetzen und in sich hineinhorchen, wie Sie sich gerade fühlen. Was möchten Sie im Moment mehr als alles andere? Wenn Sie sich nicht sicher sind, warten Sie mit dem Essen, bis Sie es wissen. Hetzen Sie sich nicht, es ist völlig in Ordnung, wenn Sie eine Weile mit Ihrem Hunger dasitzen, bis Ihr Bauch Ihr Hungergefühl für Sie formuliert, zum Beispiel so: »Ich dachte, ich sollte Toast essen, aber eigentlich möchte ich lieber ein Croissant«, oder: »Ich dachte, ich sollte ein Eiweißomelett essen, aber was ich wirklich will, sind Rühreier mit Schinken.«

Vielleicht merken Sie aber auch, dass Sie eigentlich gar nichts essen möchten. Ich habe früher jeden Morgen sofort nach dem Aufstehen gefrühstückt, weil ich dachte, ich müsste Hunger haben. Frühstücken – das ist doch ganz selbstverständlich, oder? Vor allem, wenn man eine Diät macht. Studien zeigen angeblich, dass Leute, die frühstücken, mehr abnehmen. Nun, hier ist eine Studie für Sie: Studieren Sie sich selbst. Ich hab's getan und gemerkt, dass es eine schlechte Essgewohnheit war zu frühstücken, wenn ich keinen Hunger hatte. Danach hatte ich regelmäßig den ganzen Tag über Hunger. Heute habe ich manchmal morgens Hunger und genieße das Frühstück, auf das ich gerade Lust habe. Aber wenn ich keinen Hunger habe, warte ich, bis ich etwas hungrig bin, aber noch nicht einen solchen Heißhunger habe, dass ich die Kontrolle über meine Nahrungsaufnahme verliere. Nehmen Sie sich also die Zeit, bis Sie Ihr Bauch Ihnen sagt, was Sie wirklich wollen. Wenn Sie aufwachen und Ihnen ist nicht danach, etwas zu essen, dann essen Sie nichts, bis Sie es wollen. Aber wenn Sie frühstücken wollen, frühstücken Sie das, wonach Ihnen am meisten ist. ♥*Erkennen Sie sich selbst.*♥

Vielleicht haben Sie nun entschieden, dass Sie etwas Süßes möchten, oder Sie lassen das Frühstück heute weg oder würden gern die Reste von Ihrem gestrigen Abendessen vertilgen. Gut, beginnen Sie Ihren Tag auf Ihre Weise. Ich spreche hier und jetzt ausführlich über das Frühstück für die Rührei-und-Schinken-Fraktion, also über Herzhaftes und Gehaltvolles zum Frühstück. Möchten Sie gern jetzt gleich mehr Anleitung für andere Arten zu frühstücken, blättern Sie weiter. Süßschnäbel finden alles bei »Tag 2«. Sind Sie ein Müsli-Fan, schauen Sie bei »Tag 3« nach, die Brötchenliebhaber werden in Abschnitt »Tag 4« fündig, und wenn Sie außergewöhnliches Frühstück wie Reste vom Abendessen oder gar kein Frühstück mögen, lesen Sie den Abschnitt »Tag 5«.

Für die Liebhaber eines herzhaften Frühstücks

Wenn Sie gerne herzhaft frühstücken, überlegen Sie, wie Sie essen, was Sie wollen, und trotzdem eine natürlich schlanke Wahl treffen. Möchten Sie Rührei aus zwei Eiern mit einer Scheibe Vollkorntoast? Das hört sich gut an. Mit diesem Frühstück haben Sie schon eine Menge Protein auf Ihr Konto eingezahlt, also brauchen Sie eigentlich keinen Schinken mehr. Aber wenn Sie große Lust auf Schinken haben, essen Sie Rührei aus einem Ei und eine Scheibe Putenschinken auf Ihrem Toast.

Ich spreche hier über einen vernünftigen Ausgleich. Sie wollen die Grundnahrungsstoffe in Ihrer Mahlzeit ja in einer gesunden Balance halten, also sollten Sie nicht zu viel von einem Nahrungsstoff zu sich nehmen. Das gilt auch für Fett.

Wenn Sie Butter auf Ihrem Toast möchten und sich Rührei machen, benutzen Sie eine beschichtete Pfanne und verwenden Sie zum Braten nur ein Minimum an Fett. Wenn Sie das Rührei im Restaurant bestellen, ist es höchstwahrscheinlich mit reichlich Butter oder Öl zubereitet, vielleicht können Sie dann die Butter für den Toast weglassen. Essen Sie ausgeglichen.

Denken Sie auch an das *Differenzial-Prinzip*. Sie können Ihr Frühstück gesünder/leichter gestalten, indem Sie Dinge weglassen, die für Sie nicht erheblich sind, keinen Unterschied machen. So gewinnen Sie mehr Spielraum für andere üppigere Speisen. Hier sind einige Beispiele:

- Manche brauchen und wollen das ganze Ei essen. Für andere ist es völlig in Ordnung, nur das Eiweiß zu essen. Wenn Sie auch das Eiweiß allein mögen, dann können Sie auch zwei oder drei Eiweiß essen. Das Weiße vom Ei hat eine Menge Protein, praktisch kein Fett und sättigt sehr gut, es ist also eine gute Investition. Wenn Sie das Eigelb mitessen möchten, reduzieren Sie die Anzahl der Eier.

- Eine andere Einsparmöglichkeit ist Putenschinken. Diese Alternative wähle ich normalerweise, denn für mich ist das *Differenzial* null. Ich finde den geschmacklichen Unterschied zwischen Putenschinken und normalem Schweineschinken nicht groß genug, um den höheren Kalorien- und Fettgehalt des Schweineschinkens in Kauf zu nehmen. Vielleicht muss es für Sie normaler Schinken sein, das ist auch in Ordnung, solange Sie es bei einer kleinen Menge belassen. Eine Scheibe Schinken und ein Ei sind eine Menge Protein und Fett.

- Eine andere Art, Ihre Ei-Mahlzeit gesünder/leichter zu gestalten, ist das Hinzufügen viel und gut sättigendem, nährstoffreichem Gemüse. Mischen Sie sie klein gehackt in das Rührei oder geben Sie sie in das zusammengeklappte Omelette. Sie fühlen sich danach zufrieden und bekommen nicht so schnell wieder Hunger. So lässt sich ein ausgeglichenes Konto mit dem Essen, das Sie mögen, vereinbaren.

Mit Bethenny zu Tisch

Ich wache morgens oft durstig auf und möchte nichts weiter als Obst oder Saft, aber heute Morgen war mir nach Protein. Bis zehn Uhr dreißig hatte ich keine Gelegenheit zu frühstücken, dann aß ich zwei Drittel eines Eiweißomeletts mit Spinat, Pilzen und Schafskäse. Die perfekte Kombination. Das einzige Fett war das im Schafskäse und das, womit das Omelett gebraten worden war. Da ich in einem Restaurant aß, wurde wahrscheinlich Butter oder Öl verwandt. Wenn man sich zu Hause ein Omelett zubereitet, kann man eine beschichtete Pfanne verwenden und vielleicht ein winziges Stück Butter. Nach diesem leckeren und sehr sattmachenden Frühstück (obwohl ich ein Drittel übrig gelassen hatte, weil ich satt genug war) kann ich später etwas Süßes essen. Und Sie wissen schon, dass ich das auch ganz bestimmt tun werde!

Tag 1: Snack

Wenn Sie keinen besonderen Wert auf Snacks legen und zwischen den Mahlzeiten keinen Hunger bekommen, vergessen Sie die Snacks. Sie sind natürlich in keiner Weise nötig. Aber wenn Sie sich wohler fühlen mit einer Zwischenmahlzeit, dann ist das völlig in Ordnung. Mir ist oft nach einem Snack, und insofern kommen mir die Studien entgegen, die besagen, dass es empfehlenswert ist, täglich fünf oder sechs kleine Mahlzeiten zu sich zu nehmen. Es widerstrebt mir jedoch zutiefst, auf die Zeit achten zu müssen, damit ich auch alle vier Stunden etwas esse.

Ich nehme meinen Snack nicht nach der Uhr zu mir, und ich empfehle Ihnen, einen Snack zu essen, wenn Ihr Körper Ihnen sagt, dass Sie ihn brauchen, nicht aber, weil es so und so spät ist oder Sie jetzt Kaffeepause haben. Wenn Sie zu denjenigen gehören, die beim ersten Anzeichen von Hunger alles in ihrer Reichweite essen könnten, dann brauchen Sie Ihre Snacks. ♥*Erkennen Sie sich selbst*♥, aber denken Sie auch daran, dass jeder Tag anders ist. Vielleicht brauchen Sie an einem Tag einen Snack und am nächsten keinen. *Auf keinen Fall sollten die Snacks zur Gewohnheit werden.*

An Tagen, an denen mir nach Snacks ist, entscheide ich mich normalerweise für einen süßen und einen herzhaften Snack. Zum Beispiel esse ich irgendwann am Vormittag einen kleinen Vollkornkeks. Wenn ich nachmittags merke, dass ich zu viel Hunger bekomme, um bis abends zu warten, esse ich noch eine Handvoll Nüsse, aber wirklich nur eine kleine Handvoll. Nüsse enthalten eine Menge Fett, da das Fett und das Protein aber lange sättigen, sind sie eine gute Investition. Essen Sie ein paar Nüsse, dann hören Sie auf, trinken Sie etwas Wasser und achten Sie darauf, wie lange dieser Snack Sie sättigt. Wenn Sie den Hunger in Schach halten, werden Sie es später mit dem Abendessen nicht übertreiben. Für mich sind Nüsse einer der besten Snacks, weil

Mit Bethenny zu Tisch

Nach meinem sättigenden, proteinreichen Frühstück war mir klar, dass ich später Lust auf etwas Süßes bekommen würde. Da ich schon wusste, dass ich erst spät zu Mittag essen konnte, gönnte ich mir ungefähr um ein Uhr eine kleine Schüssel fettreduzierte Ben & Jerry's Fudge Brownie Eiscreme. Perfekt! Ich aß eine sehr kleine Portion, in einer Schüssel von der Größe eines Souffléförmchens, und ich aß noch nicht einmal alles auf. Es war genau richtig – nicht so viel, dass ich mich von dem Zucker zu voll oder müde gefühlt hätte, aber genug, dass ich das Gefühl hatte, mir etwas gegönnt zu haben. Ich wähle übrigens fettreduzierte Eiscreme, weil für mich kein entscheidender Unterschied zwischen einer guten, natürlichen fettreduzierten Eiscreme wie der von Ben & Jerry's und einer ganz normalen Eiscreme besteht. Das gilt aber nicht für alle fettreduzierten Eiscremes. Lesen Sie die Zutatenliste und vermeiden Sie diejenigen, die voller künstlicher Zusatzstoffe sind. Eine kleine Kugel wirklich guter Eiscreme ist besser als eine große Schüssel von dem künstlichen Zeug.

ich dann bis zur nächsten Mahlzeit nichts mehr brauche und nicht die Kontrolle über meine Nahrungsaufnahme verliere.

Wenn Sie zwischen Frühstück und Mittagessen Hunger bekommen, richten Sie Ihren Snack nach dem Frühstück. Im Allgemeinen empfehle ich Ihnen aber, dass *jeder Snack Protein enthalten sollte*. Obst allein wirkt nur kurzfristig gegen Hunger. Wählen Sie Nüsse, Vollkornbrot mit Nussmus, ein Stück Käse oder einen Joghurt zusammen mit dem Obst, auf das Sie Lust haben.

Tag 1: Mittagessen

Berücksichtigen Sie beim Mittagessen wieder, was Sie wirklich möchten, aber auch, was Sie gefrühstückt haben und ob Sie einen Snack zu sich genommen haben. Bestand Ihr Frühstück zum Beispiel aus Rührei mit Putenschinken und haben Sie bisher noch keine Kohlenhydrate gegessen, haben Sie jetzt vielleicht Lust auf:

- 1 halbes Sandwich oder belegtes Brötchen mit Suppe oder Salat
- 1 kleine Portion Pasta mit viel Gemüse
- 1 Veggie-Burger (essen Sie einen Salat dazu)
- 1 kleiner Tortilla-Wrap mit viel Gemüse
- 1 Stück Gemüse-Pizza

Haben Sie jedoch schon zum Frühstück Kohlenhydrate gegessen – zum Beispiel Semmeln, Müsli oder Toast –, dann brauchen Sie jetzt etwas Protein. Mahlzeiten mit reichlich Protein sind zum Beispiel:

- Hähnchensalat mit Gemüse
- Vegetarisches Chili mit einem kleinen Salat
- Gegrillter Lachs mit Gemüse
- Thunfischsalat mit Vollkorncräckern und Gemüsesuppe
- Putenburger mit Gemüse ohne Brötchen
- Gegrillter Tofu mit Gemüse

Sicher fällt Ihnen auf, dass ich immer wieder Salat oder Gemüse empfehle. Gemüse enthält viele wertvolle Nährstoffe, ist ballaststoffreich und sättigend, fügen Sie sie also Ihren Speisen hinzu, wo immer es geht. Aber neben dem Gemüse wählen Sie etwas, was Sie besonders reizt und zufriedenstellen wird. Denn egal, was Sie essen, wenn Sie tatsächlich ganz etwas anderes wollten, werden Sie nicht zufrieden sein (mit eventuell unguten Folgen).

Worauf haben Sie nun mittags Appetit? Was sagt Ihnen Ihr Körper? Haben Sie sich beim Frühstück impulsiv und zügellos verhalten und unausgeglichen gegessen? Vielleicht sagt Ihnen Ihr Verstand dann: *Ich war schlecht beim Frühstück; ich habe Zucker gegessen; ich kann genauso gut aufgeben und mehr davon essen.* Aber Ihr Bauch weiß, dass Sie nicht schlecht sind. Er sagt Ihnen wahrscheinlich, dass Sie auf sich selbst achten und das süße Frühstück mit Protein ausgleichen sollen. Hören Sie auf Ihren Körper. ♥*Seien sie aufmerksam!*♥

Wenn Ihr Frühstück solide und eine gute Investition war, wollen Sie sich jetzt vielleicht ein bisschen verwöhnen – zum Beispiel mit Nudeln oder einem halben Cheeseburger auf Vollkornbrot (Brauchen Sie einen ganzen Cheeseburger?). Oder vielleicht ist dieser Tag ja auch einer von den Tagen, wo Ihnen den ganzen Tag über nach etwas Kalorienarmem und Ballaststoffreichem ist und überhaupt nicht nach etwas Üppigem. Oder Sie haben zu Mittag noch keine Lust darauf. Ich betone es noch einmal und immer wieder: Ihr Körper sagt es Ihnen. Er weiß, was Sie wirklich wollen.

Ich esse mittags oft nicht zu Hause, und dann nehme ich

normalerweise etwas Leichtes zu mir, weil es in der Mitte eines betriebsamen Tages wichtig für mich ist, dass mein Energieniveau nicht absinkt. Also wende ich mich den Vorspeisen eines Mittagsmenüs zu, und über Vorspeisen möchte ich heute reden. Vielleicht haben Sie heute Mittag keinen Hunger, dann ist das völlig in Ordnung. Warten Sie, bis Sie Hunger haben, und essen Sie einen Snack oder eine Suppe. Meine Empfehlungen können nicht für alle gelten, und nur Sie wissen, was Sie wollen. Aber gehen wir einmal davon aus, dass Sie eine Vorspeise bestellen möchten.

Ob Sie zu Hause oder unterwegs essen, Vorspeisengerichte könnten zum Beispiel sein:

- Suppe, z.B. Tomaten-, Gemüse- oder Hühner-Nudel-Suppe, keine Cremesuppen
- Salat mit Huhn, Feta und Nüssen (Croutons lasse ich immer weg – für mich sind sie nur eine Kalorienverschwendung, da sie mir nicht sonderlich gut schmecken.)
- Eins der Vorspeisengerichte, die ich schon erwähnt habe, z.B. gefüllte Pilze, Antipasti oder eine kleine Portion Calamari fritti (auch eins meiner Lieblingsgerichte, die ich mir früher verboten habe, jetzt aber in kleinen Portionen sehr genieße) mit einem Salat. Essen Sie, was sich gerade gut für Sie anhört und Ihr Frühstück ausgleicht.

Es empfiehlt sich jedoch, mit Vorspeisen etwas vorsichtig zu sein. Vermeiden Sie riesige Vorspeisen, die frittiert sind und vor Fett triefen oder die unter einer Käsedecke versteckt

Natürlich schlanke Gedanken

Manchmal werden Sie mittags unbedingt etwas wollen, was Ihr Frühstück nicht richtig ausgleicht. Zum Beispiel haben Sie morgens ein Brötchen gegessen, und jetzt ist Ihnen nach Pasta oder Pizza. Das ist schon in Ordnung, es passiert jedem ab und zu. Essen Sie die halbe Pastaportion oder ein Stück Pizza, aber dazu auf jeden Fall Gemüse oder einen Salat, damit Sie auch Ballaststoffe, Volumen und Nährstoffe zu sich nehmen. Verzehren Sie nicht die ganze Portion von diesem kalorienhaltigen Essen, nach dem Ihnen im Moment so sehr ist. Sie können es essen, aber reduzieren Sie die Menge. Denken Sie an Regel 5: *♥Verkleinern Sie sofort Ihre Portionen!♥* Auf diese Art müssen Sie nicht verzichten, behalten Ihre Energie für den Rest des Tages und können zufrieden dem Abendessen entgegensehen, mit dem Sie Ihre vorherigen Mahlzeiten ausgleichen werden.

sind. Sie wissen, dass das keine guten Investitionen sind. Wenn Sie glauben, dass Sie etwas in der Art unbedingt brauchen, essen Sie zur Sättigung erst etwas Gesundes wie einen Salat oder eine Suppe. Und erst dann kosten Sie etwas von dieser dickmachenden Vorspeise. Solche Sachen sind nicht verboten, aber bleiben Sie realistisch. Essen Sie etwas davon, kosten Sie es, aber benutzen Sie es nicht zur Sättigung. Und denken Sie ans Ausgleichen. Wenn eine Vorspeise gebraten ist oder Käse enthält oder mit Schinken umhüllt ist, sollte sie von Gemüse oder magerem Protein begleitet sein.

Wenn Sie von dem großen Teller Lasagne oder Pizza oder was auch immer Sie bestellt haben, eigentlich genug gekostet haben und der Rest eine zu große Versuchung für Sie darstellt, bieten Sie ihn jemand anders an Ihrem Tisch an oder lassen Sie ihn sich zum Mitnehmen einpacken.

Denken Sie immer daran, dass Sie auch nach Ihrer Entscheidung Ihr Essen noch mit anderen am Tisch teilen können. Und lassen Sie immer mindestens einen oder zwei Bis-

Mit Bethenny zu Tisch

Die meiste Zeit renne ich herum wie eine Verrückte, und heute bin ich nicht vor vier Uhr zum Mittagessen gekommen. Dauernd viel zu tun zu haben hilft mir übrigens dabei, schlank zu sein. Manche glauben, dass sie sich von Junkfood ernähren müssen, wenn sie den ganzen Tag über in Eile sind, aber das stimmt nicht. Sie müssen nur in der wenigen Zeit, die Sie haben, gut essen, dann kann es sich für Sie anstatt gegen Sie auswirken, eine viel beschäftigte Person zu sein.

Was habe ich also als verspätetes Mittagessen gegessen? Ich ging in ein japanisches Restaurant und aß eine Schale Suppe mit reichlich Gemüse, Hühnerfleisch und Soba-Nudeln. Ich habe nicht alle Nudeln gegessen; ich aß hauptsächlich Gemüse, Hühnerfleisch und Brühe. Dazu bestellte ich noch Edamame und einen Salat. Als ich fertig war, fühlte ich mich voller Energie und sehr zufrieden. Wenn ich all die Nudeln in der Suppe gegessen hätte, wäre ich durch eine weniger gute Investition satt geworden. Nur weil die Nudeln in Ihrer Schale sind, müssen Sie noch lange nicht jede einzelne davon aufessen!

sen auf dem Teller liegen. Vergessen Sie nicht, Sie haben *♥Ihre Mitgliedschaft im »Club der leeren Teller« gekündigt.♥* Das ist sehr wichtig! Sie kultivieren jetzt eine neue Art zu essen, und Sie nehmen Abschied von der schlechten Gewohnheit, Ihren Teller bis auf den letzten Krümel leer zu essen. Hören Sie auf Ihren Körper, und hören Sie auf zu essen, wenn Sie genug haben und das Essen nicht mehr ganz so besonders gut schmeckt. Dies ist Ihr neues Ich, und die sich nach und nach ansammelnden ein oder zwei Bissen, die Sie nicht essen, werden schon bald zu einem Berg – Sie werden es sehen. Es ist wie Geld auf der Bank.

Tag 1: Abendessen

Viele meinen, dass die Zeit des Abendessens die Zeit für eine große Mahlzeit ist. Das ist nur eine schlechte Essgewohnheit. Sie müssen nicht viel essen, um etwas Gutes zu essen, das Sie wirklich mögen. Weniger ist mehr.

Wie Sie Ihr Abendessen angehen, hängt zum Teil davon ab, wo Sie essen. Gehen Sie aus, oder essen Sie zu Hause? Wie Sie in einem Restaurant ohne Dickmacher essen können, erzähle ich Ihnen an »Tag 5«. Heute möchte ich über das Abendessen zu Hause sprechen.

Verrückterweise ist es manchmal einfacher, in einem Restaurant die Kontrolle über seinen Konsum aufrechtzuerhalten, denn die Speisekarte ist begrenzt und die Portionen sind es in gewissem Maß auch. Man bestellt eine kluge Investition, nimmt vielleicht noch die Reste mit nach Hause und bekommt so zwei Mahlzeiten zum Preis von einer.

Zu Hause dagegen, vor allem wenn Kinder mit am Tisch sitzen, kann die Portionskontrolle eine ziemliche Herausforderung sein: Sie besitzen nämlich einen Kühlschrank, einen Tiefkühler und einen Vorratsschrank voller Essen. Daher muss man sein Abendessen gut planen.

Zunächst einmal gibt es ein paar Grundregeln für das Kochen zu Hause.

1. Naschen Sie nicht, während Sie kochen!

Wenn Sie beim Kochen ständig naschen, kann es sein, dass Sie dabei die Menge einer ganzen Mahlzeit zu sich nehmen. Anschließend setzen Sie sich an den Tisch und essen noch einmal. Das ist eine schlechte Angewohnheit, die Sie sofort ablegen müssen. Natürlich müssen Sie die Gerichte kosten, die Sie kochen, um den Geschmack zu überprüfen und richtig zu würzen. Aber das ist etwas ganz anderes, als zum Beispiel dauernd Chips und Guacamole zu essen, während Sie Enchiladas zubereiten.

Drastisch gesagt, Naschen während des Kochens ist ein *Must-not*. Brauchen Sie jemanden, der es Ihnen verbietet? Gut, ich *verbiete Ihnen hiermit zu naschen, während Sie kochen*. Sie brauchen diese erschlichenen, nicht zufriedenmachenden Kalorien nicht, die Ihnen gar kein richtiges Gefühl von Essen geben und mit denen Sie sich anfüllen, bevor Sie sich zu einer schönen Mahlzeit niederlassen. Trinken Sie stattdessen während des Kochens ein Glas Wasser.

2. Fangen Sie immer mit einem Salat an

Während unserer gemeinsamen Woche werde ich über verschiedene Aspekte des Abendessens sprechen: an »Tag 2« über Brot zum Essen, an »Tag 3« über Pasta (für mich ein ausgiebiges Thema) und an »Tag 4« über Proteinmahlzeiten. Aber lassen Sie uns mit dem Anfang der Mahlzeit beginnen: dem Salat.

Für mich ist Salat nicht nur eine köstliche Art, Gemüse voller Ballaststoffe und Nährstoffe zu essen, sondern auch ein Instrument, um natürlich schlank zu sein. Essen Sie jeden Abend einen Salat vor dem eigentlichen Essen.

Wenn Ihnen Salat langweilig wird, werden Sie kreativer. Sie müssen ja nicht jeden Tag den gleichen Salat essen. Mixen Sie verschiedene Zutaten. Hier sind ein paar Ideen:

- Nehmen Sie für Ihren Salat dunkelgrünes Gemüse wie Rucola, Spinat und Feldsalat. Diese haben mehr Eigengeschmack und brauchen daher weniger Dressing als ein Eisbergsalat, der hauptsächlich aus Wasser besteht, kaum Geschmack hat und nicht sehr nährstoffreich ist. Romanasalat ist schon besser, aber auch nicht so nährstoffreich und geschmackvoll wie zum Beispiel Rucola. Denken Sie daran: je dunkler die Farbe, desto besser.
- Fügen Sie Ihrem Salat farbenfrohes, interessantes Gemüse hinzu. Ich mache auch gern Salate aus allen übrig gebliebenen Kräutern, zum Beispiel Petersilie, Basilikum, Koriander, Dill und ein paar herben Salatblättern wie Brunnenkresse und Rucola. Geben sie als hübschen Farbeffekt noch Tomaten hinzu. Schneiden Sie gelbe, orange und rote Paprikaschoten klein, um Biss hineinzubringen und raspeln Sie mit einem Sparschäler ein paar Mohrrübenspäne obenauf. Erfreuen Sie sich an Ihrem schönen Salat, als wäre er ein Kunstwerk (ist er auch).
- Ich verwende auch gern ein oder zwei Zutaten, die dem Salat eine andere Geschmacksrichtung geben. Vielleicht ein paar geröstete Nüsse oder Samen, zum Beispiel Walnüsse, Pinien- oder Kürbiskerne, kombiniert mit ein paar

Spänen oder Krümeln eines Käse mit niedrigem Fettgehalt, aber intensivem Geschmack wie Parmesan, Feta
oder Blauschimmelkäse. Diese Zutaten machen den Salat interessanter. Von Käsen mit starkem Geschmack brauchen Sie nicht viel, um Ihrem Salat Charakter zu geben.

- Achten Sie darauf, dass Sie beim Salat nicht in Routine
verfallen. Auch wenn Ihnen eine bestimmte Blatt-Ge-
müse-Nuss-Mischung besonders gefällt, variieren Sie, damit Sie unterschiedliche Nährstoffe zu sich nehmen und
das Interesse an dieser gesunden (Vor-)Speise behalten.
Probieren Sie einen Abend Rucola, sonnengetrocknete
Tomaten und Ziegenkäse mit Olivenöl und Zitrone. Ein
andermal mischen Sie Babyspinat, Walnüsse und Tomaten mit einer Himbeer-Vinaigrette.

Wichtig ist, überhaupt einen Salat zu essen und zwar, bevor
Sie irgendetwas anderes essen, um so schon einmal Ihren
Magen zu füllen. Und beziehen Sie auf jeden Fall Ihre Familie mit ein, alle Familienmitglieder sollten Salat essen. Salat ist gut für die Verdauung und strukturiert das Abendessen, wenn alle zusammensitzen und ihre Mahlzeit mit einem
hübsch angerichteten Salat beginnen. Lassen Sie dies zur
Gewohnheit werden – diesmal einer guten.

Sie können Ihre Salate noch gesünder/leichter machen,
wenn das *Differenzial* null, der Unterschied für Sie nicht von
Wert ist. Hier sind einige Vorschläge:

- Verringern Sie die Ölmenge in Ihrer Vinaigrette. Verwenden Sie die kleinste Menge, mit der das Ergebnis Ihnen noch schmeckt. Aber bitte kein Dressing, das keins ist! Machen Sie sich nicht vor, dass Zitrone-Salz-Pfeffer Ihr neuester bester Freund ist.

Mit Bethenny zu Tisch

Heute kam ich erst um acht Uhr zum Abendessen und hatte inzwischen ziemlich großen Hunger. Ich bestellte einen großen gemischten Salat mit Gurke, Tomate und vielen anderen Gemüsen, darauf etwas zerkrümelter Feta und etwas mariniertes italienisches Gemüse. Ich habe erst einmal den ganzen Salat aufgegessen, um etwas in den Magen zu bekommen.

Dann aß ich einen halben Putenburger. Ich aß nur die Hälfte, weil er nicht sehr gut war. Es gibt keinen Grund, Kalorien für ein Essen zu verschwenden, das einem nicht besonders schmeckt. Das ist es einfach nicht wert. Ich würde diese Kalorien lieber für etwas anderes ausgeben. Ein Brötchen zu meinem Burger aß ich nicht, weil ich stattdessen eine halbe Ofenkartoffel aß. Und den Käse auf dem Burger ließ ich weg, weil ich ja schon Feta auf meinem Salat hatte. Verstehen Sie, wie ich die Balance halte? Der Putenburger und der Feta enthalten Protein, was mir für einige Zeit ein Gefühl der Sättigung und Zufriedenheit gab, und das viele Gemüse hatte ausreichend Volumen. Abgesehen von dem minderwertigen Burger war dieses Abendessen eine gute Investition. Es gehörte zu den Mahlzeiten, bei denen Protein und Kohlenhydrate in gleichem Maß vorhanden sind, also zählte es als Kohlenhydrat-Protein-Kombination.

- Verwenden Sie, so oft Sie können, eine neue Art Garten-
salat oder festes Gemüse. Sie erweitern so die Nährstoff-
palette, die Sie zu sich nehmen, und gleichzeitig Ihre
Geschmackssensibilität und Ihr Ernährungswissen. Erwerben Sie sich eine fundierte Meinung über Radicchio oder
Escariol und finden Sie heraus, ob Sie Brunnenkresse,
Rucola oder Löwenzahn vorziehen.

Tag 1: Late-Night-Snack

Manchmal werden Sie nach dem Abendessen noch einmal Hunger bekommen, manchmal nicht. Es ist wichtig, dass Sie diesen abendlichen Snack nicht essen, nur weil Sie daran gewöhnt sind. Das wäre eine Verschwendung. Hören Sie auf Ihren Körper. Wenn Sie wirklich etwas möchten, dann essen Sie es, aber nicht zu viel. Wenn Sie wissen, dass Sie in Gefahr sind, beim spätabendlichen Snack die Kontrolle zu verlieren, dann essen Sie lieber gar nichts. Hier greift Regel 8: ♥*Erkennen Sie sich selbst.*♥ Halten Sie sich ein paar Wochen lang zurück, bis diese schlechte Essgewohnheit Sie nicht mehr beherrscht. Aber sagen Sie sich, dass Sie bald wieder einen Late-Night-Snack genießen dürfen. Sie müssen nur noch den Teil Ihrer Person neu trainieren, der Sie die Kontrolle über Ihre Nahrungsaufnahme verlieren lässt. Sie selbst tragen die Verantwortung für das, was Sie essen!

Mir ist spät abends oft, aber nicht immer nach etwas Süßem. Wenn es so ist, gönne ich mir, worauf ich Lust habe, zum Beispiel etwas fettarme Eiscreme. Eiscreme ist keine schlechte Wahl, wenn Ihnen nach etwas Süßem ist, denn sie enthält Protein und Kalzium. Ich nehme fettarme, aber nur, wenn Sie aus natürlichen Zutaten ist und nicht einen Berg künstliche Füllstoffe enthält. Lesen Sie die Zutenliste. Fettarme Eiscreme ist auch deswegen vorzuziehen, weil Ihr Körper so spätabends vielleicht Schwierigkeiten mit der Fettverdauung hat. Eine meiner Lieblingsmarken ist Ben & Jerry's, auch deswegen, weil ich die Zutatenliste verstehe.

Wenn Sie Sorbet oder Granita mögen, desto besser. Sie sind wie Eiscreme, bestehen aber nur aus Früchten, Eis und Zucker. Sie enthalten also kein Fett und daher weniger Kalorien als Eiscreme.

Egal, welchen Snack Sie wählen, essen Sie nur eine kleine Schale davon, ein Souffléförmchen hat die richtige Größe für Ihren Late-Night-Snack.

Vielleicht mögen Sie ja lieber salzige Snacks wie Chips, Salz- oder Käsegebäck, oder Sie haben Appetit auf die Reste vom Abendessen. Das ist auch in Ordnung. Ihr Körper sagt Ihnen, was Sie wirklich wollen. Belassen Sie es jedoch bei einer kleinen Menge, um nett zu ihm zu sein. Sie werden besser schlafen.

Sie haben es geschafft, Sie haben den ersten Tag nach dem Programm für ein schlankes Ich gegessen. Sie haben sämtliche Diäten für immer hinter sich gelassen und angefangen, als natürlich schlanke Person zu leben. Wie fühlen Sie sich? Wenn Sie daran gewöhnt sind, sich vollzustopfen oder sich ständig zum Verzichten zu zwingen, fühlen Sie sich wahrscheinlich gleichzeitig leicht und zufrieden. Dieses Gefühl werden Sie die meiste Zeit haben, wenn Sie sich nach dem Programm richten. Ist das nicht wunderbar?

Vielleicht hat der Tag Sie auch gestresst, weil Sie so sehr daran *gewöhnt* sind, auf eine unausgeglichene Art zu essen. Auch das ist in Ordnung. Feste Gewohnheiten zu ändern

Mit Bethenny zu Tisch

Heute Abend hatte ich gegen zehn Uhr Lust auf etwas Süßes. Ich aß eine kleine Schüssel Knuspermüsli mit Sojamilch und getrockneten Blaubeeren. Genau das wollte ich, also war es perfekt.

dauert seine Zeit, aber Sie werden es schaffen. Denken Sie daran, Sie führen das Steuer! Sie sind für Ihr Leben selbst verantwortlich. Wenn Sie heute nicht genauso gegessen haben, wie Sie es eigentlich wollten, ist das auch keine Katastrophe. Sie sind jetzt mitten in einem Lernprozess.

Manchmal werden Sie unter PMS leiden oder sich aufgebläht fühlen oder den ganzen Tag lang Hunger haben, oder Sie sind gestresst wegen etwas, das Ihnen gerade passiert ist. Manchmal wird es Gründe geben, warum Sie stärker in Versuchung sind, zügellos Essen in sich hineinzuschlingen. Manchmal werden Sie aber auch über längere Zeit kaum Hunger haben. Das ist das Leben, und wenn Sie essen, um natürlich schlank zu sein, leben Sie gleichzeitig Ihr Leben. Also tun wir nicht so, als würden diese Situationen nicht vorkommen. Dies war nur der erste Tag, und es kommen viele, viele andere Tage, an denen Sie sich immer wieder neu entscheiden können, was Sie essen wollen und was nicht. Und Sie lernen bereits, eine gute Wahl zu treffen. Gut gemacht!

Tag 1: Rezepte

Ein Ei zum Frühstück? Mit einem einfachen Omelett können Sie es auf leichte und elegante Art genießen. Probieren Sie zum Mittagessen mein Lieblingssandwich für jede Gelegenheit: Tofusalatsandwich. Und zum Abendessen empfehle ich Ihnen einen klassischen Caesar Salad, der mir besser gefällt als die übliche Restaurantversion, weil er frischer ist und weniger Fett enthält.

Leichtes Omelett

Dieses ganz einfache Omelett ergibt ein hübsch anzusehendes und gesundes Frühstück.

▶ Ergibt 1 Portion

1 Tasse gedünstetes Gemüse, zum Beispiel Zwiebeln, Spinat, Zucchini, Broccoli oder Tomaten
1 Eigelb und 3–4 Eiweiße
Salz und Pfeffer nach Geschmack
1 EL zerkrümelter Feta oder geriebener Parmesan

1. Backofen auf 180° C vorheizen. In beschichteter Pfanne mit hitzebeständigem Griff auf mittlerer Hitze Gemüse dünsten.
2. In einer Schüssel das Eigelb und die Eiweiß mit etwas Salz und Pfeffer verquirlen. Die Eimasse zu dem Gemüse in

die Pfanne gießen und leicht fest werden lassen. Pfanne in den Backofen stellen.

3. Backen Sie das Omelett, bis es sich fast fest anfühlt (ungefähr 15 bis 20 Minuten). Käse darüberstreuen und noch mal kurz backen, bis das Omelett fest ist. Sofort servieren.

Supereinfaches leckeres Tofusalatsandwich

Dieses Sandwich ist einer meiner absoluten Favoriten und außerdem leicht und schnell zuzubereiten.

▶ Ergibt 1 Portion

Räuchertofu, in Scheiben
1 TL Dijon-Senf
1 Teelöffel Mayonnaise
Salz und Pfeffer nach Geschmack

Senf, Mayonnaise, Salz und Pfeffer vermischen und damit ein getoastetes, ausgehöhltes Brötchen oder eine Scheibe Vollkornbrot bestreichen und mit dem Tofu belegen. Ich esse normalerweise alles auf. Tofu hat einen hohen Proteingehalt und macht nicht dick.

Klassischer Caesar Salad

Ein leckerer und schnell zubereiteter Salat.

▶ Ergibt 2 Portionen

4 Tassen zerkleinerter Romanasalat, gut gewaschen
1 TL Dijon-Senf
½ TL sehr klein gehackter Knoblauch
2 EL frisch gepresster Zitronensaft
1 TL Anchovispaste
2 TL Worcestershiresoße
4 EL Olivenöl
3 EL geriebener Parmesan
Salz und Pfeffer nach Geschmack

1. Salat in eine große Schüssel geben. In einem Schraubglas Senf, Knoblauch, Zitronensaft, Anchovispaste, Worcestershiresoße und Olivenöl mischen und kräftig schütteln, bis alles gleichmäßig vermischt ist.
2. Das Dressing über den Salat träufeln. Mit Parmesan bestreuen und mit Salz und Pfeffer würzen. Gut durchrühren, bis der gesamte Salat mit dem Dressing überzogen ist. Sofort servieren.

13. Tag 2: Dienstag

Heute ist Tag 2 des Programms »Mein schlankes Ich«, aber gleichzeitig ein weiterer Tag in Ihrem Leben. Ein weiterer Dienstag, und ein weiterer Tag, an dem Sie natürlich schlank leben. Machen Sie sich bewusst, dass Sie *keine* Diät mehr machen und auch nie wieder eine machen werden. Sie arbeiten nur an ein paar neuen Verhaltensweisen, und dies ist ein Tag in Ihrem (neuen) normalen Leben.

Heute möchte ich gern, dass Sie sich weiterhin Regel 1 vergegenwärtigen: ♥*Ihre Ernährung ist ein Bankkonto.*♥ Und ich möchte auch, dass Sie anfangen, ernsthaft an Regel 4 zu denken: ♥*Seien Sie aufmerksam.*♥ Nehmen Sie heute also ganz bewusst wahr, was, wann, wie und warum Sie essen. Schmecken Sie jeden einzelnen Bissen und verbannen Sie jeden Gedanken daran, während des Essens fernzusehen, am Computer zu sitzen oder zu telefonieren. Wenn Sie diese Dinge neben dem Essen tun, können Sie dem Essen nicht Ihre volle Aufmerksamkeit widmen.

Tag 2: Frühstück

Fangen wir mit dem Frühstück an. Gestern haben wir über herzhafte Frühstücksvorlieben gesprochen, und heute richte ich mich an die, die ein süßes Frühstück mögen. Ich bin eine von Ihnen, also glauben Sie mir, ich weiß, was es heißt, morgens mit Lust auf Süßes aufzuwachen. Wenn Sie sich aber erst einmal daran gewöhnt haben, mit dem Süßen gleichzeitig etwas Protein zu sich zu nehmen, werden Sie merken, dass der Hunger auf Süßes schwächer wird. Protein vermindert Ihre Lust auf Zucker. Ich wache nicht jeden Morgen mit dieser Lust auf Zucker auf, und das wird auch bei Ihnen nicht jeden Morgen so sein, aber reden wir darüber, was man tun kann, wenn es so ist.

Für Fans eines süßen Frühstücks

Wenn Sie zum Frühstück am liebsten süße Sachen mit vielen Kohlenhydraten essen, kann ich das nachvollziehen. Mir geht es genauso. Vielleicht möchten Sie ein Croissant, einen Muffin oder anderes Feingebäck. Das können Sie haben, ich sage Ihnen, wie Sie am besten damit umgehen.

Wenn Sie ein süßes Plunderteilchen oder Ähnliches wollen, überlegen Sie einen Moment, wie Sie sich danach fühlen werden. Was haben Sie heute vor, und welchen Einfluss wird Ihre Frühstückswahl auf Sie haben? Wird sie Ihnen womöglich den Tag vermiesen, weil Sie sich müde und gereizt fühlen? Wenn das passieren könnte, ist dann das kurze Vergnügen während des Essens diese Folge wirklich wert? Oder sollten Sie in Hinblick auf den ganzen Tag doch lieber etwas wählen, das mehr Nährwerte enthält? Wenn das für Sie eine Möglichkeit ist, essen Sie zum Beispiel ein halbes Schokocroissant oder worauf Sie gerade Lust haben, aber gleichen Sie es auf jeden Fall mit etwas Protein aus. Noch besser wären natürlich nur ein paar Bissen. Seien Sie sich aber bewusst, dass Süßes *keine gute Investition ist*. Wie gesagt, Sie können es essen, müssen dann diese Wahl aber mit Ihrem Essen am Rest des Tages ausgleichen.

Seien Sie sich auch darüber klar, dass ein süßes Frühstück heißt, dass Sie später etwas Süßes weglassen müssen. Was ist für Sie wichtiger? Treffen Sie Ihre Wahl. ♥*Sie können alles essen, aber nicht alles auf einmal.*♥ Sind Sie bereit, das Dessert oder den Cocktail heute Abend aufzugeben? Oder das Eis am Nachmittag? Morgen können Sie alles wieder anders machen, aber entscheiden Sie für heute, welchen Weg Sie gehen wollen. Sie können auch beides essen – erinnern Sie sich an das Prinzip der zwei Ausnahmen? Wenn Sie jetzt nur einen oder zwei Bissen eines Gebäcks essen, können Sie trotzdem später noch etwas Süßes essen. Sie kosten ja nur. Bei wirklich dickmachenden Sachen denken Sie an Regel 3: ♥*Kosten Sie alles, essen Sie nichts.*♥ Genießen Sie diesen einen oder diese zwei Bissen ganz bewusst, dann werfen Sie den Rest weg oder geben Sie ihn jemand anders.

Ob Sie nun ein süßes Frühstück essen oder nur von etwas Süßem kosten, auf jeden Fall müssen Sie das Süße mit etwas Protein ausgleichen. Dadurch verlangsamen Sie die Absorption des Zuckers, sodass Sie länger satt bleiben. Essen Sie also noch ein paar Walnüsse, etwas Joghurt, Hüttenkäse oder halbfetten Ricotta. (In Kapitel 15 finden Sie mehr Informationen zu einem Muffin- oder Brötchenfrühstück.)

Vielleicht entscheiden Sie sich nach Ihren Überlegungen gegen das Croissant. Das heißt nicht, dass Sie nicht immer noch Lust auf Süßes haben. Wenn Sie Waffeln mögen, dann essen Sie diese. Beides kann – auf die richtige Art gegessen – eine gute Investition sein. Aber Sie brauchen keinen großen Berg davon. Wenn Sie bewusst essen und Ihre Aufmerksamkeit auf jeden Bissen lenken, dann sind ein oder zwei Waffeln schon viel.

Vollkornwaffeln halten länger satt und versorgen Sie mit mehr Ballaststoffen und Nährwerten als die aus Weißmehl. Und ich finde, dass sie auch sehr gut schmecken. Was Sie zusammen mit Ihrer Waffel essen, will ebenfalls klug gewählt sein. Wollen Sie etwas Honig oder vielleicht Agavendicksaft? Oder wollen Sie lieber etwas Rohzucker oder einen puren Fruchtaufstrich und dazu ein paar Walnüsse oder Mandelblättchen? Sie können auch einen Klecks Joghurt mit frischen Beeren dazu essen. Frische Früchte helfen mit ihrem ballaststoffreichen Fruchtfleisch, Ihren Magen zu füllen. Mit frischen Früchten und Proteinlieferanten, wie Nüssen oder Joghurt, werden Sie länger satt bleiben.

Aber essen Sie nicht Honig, Joghurt, Nüsse und Obst auf einmal zu Ihrer Waffel. ♥*Sie können alles essen, aber nicht alles auf einmal.*♥

Mit Bethenny zu Tisch

Als ich heute Morgen aufwachte, fühlte ich mich ausgetrocknet von dem Alkohol, den ich gestern Abend getrunken hatte, und außerdem war meine Nacht viel zu kurz. Okay, ich gebe zu, ich hatte einen Kater. Ich wusste sofort, was ich wirklich zum Frühstück wollte: Wassermelonenscheiben aus dem Deli. Also kaufte ich mir welche. Und da fiel mein Blick auf die Maschine zur Zubereitung heißer Schokolade. Früher hätte ich mir nun eine fettfreie, mit Süßstoff schmackhaft gemachte heiße Schokolade bestellt, noch mehr Süßstoff hineingekippt und mich dann geekelt. Nicht heute! Ich kaufte mir meine Wassermelonenscheiben. Dann nahm ich den kleinsten Becher, den das Deli hatte, und füllte ihn mit reichhaltiger, cremiger heißer Schokolade und entschied mich eindeutig für ein süßes Frühstück.

War mein Frühstück ausgeglichen? Nicht mal annähernd. Ich wusste, dass ich noch vor dem Mittagessen Hunger bekommen würde. Aber das war nun mal mein heutiger Tag, und das war das Frühstück, das ich wirklich wollte. Jeder hat Tage wie diesen, und deswegen ist es auch sinnlos, einen Essensplan für lange Zeit im Voraus aufzustellen. An dem Tag fasste ich einen spontanen Entschluss, weil ich etwas wirklich wollte, aber ich tat es in dem Bewusstsein, dass ich dafür später auf etwas anderes verzichten würde. Ich beschloss, dass die heiße Schokolade es mir wert war, mittags vernünftig zu investieren, um einen Ausgleich zu der Früstücksschlemmerei zu schaffen. Ich aß die Wassermelone, trank die heiße Schokolade und ging zufrieden an die nächste Aufgabe.

Das fruchtige Frühstück

Vielleicht ist Ihnen ja einfach nach frischem, saftigem Obst. Obst ist eine gute Wahl zum Frühstück, vor allem, wenn man durstig aufwacht oder am Tag zuvor zu viel oder zu gehaltvoll gegessen hat. Obst hat eine reinigende, erfrischende Wirkung, und außerdem schmeckt es auch noch süß. Wenn Ihnen also danach ist, essen Sie ein Schälchen Obst – möglichst solches, das gerade Saison hat, denn das schmeckt besser und hat einen höheren Gehalt an Vitaminen.

Vergessen Sie aber nicht, dass Früchte auch viel natürlichen Zucker enthalten, wenn Sie sie also nicht zusammen mit Protein essen, werden Sie wahrscheinlich bald nach ihrem Verzehr wieder hungrig sein. Manchmal habe ich morgens nur Appetit auf Obst, aber dann esse ich meist im Laufe des Vormittags noch einen Snack. Essen Sie also Obst, wenn Ihnen danach ist, aber seien Sie sich bewusst, dass es nicht lange sättigt. Proteinlieferanten wie Joghurt, Walnüsse oder in Maßen Käse werten eine Obstmahlzeit beträchtlich auf.

Kaffee – aber mit Sahne?

Wahrscheinlich werden Sie ja doch nicht auf das hören, was ich Ihnen jetzt sage, aber wenn es auch nur ein Mensch tut, dann habe ich doch etwas erreicht. Kaffee ist schlecht für Sie. Er trägt dazu bei, dass man ein Verlangen nach Süßem bekommt, und alles, was man in den Kaffee so hineinkippt (Sahne, Zucker oder dieser schreckliche, künstliche Sirup mit irgendeinem Geschmack), macht es nur noch schlimmer.

Aber ich bin Realistin. Ich weiß, dass viele von Ihnen weiterhin Kaffee trinken werden. Und ich gebe zu, dass auch ich ihn ab und zu trinke, allerdings normalerweise nur eine Tasse. Ich mag das Ritual einer heißen Tasse Kaffee. Also trinken Sie Ihren Kaffee, aber halten Sie Ihr Konto in der Balance:

- Können Sie vielleicht entkoffeinierten Kaffee trinken? Wenn Ihnen der entkoffeinierte schmeckt und Sie das Koffein nicht brauchen, ist diese Wahl vorzuziehen. Wenn nicht, sollten Sie immer mal wieder den entkoffinierten versuchen.
- Wenn Sie diesen modischen Coffee-to-go mögen, trinken Sie nur einen am Tag, und zwar den kleinsten, und wenn, bewerten Sie ihn als eine Ihrer täglichen Süßigkeiten. Sie müssen so einen Becher auch nicht austrinken. Nehmen Sie ein paar Schlucke, bis Sie sich befriedigt fühlen, dann werfen Sie den Rest weg. Schlanke Menschen machen das dauernd.
- Wenn Sie Café Latte trinken, müssen Sie wissen, dass Milch und Zucker ordentlich Kalorien haben. Trinken Sie einen, höchstens zwei Becher pro Tag. Dafür müssen Sie etwas anderes weglassen. Sie entscheiden, was das ist. Wenn Sie nur einen Café Latte trinken, ist das besser. Wenn er Ihnen mit fettarmer Milch schmeckt, noch besser. Wenn Sie wirklich die Vollmilch wollen, ist das auch in Ordnung – aber denken Sie daran, dass Sie dafür später etwas weglassen müssen, was einen hohen Fettgehalt

hat. Wenn Sie wirklich zwei Becher Café Latte brauchen, um in Gang zu bleiben, dann geben Sie später eine süße Sache, ein Stück Brot oder einen Cocktail auf oder was Sie für das Äquivalent des Café Latte an diesem Tag halten. Die Bilanz muss stimmen.

- Ihre Vernunft sagt Ihnen, was in Ihrem Kaffee eine Portion Fett oder eine süße Sache ausmacht. Trinken Sie schwarzen Kaffee mit nur einem Spritzer Sahne oder Milch, ist das praktisch vernachlässigbar. Trinken Sie Kaffee mit Sirup und einer Menge Sahne, nun, dann zählt das natürlich schon anders. Nur Sie selbst können entscheiden, ob Ihre Kaffeewahl eine echte Schlemmerei darstellt.

- Seien Sie nicht zwanghaft, wenn es um fettarme Milch oder Vollmilch geht. Das wäre absurd. Die Rede ist von einem Esslöffel Milch. Ein Esslöffel Sahne-Milch-Gemisch hat 20 Kalorien und weniger als 2 Gramm Fett. Das ist nichts. Wenn Sie den Geschmack Ihres Kaffees mit fettarmer Milch oder Sojamilch mögen, großartig. Wenn Sie wirklich einen Schuss Sahne wollen, in Ordnung. Die Franzosen trinken ihren Café au Lait immer mit Vollmilch, und sehen Sie sich an, wie schlank sie sind. Aber bedenken Sie auch, sie trinken nur diese eine Portion, keine Unmenge. ♥*Verkleinern Sie sofort Ihre Portionen!*♥ Das ist ein gutes Beispiel von Qualität gegen Quantität. Ich habe lieber einen Teelöffel echte Sahne in meiner Tasse Kaffee als eine halbe Tasse Magermilch. Das ist es mir wert.

Tag 2: Mittagessen

Da ich dauernd sehr beschäftigt bin, habe ich oft keine Zeit für ein richtiges Mittagessen. Aber anstatt auf dem Weg von hier nach da schnell etwas Junkfood in mich hineinzustopfen, nehme ich mir wenigstens genug Zeit für ein Essen, das mir hilft, den Rest des Tages fit und produktiv zu sein. Ein schnelles Mittagessen, das ich besonders mag, ist eine gute Suppe.

Suppen sättigen und sind nahrhaft. Wenn es geht, vermeide ich Suppen mit viel Nudeln oder Reis, denn die Brühe, das Protein und das Gemüse darin reichen aus, um den Magen zu füllen, und hinterlassen ein Gefühl von Gesundheit und Stärke. Cremesuppen esse ich nicht, weil sie zu viel Fett enthalten und es für mich keinen Unterschied macht, ob in den Suppen Sahne ist oder nicht. Vielleicht mögen Sie diese Suppen, dann essen Sie sie, aber nicht allzu viel davon. Wenn Sie erst einmal wieder auf die Ihren Körper hören, werden Sie merken, wie gut ein Teller pürierter Gemüsesuppe Ihnen tut und wie schnell er sie sättigt. Dann werden Sie die Sahne gar nicht mehr vermissen.

Ich mag Suppen auch deshalb, weil sie einem »guttun«. Warum soll man so tun, als bräuchte man das nicht ab und zu? Das ist menschlich. Ich finde eine gute Suppe ein wahres Wunderessen, vor allem für Leute mit Gewichtsproblemen. Sogar pürierte Gemüse haben für mich etwas Tröstliches. Sie können einem helfen, gut durch den Tag zu kommen. Eine meiner Lieblingssuppen, besonders im Sommer, ist Gazpacho. Für mich ist sie so ungefähr das perfekteste Essen der Welt.

Wählen Sie möglichst eine Suppe, sich nur aus Gemüse- oder Fleischbrühe zusammensetzt – keine sämigen. Die Suppe sollte viel Gemüse enthalten und ein wenig mageres Eiweiß, zum Beispiel Huhn, Fisch oder Tofu. Ein Schuss Milch oder Sahne in der Suppe ist natürlich auch in Ordnung. Sie wissen schon, was ich mit einer Sahne- oder Cremesuppe meine. Diese sollten Sie definitiv nur kosten, nicht essen. Falls die Suppe von Käse oder saurer Sahne bekrönt wird, befreien Sie sie schnell davon. Wenn Sie großen Hunger haben, können Sie ein Chili wählen.

Ich mag besonders Puten- und Gemüsechili, weil ich den würzigen Chiligeschmack genießen kann, ohne all das fette Fleisch essen zu müssen. Zu Hause können Sie Chili mit Putenhackfleisch oder Sojagranulat machen, oder verwenden Sie einfach nur Bohnen mit ihren vielen Ballaststoffen, zum Beispiel Kidney- oder Pintobohnen. Natürlich sollten Sie Ihr Chili auch noch mit Gemüse auffüllen, denn diese füllen wiederum *Sie*. Ein Rezept für ein supergesundes mexikanisches Chili finden Sie am Ende dieses Kapitels.

Manche Leute begnügen sich zum Mittag mit einer Suppe aus der Dose oder der Tüte, vor allem wenn ihre Zeit sehr knapp ist. Ich verstehe das und tue es auch ab und zu. Es gibt sogar Tütensuppen, die mir richtig gut schmecken. Wenn ich solche Suppen kaufe, sehe ich mir vorher die Zutatenliste an. Ich wähle Bio-Suppen mit natürlichen Zutaten anstatt Suppen mit einer Menge Füllstoffe und Sachen, die ich nicht aussprechen kann. Bei der richtigen Wahl können Fertigsuppen eine gute, praktische Entscheidung sein.

Haben Sie jedoch Zeit und Lust, Ihre Suppe selbst zuzubereiten, erhalten Sie dafür einen besseren Geschmack und mehr Nährwerte. Auch Gemüse- und Fleischreste lassen sich für Suppen gut verwerten. Sie können am Wochenende eine große Menge Suppe kochen und dann auf Portionsbehälter verteilen. So brauchen Sie diese in der Woche nur warm zu machen, und kombiniert mit einer Scheibe Brot mit etwas Käse haben Sie ein schnelles, schmackhaftes und gesundes Mittagessen.

Wenn Sie sich mittags für eine Suppe entscheiden, aber befürchten, davon nicht satt zu werden, überlegen Sie, was Sie zum Frühstück gegessen haben. War es etwas sehr Kohlenhydratreiches wie ein Croissant oder ein Muffin, dann lassen Sie das Brot zur Suppe weg und essen Sie dazu einen Salat mit etwas Protein. Das gilt besonders, wenn Sie wissen, dass

Mit Bethenny zu Tisch

Heute hatte ich mittags Appetit auf etwas Herzhaftes, also aß ich eine mittelgroße Schale mit Hühnernudelsuppe, die große Stücke Hühnerfleisch und eine kleine Menge Nudeln enthielt. Ich aß ein paar Nudeln, aber nicht alle – gerade genug, um mich satt zu machen. Dazu aß ich ein Tofusalatsandwich (Rezept siehe Seite 307).

Schlechte Gewohnheiten

Ich höre oft, dass jemand sagt: »Ich esse heute nur wenig zum Mittag, weil ich abends essen gehe.« Das ist absurd. Vielleicht denken Sie, dass Sie damit eine Balance schaffen, aber diese Logik hat häufig unerwünschte Folgen. Man isst mittags nicht genug, hat abends Heißhunger und isst dann viel zu viel. Wenn Sie schon wissen, was Sie abends essen werden, können Sie sich mittags für Sachen entscheiden, die ein Ausgleich zum Abendessen sind. Planen Sie Ihre Investitionen gut, Sie sind erwachsen. Sie müssen das Mittagessen nicht gleich auslassen. Essen Sie mittags normal, damit Sie abends nicht über die Stränge schlagen. Wenn Sie in eines dieser Restaurants gehen, die einem riesige Portionen servieren, als sei man ein ausgehungertes Tier, denken Sie daran, dass Sie das nicht sind und nicht alles aufessen müssen, was auf Ihrem Teller liegt.

Wenn Sie vor einem Ereignis mit großer Essensauswahl hungern, haben Sie nicht auf Ihren Körper gehört. Richten Sie Ihr Essen nicht nach der Zukunft. Wenn Sie so mit Ihrem Körper umgehen, anstatt auf seine Bedürfnisse zu hören, könnte das eine Essattacke auslösen. Leben Sie im Moment und treffen Sie vernünftige, ausbalancierte Entscheidungen, wann immer Sie Hunger haben. So schaffen Sie eine Reihe guter Investitionen und Essenserlebnisse, die schon bald zu einem gesunden Lebensstil und natürlicher Schlankheit führen.

Sie abends etwas sehr Stärkehaltiges essen werden. Haben Sie zum Frühstück Ei gegessen oder hauptsächlich Protein und Sie haben Appetit auf eine Scheibe Brot zur Suppe, dann essen Sie sie. Und Vollkornbrot wäre die bessere Wahl, weil es mehr Nährwerte enthält und länger sättigt. Oder überlegen Sie, ob Sie einen kleinen Salat zur Suppe nehmen. Gemüse kann man nie genug essen. Sie können auch quasi als Nachtisch einen Apfel, eine Birne oder ein anderes Obst wählen – wenn Sie nicht schon morgens viel Obst gegessen haben. Noch einmal: Obst ist gut für Sie, aber sogar gesunde Nahrungsmittel (außer rohem Gemüse) müssen im Laufe des Tages ausbalanciert werden, wenn Sie natürlich schlank sein wollen.

Tag 2: Snack

Planen Sie Snacks ein, um Ihren Appetit zu zügeln, sodass Sie niemals in Versuchung kommen, aus Heißhunger zu viel zu essen. Unkontrolliertes Knabbern kann Ihnen aber auch schaden, wenn Sie nur aus Gewohnheit oder Langeweile zu Snacks greifen, oder weil Sie am Schreibtisch sitzen oder fernsehen. Das ist ein absolutes *Must-not*! Sie wissen, was Sie dagegen tun: ♥*Seien Sie aufmerksam.*♥

An Tagen, an denen Sie große Lust auf einen Snack haben, gönnen Sie sich einen. Überlegen Sie, ob Sie am Vormittag schon einen Snack verzehrt haben und wenn ja, was für einen. Sie wissen ja, Sie gleichen einen süßen Snack mit einem herzhaften aus. Haben Sie vormittags also einen süßen Snack gegessen, dann vergessen Sie jetzt diesen Schokoriegel (Sie können sich ja morgen dafür entscheiden) und

Mit Bethenny zu Tisch

Nach meinem leichten Mittagessen hatte ich nachmittags etwas Hunger. Ich dachte an die heiße Schokolade und die Melone zum Frühstück und wollte einen Ausgleich mit etwas schaffen, das nicht süß war und Protein enthielt. Außerdem hatte ich auch Lust auf etwas Herzhaftes. Ich war unterwegs und hatte nicht viel Zeit, also kaufte ich mir eine Tüte geröstete Sojabohnen. Damit konnte ich gut bis zum Abendessen durchhalten.

schaffen Sie einen klügeren Ausgleich. Es wird nicht lange dauern, und Sie werden instinktiv wissen, was das Beste für Sie ist.

Tag 2: Abendessen

Vorm Abendessen lässt man Revue passieren, was man den Tag über gegessen hat, und stellt danach seine Mahlzeit zusammen. Sie können unter sehr viel verschiedenen Gerichten wählen, und Sie sollen essen, worauf Sie Lust haben. Aber denken Sie trotzdem auch daran, wie Ihre Entscheidung auf Sie wirkt. Sprechen wir heute über Brot.

Für viele ist Brot ein Grundnahrungsmittel, und sie denken, sie könnten nicht ohne Brot leben. Im Restaurant erscheint es wie durch Zauberhand auf dem Tisch, sobald wir sitzen. Zu allen möglichen Gerichten wird es automatisch serviert, zum Beispiel zu Rührei, Suppe oder Salat. Auch zu Hause finden es viele selbstverständlich, Brot auf den Tisch zu stellen, egal, ob Baguette, Brötchen oder Sauerteigbrot. Schluss damit! Warum serviert man zu Spaghetti Knoblauchbrot? Das ist wirklich zu viel des Guten.

Ich sage nicht, dass Brot kein gutes Lebensmittel ist. Ein herzhaftes Vollkornbrot ist nahrhaft und sättigt auch gut. Aber es geht um die Balance. Wenn Sie den ganzen Tag schon Kohlenhydrate gegessen haben, brauchen Sie kein Brot zum Abendessen. Und wenn Sie das Gefühl haben, dass Sie es wollen, spüren Sie erst einmal in sich hinein, ob das eventuell nur eine Gewohnheit ist. Wollen Sie wirklich *Brot* oder vielleicht etwas anderes, auch wenn Sie nicht wissen, was?

Mit Bethenny zu Tisch

Ich war mit Freundinnen unterwegs, und wir kamen nicht vor zehn Uhr abends zum Essen. Als Erstes aß ich einen grünen Salat. Den gestalte ich mir immer interessanter, indem ich Extragemüse hinzufüge, zum Beispiel Tomaten, Erbsensprossen oder was gerade da ist. Als Vorspeise bestellte ich eine kleine Käseplatte mit Oliven und mariniertem Gemüse. Dazu wurde Brot serviert, das aß ich aber nicht. Ich wollte aus meinem Abendessen eine Proteinmahlzeit machen, deshalb aß ich einige sehr gute Bissen vom Steak einer Freundin und entschied mich zur Sättigung für eine Kombination aus zwei Beilagen: gedünstete Pilze und Wildbrokkoli, in Öl gebraten, aber köstlich. Es war ein sehr zufriedenstellendes und sättigendes Abendessen, denn ich hatte viele Sachen mit hohem Volumen und vielen Ballaststoffen gegessen. Im Ergebnis brauchte ich nur wenig von den kalorienreicheren Sachen, aber ich habe auch nicht darauf verzichtet. Nicht vergessen: Kasteien Sie sich nicht, indem Sie nur Gemüse essen. Es geht um Ausgeglichenheit. Ich brauchte diese paar Bissen von dem Steak, aber mehr auch nicht. Und die Tatsache, dass das Steak auf dem Teller von jemand anders lag, half mir, auf meinen Körper zu hören, der mir sagte, dass ich nicht mehr als ein paar Happen brauchte.

Nun hat man natürlich nicht immer jemand neben sich, der ein Hauptgericht auf seinem Teller hat, von dem man kosten kann. Ich hatte Glück. Haben Sie es nicht, dann bestellen Sie sich, worauf Sie Lust haben. Ist Ihnen die Portion zu groß, fragen Sie nach einer kleineren oder lassen Sie sich die Reste einpacken. Dieser kleine Trick hilft Ihnen, sich an Ihren Plan zu halten.

Wenn mir sehr nach Brot zum Abendessen ist und ich an dem Tag noch nicht viele Kohlenhydrate zu mir genommen habe, dann esse ich etwas Brot. Aber normalerweise nur ein kleines Stück mit wenig Butter oder Olivenöl oder mit etwas Käse von meinem Salat. Ich habe gegessen, was ich unbedingt wollte, und ich bekomme nicht das Gefühl, auf etwas verzichten zu müssen.

Nun, auch Sie sind eine schlanke Person und können essen, was Sie wollen. Aber das heißt nicht, dass Sie nicht im Hinterkopf haben, wie viel Brot am Tag gut für Sie ist. Wenn Sie zum Mittagessen schon ein Sandwich gegessen haben, dann haben Sie zu dem Zeitpunkt entschieden, Ihr Brot für den Tag mit diesem Sandwich zu sich zu nehmen. Sie wissen ja, alles, was Sie den Tag über gegessen haben, beeinflusst Ihr Abendessen. Sie haben die Entscheidungen getroffen. Und wenn Sie jetzt trotzdem unbedingt Brot essen müssen, nun, dann essen Sie ein kleines Stück, tauchen Sie es in ein wenig Olivenöl und genießen Sie es als eine Ihrer täglichen Ausnahmen. Sie werden sich fühlen wie alle anderen am Tisch anstatt als die Person, die Angst vor Brot hat. In kleinen Mengen macht nichts dick.

Tag 2: Snack – oder Dessert?

Wo wir gerade über kohlenhydratreiche Lebensmittel sprechen, lassen Sie uns gleich noch von Desserts reden. Manchmal esse ich abends einen Snack, und oft ist das nur das Dessert vom Abendessen.

Sie wissen sicher, dass Obst ein besseres Dessert ist als ein großes Stück Kuchen oder eine Schüssel Eiscreme. Das stimmt – im Prinzip. Aber es gilt nicht immer und nicht für jeden.

Wenn Sie wirklich eine Schüssel Erdbeeren wollen anstatt einer Schüssel Eiscreme, dann wählen Sie auf jeden Fall die Erdbeeren. Aber sind sie wirklich das, was Sie wollen? Sind Sie sicher? Ich sage nicht, dass sie das nicht sind, ich sage nur: Essen Sie nicht Obst, weil Sie denken, Sie sollten es essen, wenn Sie tatsächlich ganz etwas anderes wollen. Das würde heißen, dass Sie die Stimme Ihres Körpers ignorieren. Eine Schüssel mit Obst hat ungefähr genauso viele Kalorien wie ein paar Bissen eines üppigen Desserts, nehmen Sie also das, wonach Ihnen wirklich ist. Sie müssen das *Differenzial* herausfinden, herausfinden, ob es für Sie einen Unterschied macht. Wenn die Schüssel Erdbeeren für Sie genauso gut ist wie eine Schale Erdbeereiscreme, dann nehmen Sie die Erdbeeren. Ist Ihnen das Eis lieber und Sie essen dennoch brav die Erdbeeren, dann werden Sie das Gefühl bekommen, auf etwas verzichtet zu haben, und als Folge später mehr essen. Vertrauen Sie mir.

Der Abend ist, was das Essen angeht, für einige Menschen eine gefährliche Zeit. Es ist die Zeit der Essanfälle, vor allem dann, wenn man sich den ganzen Tag lang das Essen verboten hat, auf das man Appetit hatte. Sie wissen selbst, ob Sie gefährdet sind, und wenn ja, denken Sie bitte an Regel 7: ♥*Kontrollieren Sie sich, bevor Sie sich selbst schädigen.*♥ Deswegen ist es so wichtig, abends das zu essen, was Sie wirklich wollen, damit Sie nicht plötzlich die Kontrolle verlieren und alles essen, was sich in Ihrer Reichweite befindet.

Mit Bethenny zu Tisch

Heute Abend war ich auf eine Party eingeladen, auf der es wie üblich eine große Palette verschiedenster Speisen gab. Ich habe mir zuerst alles in Ruhe angeschaut, um zu entscheiden, was ich wirklich wollte. Man geht ja auch nicht in einen Laden und kauft das erste T-Shirt, das man sieht. Genauso muss man sich in solchen Situationen erst einmal einen Überblick verschaffen. Sehen Sie sich alles genau an, bevor Sie entscheiden, was Sie in Ihre Liste aufnehmen (oder sich in den Mund stecken). Lassen Sie Ihre Wahl nicht von der Speisekarte oder dem Büfett bestimmen. Sie führen das Steuer. Ich hatte an dem Abend schon meine Abendmahlzeit hinter mir, also wählte ich ein paar gefüllte Eier, weil sie einen hohen Proteingehalt haben, und dann gönnte ich mir noch einige Schlucke köstlichen Champagner. Danach trank ich Wasser, um meinen Flüssigkeitshaushalt im Lot zu halten. Das würde mir helfen, mich am nächsten Tag wohlzufühlen und gut auszusehen.

Sie haben's geschafft – Tag 2. Wie fühlen Sie sich? Machen Sie sich am Ende dieses Tages bewusst, wie es Ihrem Körper geht, aber auch, wie Sie sich psychisch fühlen. Finden Sie, dass Sie für Ihre Bedürfnisse genug gegessen haben? Fühlen Sie sich gut oder meinen Sie, dass Sie etwas entbehren mussten? Wenn Sie nicht zufrieden sind oder das Gefühl haben, Mangel zu leiden, müssen Sie etwas mehr essen. Es braucht einige Übung, bis man seinen Körper hört, und wenn Sie versuchen abzunehmen, werden Sie eher zu wenig essen, weil Sie immer noch mit Ihrer Angst vorm Essen zu tun haben. Das ist vollkommen normal. Machen Sie sich selbst immer wieder klar, dass Sie *keine* Diät machen.

Sie müssen essen, und Sie müssen Lebensmittel essen, von denen Ihr Körper weiß und Ihnen sagt, dass er sie braucht. Manchmal sagt Ihnen Ihr Bauch vielleicht, dass Sie etwas wirklich Gutes *nicht* essen sollen, weil Sie mir nicht glauben, wenn ich Ihnen sage, dass Sie alles essen können, wenn Sie es wirklich wollen. Vertrauen Sie mir, Sie können es tun. Schlanke Menschen tun es die ganze Zeit. Geloben Sie, dass Sie die Sachen essen, auf die Sie Appetit haben, und dass Sie Ihre Aufmerksamkeit darauf richten, Ihre Entscheidungen im Laufe des Tages miteinander auszubalancieren. Machen wir gemeinsam so weiter. Am Ende der Woche werden Sie die Stimme Ihres Körpers schon viel deutlicher hören. Dies ist ein Marathon, kein Sprint. Es hat einige Zeit gedauert, bis Sie an diesem Punkt Ihres Lebens angekommen sind, und nun wird es einige Zeit dauern, bis Sie dort ankommen, wo

unsere gemeinsame Reise hingeht. Sie werden nicht an einem Tag Ihr Idealgewicht erreichen, aber Sie sind definitiv
auf dem Weg dorthin.

Tag 2: Rezepte

Versuchen Sie diese beiden einfachen Rezepte für Obst-
spieße und für eins meiner Lieblingschilis. Beide sind ge-
schmacksintensive Gerichte mit viel Volumen, aber wenig
Fett und wenig Kalorien.

Regenbogen–Obstspieße

Dieses schöne und einfache Rezept ergibt so viele Portionen,
wie Sie wollen. Kalkulieren Sie einen großen Spieß oder zwei
kleine Spieße für jede Person.

Belegen Sie den Rand einer Platte mit Blaubeeren und
stecken Sie dann Obststücke in den Farben eines Regenbo-
gens auf hölzerne Spieße, die Sie auf der Platte arrangieren.

Rot: Wassermelone
Orange: Mango
Gelb: Ananas
Grün: Kiwi
Blau: Blaubeeren
Violett: Violette Weintrauben

Supergesundes mexikanisches Chili

Anstatt des typischen Rinderhackfleischs nehme ich Putenhackfleisch. Sie können das Fleisch auch ganz weglassen,
wenn Sie lieber ein vegetarisches Chili möchten. Und wenn
Sie keine Bohnen mögen, können Sie sogar die noch weg-

lassen, das Chili schmeckt trotzdem sehr gut – übrigens auch noch am nächsten Tag.

▶ Ergibt 1 Portion

½ mittelgroße Zwiebel, gehackt
1 EL Olivenöl zum Anbraten
1 TL Chilipulver
1 TL Cumin
Salz und Pfeffer nach Geschmack
2 Knoblauchzehen, zerdrückt
je ¼ klein gewürfelte rote und gelbe Paprikaschote
1 kleine Dose (200 g) pürierte Tomaten oder
    Tomatensoße
½ Tasse Zucchini, klein geschnitten
100 g Putenhackfleisch
¼ Tasse Kidneybohnen (Dose), abgetropft und gespült

1. Zwiebel bei mittlerer Hitze in Olivenöl in einer Brat-pfanne dünsten, bis sie weich ist. Chilipulver, Cumin, Salz und Pfeffer hinzufügen.
2. Knoblauch und Paprikawürfel einrühren und braten, bis sie weich sind und der Knoblauch goldbraun ist, aber nicht angebrannt. Tomatensoße und Zucchini einrühren.
3. Wenn alle Gemüse weich sind, Hackfleisch und Bohnen hinzufügen. Das Chili nun mindestens 10 bis 15 Minuten köcheln lassen. Je länger, desto intensiver wird der Ge-schmack.

14. Tag 3: Mittwoch

Auch am dritten Tag des Programms werden Sie wieder Ihre Investitionen klug bedenken, Ihr Essenskonto ausbalancieren und bewusst essen. Heute möchte ich außerdem, dass Sie etwas Zeit darauf verwenden, noch einmal über Regel 2 nachzudenken: ♥*Sie können alles essen, aber nicht alles auf einmal.*♥

Immer wenn Sie eine Entscheidung treffen, was Sie wirklich essen wollen, halten Sie einen Moment inne. Denken Sie jetzt nicht an das, was Sie *auch noch* essen möchten. Denken Sie auch nicht an all das, was Sie *nicht essen können*, wenn Sie jetzt Ihre Wahl treffen. Konzentrieren Sie sich auf das, was Sie gewählt haben, und genießen Sie es. Sie müssen nicht zu dem Cheeseburger noch Pommes essen und einen Milchshake trinken. Sie brauchen kein Brot und kein Dessert zu Ihrer Pasta. Wählen Sie das eine aus, was für Sie das Beste ist, und dann genießen Sie es. Sie haben nichts anderes ausgewählt, weil sie nichts anderes so gern wollten wie diese eine Sache. Ein andermal ist Ihnen etwas anderes lieber, und dann können Sie das essen. Es ist wie beim Kleiderkauf. Sie können nicht alles haben, also suchen Sie etwas aus, und das nehmen Sie.

Sie haben es verstanden, nicht wahr? Nichts ist verboten,

Schlechte Gewohnheiten

Denken Sie manchmal oder sagen Sie sogar laut: »Ich kann einfach nicht aufhören, das zu essen?« Ich weiß noch, dass ich das früher andauernd gedacht habe. Aber von heute aus gesehen, mit den Augen einer natürlich schlanken Frau, finde ich diesen Ausspruch vollkommen absurd. Was soll denn das heißen – »Man kann nicht aufhören, etwas zu essen«?

Bei Esssucht, über die ich in Kapitel 7 geschrieben habe, verstehe ich das. Aber jetzt meine ich etwas anderes, etwas, was viele von uns tun. »Oh, Käsekuchen! Ich kann einfach nicht aufhören.« – »Ich muss dieses Steak einfach essen. Ich will es nicht, aber ich kann nichts dafür!« – »Hey, was konnte ich denn tun? Es waren M&Ms.«

Es ist diese Mentalität des Werbespruchs »Wetten, Sie können nicht nur einen essen?« Aber natürlich können Sie nur einen essen! Wer hat hier das Sagen, Sie oder eine Tüte Chips? Seien Sie eine Frau, Sie schaffen es. Sie können nur einen essen oder zwei oder wie viel auch immer Sie wollen, aber geben Sie die Schuld nicht jemand anderes (oder etwas anderem). Es ist Ihr Mund, Ihr Teller, Ihre Hand, die das Essen vom Teller in Ihren Mund führt. Wenn Sie das tun wollen, in Ordnung. Übernehmen Sie die Verantwortung. Wenn Sie es nicht tun wollen, dann hören Sie auf zu jammern und tun Sie's nicht.

also immer mit der Ruhe. Genießen Sie einfach, wofür Sie sich *gerade jetzt* entschieden haben.

Tag 3: Frühstück

Mit dem Gedanken im Hinterkopf, dass Sie alles essen können, aber nicht auf einmal, beginnen wir nun den dritten
Tag mit dem Frühstück. Vielleicht möchten Sie das Gleiche
essen wie am Montag oder Dienstag, dann können Sie zu-
rückblättern und die Kapitel noch einmal lesen. Aber heute
möchte ich über eine besonders beliebte Art von Frühstück
sprechen und darüber, wie Sie das Beste daraus machen können. Die Rede ist von Müsli.

Für die Müsli-Fans

Wenn Sie Müsli lieben, sind Sie gut dran. Müsli kann eine ausgezeichnete Investition sein, wenn Sie das richtige auswählen. Haferflocken sind die Supergetreideflocken schlechthin,
nährstoffreich, sättigend und voller Ballaststoffe. Man kann
ihnen auch gut noch einen anderen Geschmack hinzuzufügen, zum Beispiel Zimt, Ahornsirup oder Vanille, oder bun-
tes Obst, etwa Erdbeeren, Blaubeeren oder Kirschen, frisch
oder getrocknet. Und ein Müsli mit Haferflocken ist blitz-
schnell zubereitet.

Sie wissen natürlich, dass bereits gesüßte Hafermüslis
nicht die beste Investition sind, weil sie zu viel Zucker enthalten und industriell verarbeitet sind. Haferflocken zählen
als eine Kohlenhydratmahlzeit, und der viele Zucker außerdem als eine Ihrer Süßigkeiten. Aber wenn Ihre Portion
nicht groß ist, dann will ich Ihnen diese Fertigmüslis nicht

Mit Bethenny zu Tisch

Wenn ich auf Geschäftsreise gehe, brauche ich ein solides Frühstück, das mir Energie liefert und mich eine Weile sättigt. Heute sah ich mir auf dem Flughafen die reiche Auswahl an Bagels und Muffins an, aber mir war klar, dass sie in meiner Situation keine gute Investition wären. Ich wählte also eine mittelgroße Portion abgepacktes Müsli, streute etwas Zimt drauf, und es war genau die richtige Entscheidung. Mir reichte erst einmal die Hälfte, den Rest nahm ich mit ins Flugzeug und aß ihn später während des Fluges.

ausreden. Besser wäre es jedoch, Sie kauften pure Haferflocken und süßten sie selbst auf natürliche Art, zum Beispiel mit Obst oder Honig.

Neben Haferflocken gibt es noch viele andere Getreideflocken. Probieren Sie sie durch und versuchen Sie auch das gesunde Vollkornreisfrühstück, dessen Rezept ich Ihnen am Ende dieses Kapitels vorstelle.

Ich empfehle Ihnen, beim Müslikauf die Müslis mit Vollkorngetreideflocken und hohem Ballaststoffanteil vorzuziehen. Alles Gepuffte, »Flakes« oder »chrunchy« Müsli sind voller Zucker, enthält kaum Ballaststoffe und sättigt nicht gut. Es ist keine gute Investition. Sie werden in einer Stunde wieder Hunger haben, es sei denn, Sie füllen Ihre Schüssel noch einmal und noch einmal, und das wollen Sie ja nicht, stimmt's? Sie essen mit Genuss eine kleine Schüssel voll und belassen es dabei. Sie müssen nichts abmessen oder zwanghaft die Menge beäugen. Benutzen Sie einfach eine kleine Schüssel, füllen Sie Ihr Müsli hinein und genießen Sie es mit etwas Sojamilch oder fettarmer Milch (oder was Sie wirklich mögen) und etwas frischem Obst.

Wenn Sie ein neues Fertigmüsli probieren möchten, lesen Sie die Zutatenliste. Achten Sie darauf, dass Ihr Müsli Ballaststoffe enthält und lassen Sie sich nicht von einem höheren Kaloriengehalt bei einem Müsli mit viel Ballaststoffen und Kleie abhalten. Es wird Sie dafür länger sättigen. Geben Sie etwas frisches Obst dazu und füllen Sie Ihre Schüssel nicht nach!

Sie können Ihr Müsli noch mit etwas Protein optimieren. Wenn Sie Vollmilch mögen, nehmen Sie etwas davon, aber wenn Ihnen Vollmilch nicht so wichtig ist, verwenden Sie fettarme oder Sojamilch. Oder mischen Sie stattdessen Ihr Müsli in Ihren Joghurt. Das Protein in Milch oder Joghurt gleicht die Kohlenhydrate der Getreideflocken aus, aber das Fett in der Milch ist nur nötig, wenn Sie es unbedingt wollen.

Man kann seinem Müsli eine Menge Sachen hinzufügen, um die Investition noch zu erhöhen. Versuchen Sie ein paar getrocknete Cranberrys, ein paar Walnüsse oder Mandelblättchen oder frische Beeren, die gerade Saison haben.

Seien Sie bei Ihrem Fertigmüsli sehr wählerisch. Kaufen Sie eines ohne Zucker und geben Sie dann etwas Honig, Agavensirup oder Rohzucker hinzu – wenn Sie es so süß mögen. Das ist eine sehr viel bessere Investition als die vorgesüßten Müslis. Oder essen Sie Ihr Müsli nur mit frischen Beeren und vergessen Sie den Zucker. Nach einiger Zeit wird Ihnen dann ein gezuckertes Müsli oder Zuckerbomben wie Frühstückscerealien plötzlich unangenehm süß schmecken. Wenn Sie nach und nach weniger Zucker in Ihrer Nahrung verwenden, gewöhnen sich Ihre Geschmacksknospen daran. Ich habe früher meinen Kaffee mit zweieinhalb Tütchen Süßstoff getrunken, heute reicht mir als Süße ein Schuss Sojamilch.

Tag 3: Mittagessen

Auch heute balancieren Sie wieder Ihr Mittagessen mit dem aus, was Sie zum Frühstück gegessen haben. Wenn Sie Müsli mit Milch gefrühstückt haben, dann möchte Ihr Körper jetzt wahrscheinlich eher Protein und Gemüse als Kohlenhydrate. Aber hören Sie auf Ihren Körper, um sicherzugehen. Ich esse an Müslitagen mittags gern einen Salat mit magerem Eiweiß wie Huhn oder Fisch oder einen Thunfischsalat mit etwas Mayonnaise.

Heute möchte ich auch über etwas sprechen, was in vielen Diäten absolut tabu ist. Was ist, wenn Sie *keine Zeit fürs Mittagessen haben?* Fallen Sie nicht in Ohnmacht, ich will keine Revolution anzetteln. Mir passiert das ziemlich oft, und ich vermute, Ihnen auch. Sie werden wahrscheinlich kein Diätbuch finden, das Ihnen sagt, Sie sollen das Mittagessen ausfallen lassen. Aber dies hier ist ja kein Diätbuch, hier geht es um das wirkliche Leben.

An den meisten Tagen ist das Mittagessen gar kein Problem. Man geht in die Kantine, trifft Freundinnen oder macht sich zu Hause etwas Schönes selbst. Aber es gibt Tage, da sind Sie vielleicht auf Reisen oder in Besprechungen oder dauernd unterwegs von einem Termin zum anderen. Vielleicht haben Sie ja gut gefrühstückt, zum Beispiel Haferflocken, Joghurt und Walnüsse. Sie haben keinen großen Hunger und Ihr Körper verlangt nicht nach einer Essenspause. Also fahren Sie mit Ihrem Leben fort, bis es Zeit zum Abendessen ist.

Keine Angst, ich sage Ihnen nicht, dass Sie das Mittagessen weglassen sollen. Wenn Sie Hunger haben und es ist Zeit zum Mittagessen, dann essen Sie. Vor allem wenn Sie zu denjenigen gehören, die sich nach einem Tag ohne Mittagessen abends wie ein ausgehungertes Tier auf den Kühlschrank stürzen, dann *dürfen Sie das Mittagessen nicht ausfallen lassen*. Sie müssen ♥*sich selbst kennen*♥. Sie wissen ja, ich sage Ihnen nicht, was Sie essen sollen und was nicht. Ich will mich nur auf das wirkliche Leben beziehen, und da kann es auch einmal passieren, dass man keine Zeit fürs Mittagessen hat. Ich kenne mich und weiß, wann die Zeitbombe tickt und ich etwas essen muss. Und ich weiß auch, wann es nicht so wichtig ist. Das können Sie auch erreichen.

Mit Bethenny zu Tisch

Raten Sie, was ich heute zu Mittag gegessen habe. Richtig, gar nichts! Ich war bis drei Uhr nachmittags im Flugzeug auf dem Weg zu meinem Klassentreffen. Mir fiel kaum auf, dass ich mittags nichts aß, denn mein gutes, solides Haferflockenfrühstück reichte für den Tag, und ich war zu beschäftigt, um an Essen zu denken. Würden Diätexperten Ihnen jemals sagen, dass Sie das Mittagessen auslassen sollen? Niemals! Und ich sage es Ihnen auch nicht. Ich sage nur, dass Sie nicht essen müssen, wenn Sie sich nicht danach fühlen. Sie selbst müssen wissen, ob Sie ab und zu eine Mahlzeit auslassen können, ohne später die Kontrolle über Ihre Nahrungsaufnahme zu verlieren. ♥*Erkennen Sie sich selbst*♥.

Ist Ihr Mittagessen also ausgefallen, nun, dann ist es eben ausgefallen. Das ist keine Ausrede, um abends maßlos zu essen. Es passiert eben manchmal. Machen Sie kein großes Getue darum. Es ist normal, natürlich und ein Teil des Lebens, vor allem wenn Sie sich nach Ihrem Bauchgefühl richten, anstatt nach irgendwelchen Diätvorschriften, die Ihre Essenszeiten exakt festlegen. Natürlich schlanke Menschen bringen nicht immer fünf Mahlzeiten am Tag unter. Und Sie müssen es auch nicht, wenn Ihnen nicht danach ist.

Tag 3: Abendessen

Ob Sie Müsli, Eier oder ein Croissant gefrühstückt haben, ob Sie zu Mittag Suppe, Salat, Fleisch oder gar nichts gegessen haben, irgendwann ist es Zeit zum Abendessen. Und Ihre Abendmahlzeit hängt wegen der notwendigen Ausgeglichenheit Ihres Essenskontos wieder davon ab, was Sie am Tag bisher zu sich genommen haben.

Wenn Sie Müsli oder ein anderes kohlenhydratreiches Frühstück gegessen haben und Ihr Mittagessen hauptsächlich aus Protein und Gemüse bestand, dann haben Sie vielleicht jetzt Lust auf Ihre zweite Kohlenhydratmahlzeit. Für viele heißt das Pasta. Aber andererseits fürchten sich manche geradezu vor Nudeln, also lassen Sie uns darüber sprechen.

Pasta

Wenn Sie schon einige Diäten hinter sich haben, zum Beispiel die Atkins-, Zone- und andere Low-Carb-Diäten, dann empfinden sie vielleicht ein großes Misstrauen, wenn nicht sogar eine starke Abneigung gegenüber Nudeln. Sie schmecken so gut, aber sie sind so schlecht, nicht wahr? Tatsächlich stimmt das nicht. Wenn Sie Pasta mögen, dann sollten Sie auch Pasta essen. Nicht unbedingt jeden Tag (das wäre nicht ausbalanciert), aber durchaus ab und zu. Sie brauchen nur aus der Pasta eine gute anstatt einer schlechten Investition zu machen. Alles hängt von der Balance ab.

Wichtig ist nur, dass Sie Ihren Pastateller mit einer Menge Gemüse beladen und zuerst einen Salat oder eine Suppe essen. Wenn Sie Ihren Magen mit dem Gemüse füllen und dann nur ein paar Nudeln essen, ist das eine gute Investition. Machen Sie nur nicht den Fehler, sich mit den Nudeln vollzuessen und dann keinen Platz mehr für das Gemüse zu haben.

Wenn Sie Vollkornteigwaren mögen, geben Sie ihr den Vorzug. Vermengen Sie sie mit Gemüse und Tomatensoße oder ein wenig von einer anderen Nudelsoße, die Sie mögen. Bei Nudeln aus Weißmehl müssen Sie sich klar darüber sein, dass das raffinierte Mehl den Blutzucker stark ansteigen lässt, vor allem wenn Sie viel davon essen. Also halten Sie Ihre Portionen sehr klein. 50 Gramm gekochte Weißmehlnudeln reichen aus, um den Geschmack wirklich zu genießen. Wenn Sie genügend Gemüse dazu essen, erscheint Ihnen die Portion dreimal so groß.

Wenn Sie Ihre Pasta gern mit Olivenöl und Knoblauch essen, so wie ich, auch gut. Aber seien Sie sich dann im Klaren darüber, dass das wahrscheinlich genug Fett für diesen Tag ist. Ich bin ein Fan von Linguine mit Muscheln, aber ich esse zuerst die Muscheln und dann nur noch wenig Linguine. Genießen Sie eine kleine köstliche Menge, dann hören Sie auf. Wenn Sie Käse auf Ihrem Salat hatten, sollten Sie keinen mehr über die Pasta reiben. Sie haben dann Ihre Wahl getroffen. Aber wenn Sie den Geschmack von Feta oder Parmesan haben möchten, dann hobeln Sie eine kleine Menge über Ihre Nudeln, damit Sie den Geschmack genießen können,

Mit Bethenny zu Tisch

Ich bin heute unterwegs und daher nicht zum Mittagessen gekommen. Um sechs Uhr trank ich einen Margarita, dann ging ich mit ein paar Freundinnen zur Happy Hour. Von dem fürchterlichen Essen, das dort angeboten wurde, habe ich natürlich nichts gegessen. Das ist eins der guten Ergebnisse, wenn Sie Ihrem Essen eine Zeitlang Ihre volle Aufmerksamkeit widmen. Sie werden kein schlechtes Essen mehr hinunterbekommen. Sie rümpfen die Nase und lassen es stehen.

Als es Zeit zum Abendessen war, hatte ich richtigen Hunger und Appetit auf etwas Kräftiges. Ich bestellte im Restaurant eine griechische Vorspeisenplatte – lauter kleine Köstlichkeiten, die für mich ein großartiges Abendessen abgeben. Die Platte enthielt Hummus, gegrillte Paprika, Falafel und ein wenig griechischen Salat. Alles war vegetarisch, enthielt aber genug Protein und Fett, um mich satt und zufrieden zu machen. Dazu trank ich ein Glas Wein. Es war eine rundum gute Mahlzeit, und das Essen der vielen verschiedenen Sachen machte Spaß.

ohne dass alles in fettigem Käse schwimmt. Und lassen Sie den Käse auf dem Salat weg. ♥*Sie können alles essen, aber nicht alles auf einmal.*♥

Sie haben Ihre Nudeln aus einer kleinen Schüssel gegessen, nicht wahr? Dann sind Sie jetzt gesättigt mit guten Investitionen und haben trotzdem ein Gericht genossen, von dem Sie vielleicht dachten, dass Sie es nie wieder mit gutem Gewissen essen würden. Darüber hinaus wird dieses Völlegefühl, das Sie früher nach einem Teller Pasta überfiel, der Vergangenheit angehören, denn wenn Sie sie so essen, wie oben beschrieben, werden Sie sich danach gut fühlen.

Allerdings gibt es eine Menge Nudelgerichte, die ich mir verbiete, und ich empfehle Ihnen, Sie auch zu meiden. Nudeln in öligem Pesto ertränkt, Käsemakkaroni, all die Pastagerichte mit viel Sahne, Käse und Öl sind so voller Fett und Kalorien, dass sie es mir nicht wert sind, sie zu essen. Für mich sind es Speisen zum »Nur-Kosten«, völlig in Ordnung für eine Ausnahme von zwei Bissen. Sie wissen, nichts ist verboten, aber viele Gerichte sind keine gute Investition, also ist es klüger, davon nur zu probieren und auch das nur, wenn man einen Riesenappetit darauf hat (niemals nur weil sie da sind).

Wenn aber jemand anders an Ihrem Tisch im Restaurant ein solch üppiges Gericht bestellt, kosten Sie ruhig ein oder zwei

Mit Bethenny zu Tisch

Manchmal passiert es, dass ich andauernd Snacks knabbere, weil ich Hunger habe. Manchmal ist mir den ganzen Tag nicht nach Snacks. Heute hatte ich keinen Hunger auf Snacks. Man hätte denken können, dass mir nach Snacks gewesen wäre, weil ich keine Zeit zum Mittagessen hatte, aber so war es nicht. Und anstatt zu essen, weil es »Zeit« für einen Snack ist, esse ich, wann ich es möchte.

Bissen. Sie müssen keine Angst vor diesen Sachen haben, denn Sie sind jetzt jemand, der sie kosten und genießen kann und dann die Gabel wieder hinlegt. ♥*Erkennen Sie sich selbst*♥. Wenn Sie sich beim Anblick und beim Kosten solcher Speisen noch nicht kontrollieren können, dann vermeiden Sie sie vorerst. Der Tag, wo Sie es können, kommt, und Sie arbeiten auf das Ziel hin.

Tag 3: Rezepte

Versuchen Sie diese außergewöhnlichen Rezepte für ein besonderes Getreidefrühstück und köstliche, gesunde Linguine.

Gesundes Vollkornreisfrühstück

Ich habe nie verstanden, warum nicht mehr Menschen zum Frühstück Reis essen. Vollkornreis ist nähr- und ballaststoffreich und liefert Ihnen Energie für Stunden. Probieren Sie das nächste Mal, wenn Sie Reis vom Vorabend übrig haben, dieses leichte Rezept.

▶ Ergibt 1 Portion

½ Tasse gekochter Vollkornreis
80 ml Sojamilch (oder Mandelmilch oder Kuhmilch,
    wenn Sie mögen)
1 EL getrocknete Cranberrys oder Rosinen
1 TL Mandelblättchen
1 TL Ahornsirup
½ TL Zimt

Alle Zutaten in einem Topf vermischen und bei mittlerer Hitze erhitzen, ungefähr fünf Minuten.

Linguine mit Spinat, Schnittlauch und Ricotta

Ich liebe dieses einfache Rezept. Das Gericht wirkt raffiniert, aber seine Zubereitung dauert nur ein paar Minuten. Essen Sie vorher einen Salat oder eine Suppe, Pastaportionen sollten ziemlich klein sein.

▶ Ergibt 8 Portionen

2 EL geröstete Pinienkerne
Salz und Pfeffer nach Geschmack
500 g Linguine
2 EL Olivenöl
1 Beutel Babyspinat, gut gewaschen
2 Knoblauchzehen, gehackt
1 Tasse Ricotta
½ Tasse frisch geriebener Parmesan, plus Parmesan
    zum Garnieren
2 EL gehackter Schnittlauch

1. Pinienkerne kurz in einer beschichteten Pfanne bei mittlerer Hitze rösten, dabei ständig umrühren. Gut aufpassen, Pinienkerne brennen leicht an.
2. Linguine nach Packungsanleitung kochen.
3. In der Zwischenzeit in einer großen beschichteten Pfanne auf mittlerer Hitze einen Esslöffel Olivenöl erhitzen und Spinat und Knoblauch hinzufügen. Dünsten, bis der Spinat zusammengefallen ist, mit Salz und Pfeffer würzen und die Hitze ausschalten.

4. Wenn die Nudeln al dente sind, mit einer Nudelzange zu der Spinatmischung geben. Einen Löffel Nudelwasser hinzufügen. Ricotta und Parmesan einrühren und gut mischen. Wenn nötig, mit Salz und Pfeffer nachwürzen.

5. Die Pasta auf acht Teller verteilen und gleichmäßig mit Pinienkernen, Schnittlauch und etwas Parmesan bestreuen.

15. Tag 4: Donnerstag

Sie haben die halbe Woche hinter sich – wie fühlen Sie sich? Führen Sie sich vor Augen, wie Ihre Essgewohnheiten sich verändern, was Sie am schwierigsten finden und was Ihnen kaum Mühe macht. Betrachten Sie den hinter Ihnen liegenden Teil der Woche, als würden Sie Ihr Bankkonto überprüfen. (Das haben Sie schon gehört, nicht wahr?)

Ist die Bilanz ausgeglichen? Führen Sie das Steuer? Sind Sie zufrieden damit, wie Sie gehaushaltet haben? Ziehen Sie Bilanz. Es ist besser, sich genau anzuschauen, wo und warum man ins Stolpern geraten ist, als so zu tun, als sei gar nichts passiert. Wissen ist Macht. Es ist besser, man weiß, dass man all sein Geld ausgegeben hat, als dass man den Blick auf den Kontostand vermeidet, weil man die Wahrheit nicht kennen will. Mit Ihrer Ernährung verhält es sich genauso. Seien Sie ehrlich zu sich selbst, damit Sie schließlich frei sein können.

Jetzt möchte ich Ihre Aufmerksamkeit auf Regel 5 richten: ♥ *Verkleinern Sie sofort Ihre Portionen!* ♥ Jedes Mal wenn Sie heute etwas essen, servieren Sie es auf einem kleinen Teller oder in einer kleine Schüssel und richten Sie es besonders hübsch an. Seien Sie stolz darauf, wie ansprechend Ihr Essen aussieht. Perfekte kleine Portionen köstlichen Essens, die ästhetisch auf einem vernünftig großen Teller angerichtet sind, sind eine Freude fürs Auge, und machen Sie zufrieden und satt. Sind Sie bereit?

Tag 4: Frühstück

Heute ist ein neuer Tag. Jede Mahlzeit und jede Minute gibt Ihnen eine weitere Gelegenheit, eine kluge Entscheidung zu treffen, durch die Sie sich besser fühlen und besser aussehen werden. Fangen wir den Tag also gut an. Sprechen wir heute über die von vielen geliebten Backwaren: Brötchen, Muffins, Rosinenbrötchen, Croissants, Toastbrot – sie alle sind für viele das Standardfrühstück.

Wenn Sie Brötchen zum Frühstück lieben, dann denken Sie vielleicht, dass Sie es niemals durch etwas anderes ersetzen könnten. Sie lieben Ihr Croissant, Ihr Mohnbrötchen. Ich weiß. Also gebe ich heute den Brötchen-Frühstückstypen (wie mir) ein paar Empfehlungen.

Für die Liebhaber von Brötchen

Ich werde Ihnen niemals sagen, dass Sie kein Brötchen essen sollen! Manche hängen an ihrem Brötchen, ihrem Croissant, ihrem Toastbrot, Ihrem Muffin oder was auch immer. Wenn Sie dazugehören, kein Problem. Ich wiederhole: Kein Lebensmittel ist verboten.

Wenn Sie zum Frühstück gern süßes Gebäck/Brötchen essen, müssen Sie klug entscheiden, auf welche Art Sie es essen. Betrachten wir es ganz vernünftig. Denken Sie an Regel 2: *♥Sie können alles essen, aber nicht alles auf einmal.♥* Es kommt nicht darauf an, was Sie essen, sondern wie Sie essen und wie viel Sie essen.

Sie können zum Frühstück Kuchen essen oder einen Cookie oder Pizza oder alles, was Sie wirklich essen wollen. Nur lügen Sie sich nicht an. Wenn Sie also wirklich ein süßes Teilchen wollen, dann nehmen Sie das beste – das kleinere Übel –, das für Sie gut aussieht. Vielleicht ist es ja aus Vollkornmehl oder mit Kleie oder mit Früchten oder Nüssen. Und Sie müssen sich sicher sein, dass diese Investition es Ihnen wirklich wert ist. Wählen sie also das Gebäck, das Sie wollen.

Und dann halbieren Sie es. Und wagen Sie ja nicht, die andere Hälfte auch zu essen! Das meine ich ernst. Gebäck enthält eine große Menge Fett und Zucker. Geben Sie die andere Hälfte einer Freundin oder heben Sie sie für morgen auf oder werfen Sie sie einfach weg. Es wäre zu viel. Besser, das Stück landet im Abfall als in Ihrem Magen. Klar, das süße Teilchen hat Geld gekostet, das heißt aber nicht, dass Sie dieses dickmachende Gebäck Bissen für Bissen auch wirklich essen müssen. Kosten Sie es und dann fahren Sie mit Ihrem Leben fort. Und machen Sie sich keine Gedanken darüber, dass Sie Geld verschwendet hätten. Eine Geldverschwendung wäre es, wenn Sie den Rest des süßen Teilchens auf Ihren Hüften wiederfinden würden.

Und das ist noch nicht alles. Sie müssen auch bedenken, was dieses Gebäck bei Ihnen bewirkt. Es besteht aus Mehl und Zucker, und das heißt, spätestens mittags werden Sie Heißhunger haben, denn Ihr Blutzuckerspiegel schießt senkrecht in die Höhe und fällt dann ebenso steil wieder ab. Wenn Sie also Gebäck zum Frühstück essen, versuchen Sie dazu etwas Protein zu sich zu nehmen, um den Zucker auszugleichen. Essen Sie ein paar Nüsse oder trinken Sie Soja- oder fettarme Milch (ein kleiner Schluck genügt). Bestimmt war dieses süße Teilchen nicht die beste Ihrer Investitionen, aber der Punkt ist, dass Sie ihn essen können, wenn Sie ihn wirklich wollen. Seien Sie sich nur bewusst, was Sie tun.

Und wenn Sie nun unbedingt, unbedingt noch die zweite Hälfte des Gebäcks essen wollen? Es ist Ihr Tag, Ihre Wahl. Wenn Sie es essen, müssen Sie wissen, dass auf Ihrem Süßigkeitenkonto nichts mehr ist. Sie hatten ihren Spaß und haben jede Sekunde genossen. Gleichen Sie nun den Rest des Tages auf der Grundlage dieses süßen Teilchens aus. Entscheidungen haben Konsequenzen, und diese müssen Sie bei Ihrer Wahl im Kopf haben. *Sie können alles essen, aber nicht alles auf einmal.*

Kommen wir nun zu Brötchen. Sie können eine sehr vernünftige Frühstückswahl sein, solange sie nicht groß wie Ihre Faust und dick mit Butter und Marmelade bestrichen sind. Erzählen Sie mir nicht, dass Sie nicht wissen, wie viele Kalorien Sie essen, wenn Sie diese Riesenmenge Mehl und Fett verschlingen. Ein Vollkornweizenbrötchen ist vielleicht nicht die beste Wahl der Welt, aber es ist immer noch eine bessere Wahl als ein Weißmehl oder Rosinenbrötchen. Also holen Sie sich Ihr Brötchen. Höhlen Sie es aus und schmeißen den Teigknödel aus dem Inneren des Brötchens weg. Hungernde Kinder anderswo in der Welt haben nichts davon, wenn Sie das essen, aber wenn Sie das nicht essen, ersparen Sie sich Kalorien, die Sie nicht brauchen.

Mit Bethenny zu Tisch

Heute machte ich mit einer Freundin und ihren Kindern einen kleinen Ausflug. Als ich morgens aufwachte, fühlte ich mich durstig, also aß ich um neun Uhr eine Grapefruit und trank dazu ein Glas Kombucha. Grapefruit ist ein wunderbarer Durstlöscher und hat so wenig Kalorien, dass es fast ist, als nähme man nur Luft zu sich. Eine Stunde später hatte ich Hunger. Also aß ich um zehn Uhr ein Rührei aus zwei Eiern auf einem halben ausgehöhlten Bagel mit ein ganz klein wenig Butter. Das war eine gute Investition. Es war noch nicht Mittagessenszeit, aber mein Bauchgefühl sagte mir »Essen!«, also tat ich es.

Was ich bisher gegessen hatte, war am Morgen eine leichte Obstmahlzeit (hauptsächlich Flüssigkeit), weil ich da noch keinen Hunger hatte. Ich wartete mit dem Frühstück, bis ich Hunger hatte, denn ich stopfe mich nach dem Aufwachen nicht mit Essen voll, nur weil die Uhr sagt, dass es Zeit zum Frühstücken ist. Jedenfalls tue ich das nicht mehr, zum Glück. Der Punkt ist, dass jeder Mensch und jeder Tag anders ist.

Und da wir gerade bei merkwürdigen Frühstücksarten sind: Vor ein paar Wochen trat ich im Fernsehen bei der *Today-Show* auf, und die Crew-Mitglieder, die schon seit zwei Uhr morgens arbeiteten, aßen um neun Uhr zu »Mittag« – Fleisch vom Grill. Für Sie war es eben Mittagszeit. Essen Sie, wann es für Sie richtig ist.

Es ist und bleibt eine Tatsache: Ein Brötchen ist ein Haufen Mehl. Wenn Ihnen danach ist, höhlen Sie es aus, belegen Sie es mit etwas Gutem, genießen Sie ein paar große Bissen und dann fahren Sie mit Ihrem Leben fort.

Auch für den Belag gibt es gute Optionen – jenseits von Marmelade, Schokocreme und Honig. Wie wäre es mit einem Rührei oder einem Rührei aus mehreren Eiweißen? Das ist hochwertiges Protein, und vielleicht brauchen Sie dann noch nicht einmal Butter. (Aber nehmen Sie welche, wenn Sie wollen – nur ein bisschen.)

Tag 4: Mittagessen

Manchmal werden Sie Ihr Mittagessen nur zwischen Tür und Angel einnehmen können. Ich weiß, wie das ist. Man ist unter Zeitdruck und hat einfach nicht die Gelegenheit für eine ausgewogene Mahlzeit in aller Ruhe. So sieht die Wirklichkeit nun einmal aus. Doch deswegen müssen Sie noch lange kein Junkfood essen. Sie können immer noch eine kluge

Mit Bethenny zu Tisch

Meine Freundin, ihre Kinder und ich waren noch immer unterwegs und hatten eigentlich zum Mittagessen eine Pause einlegen wollen. Aber da die Kinder eingeschlafen waren, beschlossen wir weiterzufahren, zumal wir nicht besonders hungrig waren. Am Nachmittag bekamen wir dann alle Hunger.

Wir hielten an einer Tankstelle, und mir war nach etwas Süßem, also durchstöberte ich die mit Junkfood gefüllten Regale des Tankstellenshops und suchte mir einen der besseren Karamellriegel aus. Ich aß zwei Happen, den Rest gab ich den Kindern. Außerdem kaufte ich mir eine Tüte Salzbrezeln und aß davon eine Handvoll. Dazu trank ich viel Wasser. Das war sicher kein ideales »Mittagessen«, wenn überhaupt eins. Eine bessere Investition wäre etwas Käse oder eine andere Eiweißquelle gewesen. Aber so war mein Tag. Manchmal ist man eben nicht in der Situation, eine wirklich gute Investition tätigen zu können, also habe ich das Beste getan, was ich konnte. Ich befriedigte mein Verlangen nach Süßem, aß aber nicht zu viel.

Auswahl treffen, ob am Imbissstand oder einem Fastfood-Lokal.

Natürlich wird es nicht immer die perfekte Wahl sein können, seien Sie sich dessen bewusst und gleichen Sie die Nahrungsmittel mit den nächsten des Tages wieder aus. Oft wird es darum gehen, das kleinere Übel zu wählen, wenn Sie keine Zeit haben, um sich hinzusetzen und einen Salat, eine Suppe oder etwas anderes Gesundes zu essen.

Vor kurzem war ich mittags im Flugzeug und hatte ein unwiderstehliches Bedürfnis nach etwas Süßem. Die Auswahl beschränkte sich auf einen großen Karamellriegel, eine Tüte Studentenfutter und einen riesigen Cookie. Ich entschied mich für den Karamellriegel und das Studentenfutter und aß den halben Riegel und vier Mandeln – wenigstens ein bisschen Protein. Das war ganz sicher kein ideales Mittagessen, aber es war das Beste von dem, was zur Auswahl stand. Und es machte mich satt, sodass ich mich nicht sofort nach der Landung auf die Suche nach etwas zu essen machen musste. Später aß ich dann einen halben Putenburger und einen großen Salat, um mein Konto wieder auszugleichen.

Tag 4: Snack

An manchen Tagen fallen Ihr Snack und Ihr Mittagessen vielleicht in einer einzigen Mahlzeit zusammen, an anderen Tagen lassen Sie den Snack ganz aus. Wenn Sie eine Zwischenmahlzeit brauchen, denken Sie daran, sie klug auszuwählen. Ich gebe Ihnen ein paar Beispiele, wie Sie Ihre Snackauswahl optimieren können.

- Anstatt Kartoffelchips kaufen Sie Salzbrezeln oder Maischips, wenn Ihnen nach etwas Salzigem ist. Wenn Sie auf etwas herumkauen möchten, essen Sie rohes Gemüse mit Hummus- oder Bohnendip.
- Ein noch besserer Snack ist natürlich ein Becher Naturjoghurt mit etwas Honig oder echtem Ahornsirup und einer Handvoll Nüssen. Wenn Sie wirklich Schokolade brauchen, fügen Sie noch einen Teelöffel Schokoladenchips hinzu. Das ist ein köstlicher, sehr zufrieden machender Snack.

Tag 4: Abendessen

Für viele ist das Abendessen die größte und wichtigste Mahlzeit des Tages, und ich habe im Laufe der Woche über Salat, Brot und Pasta gesprochen, die abends oft gegessen werden. Ich bin nicht der Typ, der immer ein großes Abendessen mit Fleisch, Kartoffeln, Salat und Dessert braucht. So weit kennen Sie mich längst. Ich würde Ihnen eher vorschlagen, das eine zu essen, worauf Sie wirklich Lust haben, oder von allen möglichen Speisen zu probieren und sich an Gemüsebeilagen satt zu essen.

Aber ich weiß, dass viele gern eine »richtige« Hauptspeise essen, bei der Proteinhaltiges im Mittelpunkt steht. Sprechen wir also heute darüber.

Hauptspeisen

Wenn Sie sich eine Hauptspeise kochen oder im Restaurant bestellen, sollten Sie innerhalb vernünftiger Grenzen natürlich das wählen, was Sie möchten. Ich persönlich versuche alles Gebratene, Sämige, in Öl Schwimmende zu vermeiden. Natürlich gibt es immer Ausnahmen, aber diese Ausnahmen (Calamari fritti, Lasagne usw.) sind vor allem zum Kosten, nicht zum Essen. ♥*Kosten Sie alles, essen Sie nichts.*♥

Wenn Sie sich eine köstliche Hauptspeise bestellen, rate ich Ihnen bei den Regeln zu bleiben. Möchten Sie vielleicht ein perfektes, zartes Filet mignon oder ein saftiges Rumpsteak? Oder mögen Sie gebratenes Hühnchen oder gegrillten Lachs? Hier habe ich noch eine weitere Regel für Sie, eine Spezialregel, die Ihr Essen spannender macht.

Wählen Sie kein langweiliges Gericht.

Sicher, gegrilltes Hühnchen oder Lachsfilet findet sich in jeder Diät, mit der Sie sich je beschäftigt haben. *Gähn!* Aber muss das sein? Essen Sie kein pures Stück trockenes Huhn ohne Haut oder eine ultramagere Scheibe Rindfleisch, wenn diese nicht Ihre Lieblingsfleischsorten sind. Entscheiden Sie, wie Sie investieren wollen. Möchten Sie vielleicht lieber Lachs mit Sauce béarnaise? Bestellen Sie den Lachs. Möchten Sie Hühnchen gedünstet in Butterpilzen? Hört sich gut an. Mein persönlicher Favorit ist ein saftiges New York Strip Steak mit einem Stück Butter obendrauf. Allerdings habe ich nie ein ganzes Steak bestellt oder gegessen. Ich mag eine Kostprobe von gut marmoriertem Fleisch, aber niemals eine große Menge davon. Heute kann ich mir gar nicht mehr vorstellen, ein ganzes Strip Steak zu essen. Zu viel des Guten ist eben nicht mehr gut.

Viele Restaurants servieren Fleisch mit Soße, was einem Gericht mehr Geschmack geben und es interessanter machen kann. Aber das Stück Fleisch oder Fisch muss nicht in Soße ertränkt werden, ein Esslöffel einer sämigen, delikaten Soße ist ausreichend. Oder peppen Sie Ihr Fleisch zum Beispiel mit Pilzen, Paprika oder Zwiebeln auf, um Abwechslung ins Essen zu bringen.

Achten Sie auch darauf, ob Ihr Huhn vielleicht schon mit einer Panade gebraten wurde. Dazu eine buttrige Marsala-

Soße und ups! – ein gesundes Hühnchen wurde gerade zu einem superfetten Gericht. Treffen Sie Ihre Wahl – das panierte Huhn *oder* die Marsala-Soße. ♥*Sie können alles essen, aber nicht alles auf einmal.*♥ Wenn Ihr Gericht für Sie gut aussieht, kosten Sie es und genießen Sie es. Verschlingen Sie aber

Schlechte Gewohnheiten

Dieser Abschnitt richtet sich an alle Low-Carb-Anhänger. Ich esse sehr gern ein paar Happen eines guten Steaks, aber ich weiß auch, dass zu viel rotes Fleisch nicht gesund ist. Gönnen Sie Ihrem Körper Pausen: Essen Sie nicht häufiger als zweimal pro Woche rotes Fleisch, und essen Sie bei einer Mahlzeit niemals mehr als ein Stück in der Größe eines kleinen Haushaltsschwamms. Sie brauchen nicht mehr (Sie brauchen noch nicht einmal das), und nach einer Weile werden Sie auch nicht mehr das Bedürfnis nach diesen Mengen haben. Wenn Sie eine Zeitlang nach den 10 Regeln in diesem Buch natürlich gegessen haben, wird es Ihnen widerstreben, von dicken Fleischscheiben und Käse zu leben. Natürlich sollte man auch nicht zu viele »Carbs«, also Kohlenhydrate, zu sich nehmen, vor allem wenn es sich um raffinierte Stärke wie weißes Mehl und weißen Zucker handelt. Aber jeden Tag pfundweise Fleisch zu essen, ist keine Methode, um gesund oder natürlich schlank zu werden. Vielleicht nehmen Sie bei einer solchen Low-Crab-Diät anfangs ab, ich wette aber, dass Sie die verlorenen Pfunde später wieder zunehmen. Hören Sie auf mit solchen Diäten und hören Sie auf, so viel Fleisch zu essen! Ohne werden Sie sich sehr viel besser fühlen.

nicht alles, was auf dem Teller liegt. Sie brauchen nicht alles. Sie sind natürlich schlank und haben Ihre Portionen verkleinert.

Ich werde Sie nicht wie ein kleines Kind behandeln und Ihnen sagen, wie viel Gramm von welcher Hauptspeise Sie essen sollen. Aber ich sage Ihnen, dass Sie niemals die ganze Portion aufessen sollen, schon gar nicht in einem Restaurant, das Ihnen Portionen von einer Größe serviert, die kein Mensch bei einer einzigen Mahlzeit essen sollte. Um sich Ihr Essen schmecken zu lassen, brauchen Sie keine große Menge. Essen Sie die Hälfte und lassen Sie den Rest übrig. ♥*Kontrollieren Sie sich, bevor Sie sich selbst schädigen.*♥

Lassen Sie uns jetzt darüber reden, wie Sie Ihr *Abendessen anrichten.* Ich möchte, dass Sie heute – und von nun an jeden Tag – auf die Portionsgröße und das Arrangement auf Ihrem Teller achten. Ob Sie selbst kochen oder im Restaurant essen, immer ist das Aussehen des Essens ein Teil des Genusses. Würden Sie einen Haufen brauner Papp essen, nur weil er gut schmeckt? Klatschen Sie Ihr Essen nicht einfach auf den Teller und schaufeln es danach in Ihren Mund. Arrangieren Sie es. Gestalten Sie es farbenfreudig und ansprechend. Fügen Sie hübsche Gemüse hinzu und beträufeln Sie es hier und da mit etwas Soße. Reichen Sie dazu einen Salat in leuchtenden Farben oder eine warme, herzhafte, mit Kräutern garnierte Suppe. (Über Beilagen finden Sie mehr in Kapitel 18.) Schneiden Sie Ihren Proteinlieferanten in

Mit Bethenny zu Tisch

Als es Zeit zum Abendessen war, merkte ich, dass mein spätes »Mittagessen« aus dem Tankstellenshop dazu geführt hatte, dass mir jetzt nach Junkfood war. Ich dachte an Regel 7: ♥*Kontrollieren Sie sich, bevor Sie sich selbst schädigen*♥, also kostete ich von den Sachen der Kinder meiner Freundin. Sie spendierten mir einen Bissen von einem Mozzarella-Stick, eine Ecke von einem Puten-Käse-Sandwich und ein winziges Stück Käse. Ich knabberte an einem Cräcker, aber er schmeckte nicht gut, also legte ich ihn weg. Dazu trank ich ein Glas Chardonnay. Dieses Durcheinander versuchte ich mit einem kleinen Salat mit Hühnerfleisch auszugleichen. Ich fühlte mich, als hätte ich große Mengen fettige Sachen an einem Imbissstand gegessen, aber tatsächlich war es nur wenig gewesen. Es war eine ♥*Kosten Sie alles, essen Sie nichts*♥-Mahlzeit.

kleine, perfekte Portionen, ob es nun gegrilltes Steak oder gegrillter Tofu ist.

Und bevor Sie anfangen zu essen, nehmen Sie sich einen Moment Zeit, um den schönen Anblick, das Aroma, das ganze Erlebnis dieser köstlichen Mahlzeit zu würdigen. ♥*Seien Sie aufmerksam*♥ und goutieren Sie jeden Bissen. Widmen Sie Ihre Aufmerksamkeit nicht nur dem Geschmack des Essens, sondern auch seinem Aussehen. Dann ist das Essen den Aufwand, die Mühe und die Kalorien wert.

Tag 4: Snack

Der Tag geht zu Ende, haben Sie für heute genug gegessen oder haben Sie noch Lust auf eine Kleinigkeit? Manchmal ist mir spätabends noch nach etwas Süßem oder auch Salzigem. Manchmal brauche ich gar nichts mehr. Am Ende des Tages müssen Sie darauf achten, Ihr Soll und Haben auszugleichen. Wenn Sie heute schon ein paar Portionen Süßes konsumiert haben, lassen Sie den Abendsnack weg. Trinken Sie ein großes Glas Wasser und gehen Sie schlafen oder essen Sie noch ein bisschen Protein, zum Beispiel einen Joghurt oder ein Stück Käse.

Haben Sie heute aber noch nichts Süßes gegessen, können Sie sich jetzt ruhig eine Kleinigkeit gönnen. Legen Sie sich Ihre Portion auf einen kleinen Teller und den Rest packen Sie weg, damit Sie nicht in Versuchung geraten, mehr zu essen, als Sie eigentlich wollten. Falls Sie wissen, dass Sie leicht die Kontrolle verlieren, wenn Sie abends noch etwas Süßes essen (Sie kennen sich!), dann fangen Sie gar nicht erst an. ♥*Kontrollieren Sie sich, bevor Sie sich selbst schädigen.*♥

Je länger Sie auf natürlich schlanke Art essen, desto geringer wird die Versuchung, sich mit viel zu viel Essen selbst zu schädigen. Vor ein paar Tagen war ich abends bei einer Filmpremiere, und ich aß eine kleine Handvoll Schokolinsen. Früher hätte ich die ganze Schachtel gegessen, aber heute kommt mir das gar nicht mehr in den Sinn. Es ist ein groß-

Mit Bethenny zu Tisch

Nach unserem gemeinsamen Abendessen aß ich vier Löffel von dem Schokoladeneis der Kinder. Später am Abend dachte ich, dass ich an diesem Tag nicht die besten Entscheidungen getroffen hatte, aber trotzdem war mir noch nach etwas Süßem. Ich hatte zufällig ein Stück Schokoladenkuchen zu Hause, aber ich wollte nicht anfangen, ihn zu essen, also knabberte ich nur etwas von dem Schokoladenguss. Mehr brauchte ich nicht. Aber ich schwor mir, am nächsten Tag besser zu essen. Dieser Tag war nicht das beste Beispiel für kluges Essen gewesen. Tatsache ist, dass ich nicht die ganze Zeit vorbildlich esse. Aber ich bin ein normaler Mensch wie Sie auch, und ich habe gelernt, wie ich im normalen, wirklichen Leben auf natürliche Weise schlank sein kann. Wenn Sie in ähnliche Situationen geraten wie ich an diesem Tag, versuchen Sie einfach, den Schaden so gering wie möglich zu halten.

artiges Gefühl, wenn diese natürliche Lebensart einem ganz selbstverständlich geworden ist.

Tag 4: Rezepte

Wie Sie bereits wissen, liebe ich Steak, aber ich mag auch Hühnchen, wenn es mit vielen schmackhaften Zutaten zubereitet ist. Versuchen Sie dieses Rezept mit Ziegenkäse und getrockneten Tomaten. Es passt sehr gut zu dem würzigen Brokkoli.

Hühnerbrust mit Ziegenkäse und getrockneten Tomaten
Eine sehr pikante Hauptspeise.

▶ Ergibt 6 Portionen

6 Hühnerbrusthälften ohne Haut und Knochen
½ Tasse Ziegenkäse
1 TL getrocknete italienische Kräuter
1 EL gehackte frische Petersilie
Salz und Pfeffer nach Geschmack
4 EL Olivenöl
4 Knoblauchzehen, gehackt
½ Tasse fein gehackte sonnengetrocknete Tomaten in Öl
240 ml Sojamilch

1. In die Seite jeder Hühnerbrust einen Schlitz schneiden, sodass eine Tasche entsteht.
2. Ziegenkäse, Kräuter und Petersilie in einer Schüssel mischen. Einen Löffel der Ziegenkäsemischung in jede

Hühnerbrusttasche füllen und evtl. Rest gleichmäßig verteilen. Hühnerbrüste auf beiden Seiten mit Salz und Pfeffer würzen.

3. Hühnerbrüste in einer Bratpfanne im Olivenöl auf mittlerer Hitze braten, bis sie gebräunt sind. Umdrehen, andere Seite bräunen, dann noch so lange auf kleiner Flamme braten, bis sie gar sind. Hühnerbrüste aus der Pfanne nehmen und beiseitestellen.

4. Knoblauch, Tomaten und Sojamilch in die Pfanne geben. Mit Salz und Pfeffer würzen. Bratensatz vom Boden der Pfanne abkratzen. Zum Kochen bringen und fünf Minuten leise köcheln lassen. Die Hühnerbrüste mit der Soße anrichten.

Gebackener würziger Brokkoli

Das Garen im Backofen intensiviert den Geschmack von Gemüse. Dieses Rezept ergibt eine ausgezeichnete Beilage zu Huhn oder anderen herzhaften Hauptspeisen.

▶ Ergibt 4 Portionen

4 Tassen Broccoliröschen
1 kleine rote Paprikaschote, in kleine Stücke geschnitten
1 EL Olivenöl
1 Knoblauchzehe, gehackt
½ Teelöffel rote Chiliflocken
abgeriebene Schale von ½ Zitrone
Salz und Pfeffer nach Geschmack

Backofen auf 200° C vorheizen. Brokkoliröschen in einer Auflaufform ausbreiten und 15 Minuten backen. Aus dem Ofen nehmen, mit den restlichen Zutaten vermischen, dann noch einmal 15 bis 20 Minuten backen oder bis die Paprikaschoten weich sind.

16. Tag 5: Freitag

Gott sei Dank, endlich Freitag, nicht wahr? Wahrscheinlich freuen Sie sich, dass das Wochenende bevorsteht, aber das ist absolut kein Grund, zu Ihren alten schlechten Essgewohnheiten zurückzukehren. Die gute Nachricht ist: Sie können noch immer alles essen (nur nicht alles auf einmal). Glauben Sie mir*: Sie werden auf nichts verzichten müssen. Sie werden mitten im Geschehen sein und Ihren Spaß haben*, was auch immer Sie am Wochenende vorhaben.

Schlechte Gewohnheiten

Fürchten Sie sich manchmal davor, essen zu gehen? Ich hatte früher immer Angst, in Restaurants zu gehen, von denen ich wusste, dass es dort nur dickmachende Gerichte gab. Ich habe sogar spannende Einladungen abgelehnt, nur weil ich fürchtete, dort zu viel zu essen. Was für eine Verschwendung von Lebensmöglichkeiten! Ich möchte, dass Sie keine Angst mehr vor irgendeinem Essen haben und anfangen zu leben! Nehmen Sie teil an allem, was sich Ihnen bietet und wozu Sie Lust haben. Behalten Sie nur Regel 3 im Kopf: ♥*Kosten Sie alles, essen Sie nichts*♥, und Sie haben alles zu gewinnen und nichts mehr zu fürchten.

Doch am Wochenende sieht der Tagesablauf bei den meisten anders aus als an den Werktagen. Während der Freitag also wie ein »normaler« Tag (was auch immer das bei Ihnen heißt) begonnen hat, wird er wahrscheinlich anders enden als die meisten Abende der Woche.

Arbeitstag oder Wochenende, Sie können am Leben teilnehmen, so wie Sie es von nun an jeden einzelnen Tag tun werden. Der Unterschied zwischen den Werktagen und dem Wochenende sind die Einträge in Ihrem Terminkalender, aber die Art, wie Sie Ihr Essen auswählen, ist Teil Ihres Lebensstils – und der ändert sich nicht.

Gehen wir also gemeinsam durch den Freitag und die heutige Regel, auf die ich Ihre Aufmerksamkeit besonders lenken möchte, ist eine meiner Lieblingsregeln: ♥*Kosten Sie alles, essen Sie nichts.*♥

Wenn ich diese Regel aufstelle, verstehen manche nicht gleich ganz, was ich meine. Sie denken, ich will damit sagen, dass sie nie wieder eine normal große Portion von irgendetwas essen sollen. Andere verstehen den Sinn sofort, und es ist wie eine Erleuchtung, wenn sie erkennen, dass sie mit dieser Regel alles essen können, was sie wollen. Da Sie diese Regel schon kennen, lassen Sie uns also heute mit ihr arbeiten. ♥*Kosten Sie alles, essen Sie nichts*♥ ist *die* Regel, wenn Sie im Restaurant essen, auf eine Party gehen, ein Date haben – bei all diesen Freitagabend-Unternehmungen eben.

Tag 5: Frühstück

Wir haben im Laufe der Woche über eine Menge verschiedener Frühstücksarten gesprochen, von denen die meisten typische Frühstücksessen waren. Aber damit sind ja längst nicht alle Möglichkeiten abgedeckt, lassen Sie uns also heute über etwas andere Frühstücksideen reden.

Für Menschen mit Vorlieben für ein etwas anderes Frühstück

Wenn Sie zum Frühstück Lust auf Untypisches haben, nur zu. Ein Rest vom Abendessen, ob selbst gekocht oder aus dem Restaurant mitgebracht, kann ein perfektes Frühstück ergeben. Warum sollte man morgens nicht Huhn mit Gemüse, Spaghetti, kalte Pizza oder eine Tasse Suppe essen? Sie müssen nur sicher sein, dass es das ist, was Sie wirklich wollen. Und auch wenn es sich um Reste handelt, müssen Sie trotzdem Ihr Frühstück mit den anderen Mahlzeiten des Tages ausgleichen.

Ich selbst frühstücke nur selten so ausgefallen. Ich esse selten ein Stück Pizza oder ein halbes Sandwich schon am frühen Morgen. Aber ich weiß, dass manche sehr gern Reste zum Frühstück mögen oder sich etwas zubereiten, was kein »typisches« Frühstück ist. Essen Sie, wonach Ihnen ist. Aber noch einmal – gleichen Sie dieses Frühstück mit den anderen Mahlzeiten des Tages aus.

Reden wir noch über eine andere Situation. Vielleicht

frühstücken Sie nicht besonders gern. Wahrscheinlich haben Sie von allen Seiten immer wieder eingetrichtert bekommen »Frühstück ist die wichtigste Mahlzeit des Tages«, bis Sie es nicht mehr hören konnten. Ich kenne das – auch ich habe es tausendmal gehört. Früher bin ich jeden Morgen aufgewacht und habe sofort gefrühstückt, ohne mir Gedanken zu machen, ob ich überhaupt Hunger hatte. Ich dachte, ich müsste frühstücken. Jede Diät schrieb mir das vor.

Nun, für mich hat sich seitdem einiges verändert. Manchmal wache ich hungrig auf und esse sofort etwas. An manchen Tagen frühstücke ich etwas von dem, was ich auf den vorangegangenen Seiten bereits beschrieben habe. Es gibt auch Tage, da durchforste ich den Kühlschrank, um zu sehen, ob mir noch etwas von dem zusagt, was ich am Abend zuvor übrig gelassen habe. Manchmal esse ich nur Obst oder trinke einen Smoothie. (Das ist jedoch nicht empfehlenswert, solange Sie Ihre neuen Essensstrategien noch nicht verinnerlicht haben; denn wenn Sie Obst nicht mit Protein kombinieren, haben Sie in einer Stunde wieder Hunger.) Es kommt auch vor, dass ich erst einmal gar nichts esse und warte, bis ich Hunger bekomme. Und manchmal läuft mir die Zeit zum Frühstücken davon, weil ich einfach zu viel zu tun habe.

Gehen wir aber davon aus, dass Sie heute Morgen Hunger haben – und viel zu tun. Wenn Sie ein »Ständig-unterwegs-Typ« sind wie ich, ist das fürs Frühstücken keine gute Voraussetzung. Aber vielleicht ist der Konflikt zwischen Geschäftigkeit und Frühstück ja nur in Ihrem Kopf. Wenn es irgendwie möglich ist, nehmen Sie sich die Zeit, etwas klug Gewähltes zu essen. An den meisten Tagen werden Sie sich zwei Minuten nehmen können, und mehr brauchen Sie nicht, vor allem, wenn Sie vorausgeplant haben. Es zahlt sich immer aus, vorbereitet zu sein.

Wenn Sie meinen, ein Frühstück koste zu viel Zeit, denken Sie über diese Vorschläge nach, die nur ein paar Minuten in Anspruch nehmen:

- eine kleine Schüssel Vollkornmüsli mit Soja- oder fettarmer Milch
- eine kleine Schüssel warmer Haferbrei (Porridge) mit ein paar Nüssen, einer Prise Zimt, 1 Teelöffel Ahornsirup
- Rührei aus Eiweiß mit Salsa auf einer Scheibe Vollkornbrot oder Toast
- ein halbes Sandwich (zum Beispiel Erdnussbutter auf einer Scheibe Vollkornbrot, diagonal durchgeschnitten und zusammengeklappt)
- ein ausgehöhltes, getoastetes Brötchen mit einer Scheibe Sojakäse oder Rührei
- ein hart gekochtes Ei (oder auch zwei; kochen Sie die Eier, wenn Sie Zeit haben und bewahren Sie sie dann im Kühlschrank auf) mit zwei oder drei Vollkorncräckern
- eine kleine Schüssel Joghurt mit ein paar Mandeln oder Walnüssen und frischem Obst
- eine kleine Tüte gemischte Nüsse und getrocknete Früchte

Mit Bethenny zu Tisch

Heute Morgen hatte ich nach dem Aufwachen Hunger, aber ich war mir nicht sicher, was ich wollte. Ich ließ mir Zeit, bis ich es wusste: Ich wollte Salzbrezeln aus der Tüte. Also aß ich etwa 15, trank Kombucha und eine Sojamilch, die ich mit ein bisschen heißer Schokolade mischte. Nicht gerade ein klassisches Frühstück, aber genau danach war mir. Die Milch lieferte Protein, der Kombucha füllte meinen Magen und die Brezeln waren wunderbar knusprig – genau darauf hatte ich Lust gehabt. Insgesamt also keine schlechte Investition, wenn man mein merkwürdiges Verlangen an diesem Morgen berücksichtigt.

- Gesunde Reste vom vorherigen Abend
- Energieriegel. Ich weiß, ich schimpfe über diese Riegel, aber nicht alle sind ganz schlecht. Wählen Sie einen aus, den Sie mögen und der Zutaten enthält, die Sie verstehen.

Es kostet Sie wirklich nur ein paar Minuten, Müsli mit Obst oder Rührei auf Toast zuzubereiten und zu essen. Ist das wirklich zu viel Zeit, wenn die Alternative darin besteht, unterwegs ein industriell zubereitetes Frühstück vom Bäcker zu kaufen? Eine noch schlechtere Alternative wäre es, wenn Sie später am Tag Heißhunger bekämen und dann viel zu viel essen würden.

Tag 5: Mittagessen

Denken Sie jetzt schon: »Ich weiß, dass ich heute Abend essen gehe, also lasse ich das Mittagessen lieber weg?« Tun Sie das nicht! Ich habe es Ihnen schon vor Tagen gesagt, aber am Freitag vergisst man es leicht wieder, also erinnere ich Sie noch einmal daran. Wenn Sie schon wissen, was Sie heute Abend essen werden, können Sie Ihr Mittagessen danach auswählen – und natürlich danach, was Sie heute Morgen gegessen haben. Aber Sie wollen sich ja abends nicht überessen. Sie werden in Gesellschaft sein, Ihren Spaß haben und vernünftig sein – jedenfalls was das Essen betrifft. Wenn Sie also jetzt Hunger haben, dann essen Sie. Zügeln Sie Ihren Appetit in Hinblick auf den Abend.

Aber vielleicht haben Sie ja wirklich keinen Hunger. Dann essen Sie nur etwas Leichtes oder lassen Sie das Mittagessen weg, wenn Sie sicher sind, nichts zu essen wollen. Hören Sie auf Ihren Körper, auf Ihr Bauchgefühl, nicht auf die Uhr, nicht auf Ihre Vorstellung, was am Abend passieren wird, nicht einmal auf mich. Wenn Sie Hunger haben, essen Sie etwas, das Ihr Essenskonto im Verlauf des Tages im Gleichgewicht hält. Lassen Sie in diesem Fall das Mittagessen auf keinen Fall weg, sonst werden Sie später die Kontrolle verlieren. Und Sie wissen, was dann passiert – dann beherrscht das Essen Sie.

Doch das wird nicht mehr so sein, Sie führen jetzt das Steuer, Sie bestimmen, wo es langgeht, also verhalten Sie

Mit Bethenny zu Tisch

Zu Mittag machte ich mir einen Hühnersalat aus übrig gebliebenem gekochtem Hühnerfleisch, Sojamayonnaise, geraspelten Mohrrüben, klein gewürfelten Tomaten, Dijon-Senf und meiner Lieblings-Gewürzmischung. Dazu aß ich eine Scheibe Vollkornbrot mit grünem Salat und einer Scheibe Sojakäse.

sich klug. Wenn es einer Ihrer hungrigen Tage ist, essen Sie etwas. Füllen Sie Ihren knurrenden Magen mit einem Salat, einem Teller Suppe oder beidem – oder was auch immer sonst für das Gleichgewicht an diesem Tag sinnvoll ist. Dann werden Sie sich gut fühlen, bis es Zeit zum Abendessen ist, und Sie werden in der Lage sein, weitere kluge Entscheidungen zu treffen.

Tag 5: Snack

Wenn Sie jetzt schon wissen, dass Sie abends gern ein Dessert essen wollen, sollten Sie keinen süßen Snack wählen. Essen Sie ein bisschen Gemüse oder Obst mit etwas Protein oder eine kleine Menge gesunde Kohlenhydrate, zum Beispiel eine Scheibe Vollkornbrot mit Butter und einer Scheibe Käse oder mit einem Nussmus. Aber fühlen Sie sich nicht gezwungen, einen Snack zu essen.

Wenn Sie wissen, dass Sie ohne Probleme bis zum Abendessen durchhalten und trotzdem noch eine kluge Auswahl treffen können, vergessen Sie den Snack. Wie ich schon sagte, Snacks sind nicht nötig, es sei denn, Sie haben vor der nächsten Mahlzeit richtig Hunger. Dann allerdings zügeln Sie lieber Ihren Appetit, damit Sie in der Lage bleiben, klug zu wählen. Befürchten Sie, dass der Abend für Sie eine Versuchung werden könnte, ist der Snack eine gute Investition.

Mit Bethenny zu Tisch

Als Snack entschied ich mich für vier Tangelos. Doch danach hatte ich immer noch Hunger, also aß ich einen Bananen-Haferflocken-Cookie. Ich war müde, und wenn man müde ist, hat man das Bedürfnis, mehr zu essen. Schlaf ist wichtig! Lassen Sie es nach Möglichkeit nicht zu einem Schlafdefizit kommen, Schlaf ist eine kluge Investition.

Tag 5: Abendessen

Freitagabend treffe ich mich oft mit Freunden, und meist gehen wir etwas trinken. Ich bin sehr gern in Gesellschaft und ich trinke auch Alkohol. Ich mag den Geschmack von Tequila, und mir gefällt das Ritual, mit Freunden Drinks zu mixen und zu kosten. Vielleicht geht es Ihnen nicht so, aber falls Sie zur selben Truppe wie ich gehören, erzähle ich Ihnen heute, wie ich solche Abende in den Griff bekomme, ohne dass der Alkohol meine Selbstkontrolle schachmatt setzt.

Alkohol trinken und natürlich schlank bleiben

Ehrlich gesagt beneide ich Menschen, die keinen Alkohol trinken. Sie strahlen vor Gesundheit und haben wahrscheinlich weniger Falten im Gesicht und keine dunklen Ränder unter den Augen. Andererseits sprechen viele Studien dafür, dass moderater Alkoholkonsum gut fürs Herz ist. Diese Forschungsergebnisse sind allerdings umstritten, aber ich esse und trinke nicht aufgrund von Forschungsergebnissen. Das wissen Sie schon. Und auch Sie tun das nicht. Wenn Sie Rotwein trinken, trinken Sie ihn, weil er Ihnen schmeckt. Was ich esse und trinke, ist das, was ich mag, solange ich alles ausgewogen halte.

Daher konsumiere ich Alkohol im Allgemeinen nur sehr moderat. Meist halte ich mich an meine Regel von maximal

Schlechte Gewohnheiten

Sie haben nach ein paar Drinks keinen Hunger mehr? Denken Sie jetzt bloß nicht voller Freude, dass Sie heute Nacht fünf Pfund verlieren werden, wenn Sie das Abendessen auslassen und nur Alkohol trinken. Das ist eine sehr schädliche schlechte Angewohnheit. Denn im Allgemeinen schlägt es zurück, wenn man nur Alkoholisches trinkt und das Essen auslässt. Ab und zu kann es passieren, dass Sie den ganzen Abend nichts essen und mit einem flachen Bauch (und einem Kater) aufwachen. Aber dafür werden Sie den nächsten Tag über einen Riesenhunger haben. Meist jedoch enden solche Abende so, dass Sie spätnachts noch viel zu viel essen und sich morgens aufgebläht fühlen und mit sich hadern.

Anders gesagt: Beugen Sie vor. Auch wenn es spät wird und Sie immer noch nicht zum Abendessen gekommen sind, können Sie sich zum Beispiel Sushi aus einem Restaurant mitnehmen. Essen Sie eine Miso-Suppe, einen Salat oder etwas Sashimi. Vielleicht haben Sie ja, falls Sie dies alles nicht mögen, noch ein paar Stücke übrig gebliebenes Hühnerfleisch, geräucherten Tofu oder eine kleine Menge von etwas anderem Proteinhaltigen. Sie werden sich am nächsten Morgen besser fühlen.

zwei Drinks an einem Abend. Ich trinke sehr langsam, und ich bin sehr wählerisch, was die Zutaten angeht.

In diesem Abschnitt geht es also darum, wie man den Genuss von Alkohol mit natürlichem Schlanksein verbinden kann. Ich habe das Thema schon kurz in Kapitel 11 angesprochen, möchte hier aber konkreter darauf eingehen und

Ihnen meine persönlichen Grundsätze für einen moderaten Alkoholgenuss verraten. Mit diesen Regeln kann ich meinen Bedürfnissen nachgeben und in Gesellschaft mit anderen etwas trinken, ohne dass es mich aus der Bahn wirft und dazu führt, dass ich zu viel esse:

- Trinken Sie nur klare Akoholika und fügen Sie bei Bedarf ausschließlich frische Fruchtstückchen und einen winzigen Schuss eines süßen Mixgetränks hinzu. Diese enthalten Hunderte Kalorien, ohne andere Vorteile zu haben. Lernen Sie den Geschmack eines hochqualitativen alkoholischen Getränks schätzen, das nicht mit einem Haufen Zucker verdorben wurde, verlängern Sie es mit Eis und genießen Sie es in kleinen Schlucken.
- Beschränken Sie sich an einem Abend (bei einer Party, beim Ausgehen mit Freunden usw.) möglichst auf zwei Drinks und trinken Sie wirklich nur ausnahmsweise mehr. Ab und zu übersteige ich dieses Limit, aber die meiste Zeit bleibt es bei zweien, basta.
- Trinken Sie nach jedem alkoholischen Getränk ein Glas Wasser. Das ist sehr wichtig. Niemals auslassen!
- Wein trinke ich selten. Manchmal trinke ich ein Glas Wein oder Champagner, wenn es der Situation angemessen ist. Wein enthält jedoch mehr Zucker und hat zumindest bei mir am nächsten Tag stärkere Nachwirkungen. Wenn ich Wein trinke, zähle ich ein Glas als Süßigkeit.
- Wenn Sie Alkohol zu einer Mahlzeit trinken, sollten Sie auf jeden Fall stärkehaltige Lebensmittel wie Brot, Nu-

deln und Desserts bei diesem Essen stark einschränken. Nehmen Sie davon höchstens ein paar Bissen zu sich und konzentrieren Sie sich stattdessen auf Protein und Gemüse. Vor allem Protein ist sehr wichtig, wenn Sie Alkohol trinken. Wählen Sie einen Salat mit gebratenem Hühnerfleisch oder gegrilltem Lachs anstatt Pasta. Wenn Sie mehr als zwei Gläser Alkohol trinken, sollten Sie sich mit besonders leichten Speisen begnügen. Der Abend, an dem Sie fünf Gläser trinken, ist nicht der Abend für Pasta!

• Vermeiden Sie die großen, süßen Drinks voller Zucker. Ich habe es schon erwähnt, aber ich wiederhole es, weil es sehr wichtig ist. Die meisten Margaritas, Piña Coladas und Daiquiris enthalten Hunderte Kalorien ohne Nährwerte. Was für eine Verschwendung! Stellen Sie sich stattdessen Ihren eigenen Drink auf der Grundlage dieser Regeln zusammen.

Was Sie am besten zu einem Drink essen

Was essen Sie, wenn Sie sich mit Freunden treffen und einen Cocktail oder ein Glas Wein trinken möchten? Vor allem Proteine und Gemüse. Das Protein ist ein Ausgleich für den Zucker im Alkohol, und es hält Sie länger satt.

Nach meiner Erfahrung macht kein einzelnes Nahrungsmittel dick. Alkohol macht nicht dick. Es ist die Kombination aus alkoholischen Getränken und zu viel Essen: Brot, Desserts, Erdnüsse und noch mehr Drinks. Wenn Sie vorhaben, Alkohol zu trinken, müssen Sie Protein essen. Damit meine ich nicht, dass Sie ein riesiges Steak oder einen ganzen Hummer essen sollen. Sie haben sich entschieden, etwas Alkoholisches zu trinken, also brauchen Sie eine leichte, aber nährstoffreiche Speise, zum Beispiel ein kleines Stück Fisch mit gedünstetem Gemüse oder eine pürierte Gemüsesuppe und einen Salat oder einen Salat und eine kleine Vorspeise. Wie wäre es mit Artischocken, Parmesan und Avocadosalat? Das wäre perfekt – Gemüse, Ballaststoffe, etwas Protein und Kalzium und gesundes Fett. Dann können Sie mit gutem Gewissen mit Ihrem Drink anstoßen. Weitere gute Möglichkeiten: Sushi, Krabbencocktail (ich ersetze die Cocktailsoße durch zerlassene Butter, eine ausgezeichnete natürlich schlanke Wahl), Salat mit Hühnerfleisch. Möglichst keine stärkehaltigen Speisen.

Wenn Sie sich entschlossen haben, was Sie bestellen wollen – einen Salat, eine Beilage oder vielleicht eine Vorspeise oder was auch immer Sie gerade besonders reizt –, denken Sie daran, allen anderen davon eine Kostprobe anzubieten und einen oder zwei Bissen übrig zu lassen. Genießen Sie Ihr Gericht, aber wenn der Genuss nachlässt, hören Sie auf zu essen.

Denken Sie auch daran, dass Sie sich heute besonders auf unsere Regel 3: ♥*Kosten Sie alles, essen Sie nichts*♥ konzentrieren wollten. Sie müssen immer noch alles ausgleichen, was Sie essen und trinken. Aber wenn Freunde am Tisch etwas bestellen, was wirklich köstlich aussieht – vor allem Stärkehaltiges – und Sie wollen es unbedingt essen, dann tun Sie das. Kosten Sie es, essen Sie es nicht. So behalten Sie die Kontrolle, ohne sich in geselliger Runde allzu sehr zurückhalten zu müssen. Niemand wird Sie dann als Außenseiterin ansehen, denn Sie haben die Nachos und die Crême brûlée nicht weitergereicht, ohne überhaupt davon zu probieren. Sie werden alle zusammen viel Spaß haben, aber Sie werden am nächsten Morgen nicht leiden.

Und wie sieht's mit einem Dessert aus? Wenn Sie Cocktails trinken, vergessen Sie das Dessert. Sie haben sich entschieden. Aber auch hier wieder – nehmen Sie am Leben teil. Wenn jemand anders ein Dessert bestellt und es sieht sehr gut aus, kosten Sie davon. ♥*Kosten Sie alles, essen Sie nichts.*♥ Ich halte mich im Allgemeinen von großen, schweren Kuchenstücken fern, aber ich esse ein paar Löffel Schlagsahne oder knabbere ein Stück vom Tortenguss. Kosten Sie, wozu Sie Lust haben. Seien Sie nur sicher, dass es Ihnen die Kalorien wirklich wert ist, und übertreiben Sie es nicht.

Auch beim Dessert ist es wichtig, dass Sie ♥*sich selbst kennen*♥. Das Trinken von Alkohol kann Ihre Hemmungen verringern, sodass Sie nicht mehr die Disziplin aufbringen, mit dem Essen aufzuhören, auch wenn Ihr Körper Sie laut und deutlich dazu auffordert. Können Sie ein Dessert probieren und damit zufrieden sein, oder werden Sie nach ein paar Bissen Ihrem Verlangen nach Zucker erliegen? Wenn Sie befürchten, durch das Kosten die Kontrolle über Ihre Nahrungsaufnahme zu verlieren, kosten Sie nicht. Sie haben sich entschieden. Beim nächsten Mal ziehen Sie vielleicht das Dessert einem Glas Wein vor.

Ich entscheide mich manchmal für ein Glas Wein oder einen Cocktail vor oder zum Abendessen. Als meine zweite

Mit Bethenny zu Tisch

Heute Abend ging ich mit Freunden aus. Ich trank einen Margarita, aß einen gemischten grünen Salat mit Ingwerdressing, ein würziges Krabben-Temaki-Sushi ohne Reis und ein würziges Jakobsmuschel-Temaki-Sushi ohne Reis. Dann aß ich noch eine Handvoll Edamame und drei Sushis mit Reis. Ich hatte auch viel Spaß mit meinen Freundinnen, was mir sehr wichtig ist, wenn ich mit anderen essen gehe. Wenn ich gesagt hätte: »Oh, ich nehme nur einen Salat«, wäre ich den anderen vielleicht ungesellig erschienen und auch ich hätte mich vielleicht nicht so gut amüsiert. Nehmen Sie am Leben teil!

alkoholische Option bestelle ich einen Drink nach dem Essen. Bedenken Sie aber, dass die normalen After-Dinner-Drinks voller Zucker sind, zu viele davon sind definitiv nicht gut für Ihren Organismus. Sie sind wie Desserts. Aber wie immer ist auch hier das Teilnehmen für mich das Wichtigste, und ich genieße das Ritual und das Gefühl eines Drinks nach einer Mahlzeit.

Also benutze ich einen Trick. Ich bestelle meinen Lieblings-Digestif mit einer Menge Eis. Dann trinke ich ihn langsam in kleinen Schlucken – das ist nicht schwierig, denn Digestifs sind stark und süß. Ich trinke nie mehr als höchstens die Hälfte. Das Eis schmilzt nach und nach, das Glas ist halb voll, und ich habe das Gefühl, als wenn ich mehr getrunken hätte, als ich wirklich habe, weil es hauptsächlich geschmolzenes Eis war. Und sollten die anderen Sie drängen, ein Dessert zu nehmen, sagen Sie, Ihr Drink ist Ihr Dessert. So ist es ja auch tatsächlich. Auf diese Art nehmen Sie an allem teil. Sie kosten. Und Sie brauchen sich nie von dem Gedanken verunsichern zu lassen, ob Sie nun einen Frangelico bestellen sollen oder nicht – oder was auch immer Ihr Lieblingslikör oder Ihre Lieblingsnachspeise ist.

Tag 5: Snack

Wenn man abends ausgeht und Alkohol trinkt, besteht das Risiko, Heißhunger zu haben, wenn man nach Hause kommt. Aber das muss nicht sein. Wenn Sie den Tag über gut gegessen und kluge, ausgewogene Entscheidungen getroffen haben, dann werden Sie wahrscheinlich keinen Hunger mehr haben. Wahrscheinlich, aber vielleicht auch nicht.

Alkohol kann die Selbstkontrolle vermindern. Wenn ich früher nach einem Abend mit ein paar Drinks nach Hause kam, hätte ich alles in meiner Reichweite essen können, vor allem, wenn ich auch noch das Mittagessen ausgelassen hatte. Das passiert mir heute nicht mehr, aber ab und zu ist mir nach einer Kleinigkeit, bevor ich nach so einem Abend

Mit Bethenny zu Tisch

Als ich heute Nacht nach Hause kam, brauchte ich etwas Süßes zum Abschluss. Ich hatte nur einen Drink getrunken und nachmittags einen Cookie und ein Stück Obst gegessen, also fand ich es in Ordnung, ein paar Bissen des Schokoladenkuchens zu essen, den ich im Kühlschrank hatte. Es war genau das Richtige, und danach hatte ich kein Bedürfnis mehr, noch irgendetwas zu essen. Ich trank ein Glas Wasser und ging schlafen. Mir war klar, dass ich an diesem Tag schon genug süße Sachen zu mir genommen hatte, aber ich wollte diesen Snack unbedingt, also beschloss ich, ihn mir zu gönnen. (Ich war diejenige, die bestimmte.)

schlafen gehe. Sie können eine kluge, ausgewogene Entscheidung treffen, was für einen Late-Night-Snack Sie sich
noch gönnen, trotz des abendlichen Alkohols. Denken Sie
aber an die wichtige Regel ♥*Kontrollieren Sie sich, bevor Sie sich
selbst schädigen.*♥ Haben Sie wirklich Hunger, oder besteht die
Gefahr einer Essattacke, wenn Sie erst einmal zu essen anfangen? Wenn Sie sicher sind, dass Sie die Kontrolle über
Ihre Nahrungsaufnahme haben, snacken Sie genüsslich.
Hatten Sie an diesem Tag noch keinen süßen Snack und
haben nur wenig Alkohol getrunken, dann gönnen Sie sich
etwas Süßes, wenn Sie wollen.

Sie haben den Freitag geschafft, herzlichen Glückwunsch!
Geht es Ihnen gut und haben Sie die Kontrolle über Ihr
Leben? Verdrängen Ihre neuen schlanken Gedanken langsam Ihre alten schlechten Essgewohnheiten? Wenn einige
davon Ihnen immer noch zu schaffen machen, lassen Sie
sich davon nicht entmutigen. Veränderungen brauchen
ihre Zeit, die Hauptsache ist, dass Sie auf dem richtigen Weg
sind. Und nun freuen Sie sich auf Ihr Wochenende. Machen
wir zusammen weiter.

Tag 5: Rezepte

Haben Sie Besuch? Geben Sie eine Party? Probieren Sie meine Skinnygirl Drinks, mein neues Markenzeichen, die Ihnen so viel Geschmack und Genuss bieten wie traditionelle Cocktails, aber nur einen Bruchteil von deren Kalorien haben. Aber trinken Sie nicht mehr als zwei, diese Drinks sind ziemlich stark.

Skinnygirl™ Margarita

Nachdem ich in einer Sendung von *The Real Housewives of New York City* über diesen Drink gesprochen hatte, wurde er zum Gesprächsthema im Internet-Forum von Bravo TV Networks, und zum Thema einer der häufigsten Zuschauerfragen, die Bravo gestellt wurden. Barkeeper in den USA kennen ihn mittlerweile. Ich habe dieses Rezept kreiert, weil ich den Geschmack von Tequila mag, aber nicht die vielen Kalorien der zuckersüßen Margaritas, die man im Allgemeinen in Restaurants oder Bars bekommt. Ich bitte die Barkeeper immer, meinen Margarita nach diesem Rezept zuzubereiten, und das ist nie ein Problem. Manchmal mixe ich den Drink auch zu Hause für Freunde. Es ist ganz einfach, und Sie ersparen sich Hunderte Kalorien, ohne auf Geschmack verzichten zu müssen. Ich finde diesen Margarita viel besser als einen mit fertigen Mixgetränken und gesüßtem Limettensaft aus der Flasche zubereiteten. Am liebsten tauche ich den Glasrand in Rohzucker.

▶ Für ein Glas

> 5 cl klarer Tequila (Während des Eingießens
> »eins, zwei« zählen – exaktes Abmessen ist nicht
> nötig.)
> 1 großer Schuss Limettensaft oder 4 Limettenspalten
> 1 winziger Schuss Orangen- oder Zitronenlikör
> 1 Schuss Sodawasser

Alle Zutaten in ein Glas mit Eiswürfeln geben und umrühren oder in einem Shaker mixen. Bei Verwendung von Limettenspalten diese ins Glas ausdrücken. Wenn Sie den Glasrand mit Zucker garnieren wollen, reiben Sie ihn mit einer Limettenspalte ein und tauchen Sie das Glas vor dem Eingießen in Zucker. Sie können den Drink auch im Mixer zubereiten. Füllen Sie dann Ihr Glas bis oben mit Eis, geben Sie dieses und die anderen Zutaten in den Mixer. Mixen, bis alles gleichmäßig glatt ist.

Skinnygirl™ Piña Colada

Piña Colada hat normalerweise einen extrem hohen Fett- und Kaloriengehalt, nicht jedoch diese schlanke Version. Wie Sie sehen, sind meine Mengenangaben nicht sehr genau. Geben Sie einfach einen Spritzer oder einen Schuss dazu; ich messe so etwas nie extra ab.

▶ Ergibt 4 Gläser

4 Schuss weißer Rum (ca. 25 cl). (Einfach bis 8 zählen)
1 Schuss Kokosnussmilch (ca. 125 ml)
1 Schuss Ananassaft (nicht mehr als 125 ml)
4 frische Ananasstücke

Den halben Mixer mit Eis füllen. Rum, Kokosnussmilch und Ananassaft dazugeben. Mixen, bis alles glatt ist. In vier Martini- oder Margarita-Gläser füllen und jedes Glas mit einem Ananasstück dekorieren.

Skinnygirl™ Sangria

Dieses fruchtige Getränk eignet sich gut für ein Sommerfest, wenn die Früchte Saison haben und Sie viele Gäste erwarten. Am besten in einem großen Bowlegefäß zubereiten.

8 Pfirsiche, entsteint und in Scheiben geschnitten
4 weiße Pfirsiche, entsteint und in Scheiben geschnitten
500 g grüne Trauben, halbiert
3 Flaschen Prosecco
350 ml Limettenlimonade
350 ml Sodawasser

Alle Zutaten mischen und mindestens eine Stunde kalt stellen. Über Eiswürfeln servieren.

17. Tag 6: Samstag

Endlich Wochenende! Wie fühlen Sie sich bei der Aussicht? Wollen Sie sich für eine Woche harter Arbeit belohnen, wollen Sie feiern, oder wollen Sie einfach nur entspannen? Wie auch immer Sie Ihren Samstag verbringen, wahrscheinlich unterscheidet sich die Zeiteinteilung sehr von der eines Arbeitstages. Ich habe es Freitag schon gesagt, und ich sage es noch einmal: Es gibt trotzdem keinen Grund, vom richtigen Kurs abzukommen.

Ich schlafe am Wochenende manchmal besonders lange, manchmal stehe ich früh auf, weil ich etwas vorhabe. Ab und zu bleibe ich sogar den ganzen Tag zu Hause (das ist aber sehr selten). Oft mache ich übers Wochenende einen Kurztrip, und immer verbringe ich viel Zeit mit Freunden.

Was auch immer meine Tage für mich bereithalten – ob am Wochenende oder unter der Woche – da kein Essen verboten ist, brauche ich mir deswegen nie Gedanken zu machen oder zu fürchten, dass ich bei einer Einladung womöglich zu viel esse. Und auch Sie brauchen das nicht (mehr). Befolgen Sie einfach die 10 Regeln, und Sie werden ein entspanntes Wochenende verbringen und am Montagmorgen nicht entsetzt feststellen müssen, dass Sie Ihre Jeans nicht mehr zubekommen.

Auf jeden Fall sollen Sie am Wochenende gut essen, und Sie sollen das essen, was Sie essen wollen. Aber das trifft genauso für jeden anderen Tag zu. Vielleicht essen Sie häufiger in Restaurants, was für Sie kein Grund zur Sorge mehr ist. Benutzen Sie das Wochenende auf keinen Fall als Ausrede dafür, über die Stränge zu schlagen und von Ihren guten Grundsätzen abzuweichen. Das wäre nicht die richtige Art, um natürlich schlank zu werden. Behalten Sie auch am Samstag Regel 7 im Kopf:

♥*Kontrollieren Sie sich, bevor Sie sich selbst schädigen.*♥

Ich möchte außerdem noch, dass Sie sich zusätzlich zu diesem wichtigen Grundsatz heute auf Regel 6 konzentrieren:

♥*Kündigen Sie Ihre Mitgliedschaft im »Club der leeren Teller«*♥.

Diese beiden Regeln sind gerade am Wochenende besonders wichtig. An freien Tagen ist man eher anfällig für üppiges Essen und große Portionen. Gehen Sie jedoch häufiger mit Freunden aus, haben Sie ja die Gelegenheit, viel von dem Essen auf Ihrem Teller loszuwerden, ohne es selbst zu essen. Wenn Sie alle am Tisch Ihre Speisen teilen, isst niemand zu viel.

Denken Sie auch daran, etwas von Ihrem Essen übrig zu lassen. In einem Restaurant, in dem riesige Portionen serviert werden, lasse ich oft die Hälfte des Essens liegen oder nehme es mit nach Hause. Aber ich bin Realistin. Mir ist klar, dass Sie ab und zu den ganzen Teller leer essen werden, vor allem wenn Ihr Gericht Ihnen besonders gut schmeckt und Sie wissen, dass es eine gute Investition ist. Bestellen Sie aber Vorspeisen und Beilagen anstatt einer Hauptspeise, dann ist es keine große Sache, wenn Sie alles aufessen. Ein Grund mehr, bei Ihrer Auswahl die Vorspeisen und Beilagen auf der Speisekarte den Hauptspeisen vorzuziehen!

Bei mir ist es inzwischen völlig normal, dass ich mindestens ein oder zwei Bissen auf meinem Teller liegen lasse, vor allem wenn ich im Restaurant esse. Diese Praxis ist ungeheuer nützlich, denn im Laufe der Zeit summieren sich all diese kleinen Reste beträchtlich. Ich denke gar nicht mehr darüber nach, ob ich etwas übrig lasse, ich tu's einfach. Stellen Sie sich einmal vor, wie viele Gerichte Sie auf diese Art genussvoll kosten können, und wie viel davon trotzdem nicht auf Ihren Hüften landet. Ein oder zwei Bissen bei jeder Mahlzeit auf dem Teller zu lassen ist ein sehr wirkungsvolles Mittel, um natürlich schlank zu werden und zu bleiben.

Starten wir nun zusammen in den Samstag. Am Wochenende unternimmt man viel mit Freunden, und für manche ist ein Frühstück außer Haus so eine Unternehmung. Sprechen wir also heute über das Frühstücken im Lokal.

Tag 6: Frühstück

Ich hole mir mein Frühstück oft aus dem Deli, gehöre aber ich nicht zu denen, die gern frühstücken gehen. Allen Frühstückgehern möchte ich jetzt zeigen, wie sie ihr Frühstück im Café ihrem neuen schlanken Leben anpassen können.

Frühstücken gehen

In manchen Städten ist das Frühstückengehen praktisch eine Religion. Ihre Anhänger mögen das Zusammensein mit anderen, sie mögen die Speisen, die Ihnen serviert werden, und frühstücken zu gehen gehört ganz selbstverständlich zu ihrem Leben. Wenn Sie zum Frühstück gern viel essen, schlage ich vor, dass Sie es als *Brunch* betrachten. Ein großes Frühstück und ein großes Mittagessen wären zwei große Mahlzeiten – die brauchen Sie nicht, es sei denn, Sie sind körperlich besonders aktiv. Wenn das nicht der Fall ist, denken Sie an Ihr Essenskonto und machen Sie aus zwei Mahlzeiten eine einzige, die dafür etwas größer ausfällt.

Was ist nun also beim Frühstücken außer Haus zu beachten? Zuallererst möchte ich Folgendes betonen: Dass ein Restaurant ein Omelett aus vier Eiern mit vier Scheiben Speck, vier Würstchen, Kartoffeln, Soße und vier Toastbrotscheiben im Angebot hat, bedeutet nicht, dass Sie all diese Sachen bestellen oder essen müssen. Das wäre keine gute Idee!

Aber warum sollten Sie nicht ein bisschen von all dem essen? Sehen Sie das Frühstück als ein Ereignis an, bei dem

395

Natürlich schlanke Gedanken

Während Sie Ihr Wochenende genießen, aktiv oder ganz entspannt, denken Sie auch daran, sich selbst Gutes zu tun? Schlafen Sie ausreichend, bewegen Sie sich, aber auf eine Art, die Ihnen Spaß macht. Und nehmen Sie Teil am Leben, haben Sie Ihren Spaß. Es ist Wochenende! Dabei geht es nicht in erster Linie ums Essen, es geht darum, sich zu erholen, was auch immer das für Sie bedeutet.

Sie ♥*alles kosten können, aber nichts essen*♥. Sie können aber auch nach Regel 2 verfahren: ♥*Sie können alles essen, aber nicht alles auf einmal.*♥ So oder so haben Sie bitte Regel 7 immer im Hinterkopf: ♥*Kontrollieren Sie sich, bevor Sie sich selbst schädigen.*♥

Auch wenn Sie außer Haus frühstücken, kann Ihr Frühstück oder Ihr Brunch auf jeden Fall eine gute Investition sein. Ein Eiweißomelett mit Gemüse und einer Scheibe Vollkorntoast ist eine kluge Wahl. Das können Sie ganz aufessen! Aber ein Wurst-Käse-Omelett? Muss ich dazu noch etwas sagen? Doch ein paar Happen davon sind auch in Ordnung, es kommt darauf an, was Sie wirklich wollen.

Eine beliebte Frühstücksspeise sind Eier. Wie machen wir daraus eine schlanke Mahlzeit? Ich esse morgens oft Eier, wenn ich hungrig aufwache. Wenn Sie sich zu Hause Omelett oder Rührei machen, können Sie das Eigelb weglassen (oder auch nicht). Sie können eine beschichtete Pfanne und gar kein oder nur ganz wenig Bratfett verwenden. Sie können ihren Eiern viel Gemüse und wenig Käse beimischen.

Doch wenn Sie im Restaurant Eier bestellen, wissen Sie nicht, was die Leute in der Küche tun. Wahrscheinlich werden Ihre Eier in einer Unmenge Fett gebraten, es wird viel mehr Käse hineingemischt, als Sie es zu Hause tun würden, dafür ist nur wenig Gemüse drin.

Aber das heißt nicht, dass Sie keine Eier zum Frühstück bestellen können. Es heißt nur, dass Sie Ihre Bestellung Ihren Bedürfnissen anpassen müssen.

Im Allgemeinen halte ich nicht viel von Leuten, die den Kellner dauernd aufhalten, indem Sie ihm ausführlich erläutern, warum sie dies und jenes nicht essen können und warum ihr Essen nur auf eine bestimmte Art zubereitet werden darf. Das ist ziemlich lästig, und jeder Gast in Hörweite wünscht, dass diese Leute endlich aufhörten, den Kellner und die Gäste zu nerven. Andererseits – wenn man in einem Restaurant isst und Geld dafür bezahlt, sollte man auch bekommen, was man möchte, oder?

Wählen Sie den Mittelweg: Ich gebe Ihnen ein Beispiel. Wenn Sie Eier Benedict mögen, können Sie darum bitten, anstatt weißen Toasts Vollkorntoast zu bekommen. Sie können sich die Hollandaise neben dem Toast servieren lassen oder ganz darauf verzichten. Das alles ist nicht aufwändig, und die Bestellung geht fast so schnell wie ohne Sonderwünsche. Entscheiden Sie, auf was Sie bei den Eiern Benedict verzichten können, und dann genießen Sie sie.

Das zu bestellen, was Sie wirklich wollen, gibt Ihnen das

Gefühl, dass Sie teilnehmen. Sie *können* Eier Benedict essen, auch wenn sie für die meisten »Diätler« verboten sind. Sie wollen Ihre Eier einfach nur auf besondere Art. Dabei geht es um eine Haltung, nicht darum, dass Sie die Eier nicht essen dürfen, wenn sie auf die übliche Art zubereitet sind. Es geht *nicht* darum, dass Sie verzichten müssen. Nein, das ist absolut nicht der Fall. Sie bestellen Ihre Eier Benedict auf spezielle Art, weil Sie – geben Sie es ruhig zu – etwas snobistisch sind, was Ihr Essen angeht. Sie mögen Ihr Essen nur, wenn es genau so zubereitet ist, wie es Ihnen gefällt, und wenn Sie wissen, dass Sie sich nach dem Genuss Ihrer Mahlzeit großartig fühlen werden anstatt voll und energielos. Und dann denken Sie auch noch daran, dass Sie trotzdem nicht alles aufessen müssen. Großartig! So essen natürlich schlanke Menschen.

Oft genug stehen in Restaurants beim Frühstückse verschiedene Optionen zur Auswahl. In diesen Fällen können Sie gleich eine kluge Wahl treffen. Pochierte Eier sind ohne Fett, Vollkorn- ist besser als Weißbrot. Brauchen Sie wirklich Speck, Schinken oder Käse? Na gut, dann essen Sie etwas davon. Ansonsten lassen Sie es weg. In einigen Restaurants gibt es auch Putenschinken.

Sie müssen also nicht zur Nervensäge werden, um das Frühstück zu bekommen, das Sie wollen. Bestellen Sie einfach, was fast überall auf der Speisekarte steht: zum Beispiel ein Rührei mit Schinken auf Vollkorntoast, dazu ein Glas fettarme Milch oder ein Gemüse-Omelett mit etwas Schafskäse; die Hälfte eines regulären Omeletts mit Schinken oder

Mit Bethenny zu Tisch

Heute habe ich um acht Uhr ein großes Glas Kombucha getrunken. Mehr wollte ich nicht. Aber gegen neun bekam ich Hunger, also ging ich zum Deli und aß ein Eiweißomelett mit Spinat, Pilzen, Tomaten und etwas Schafskäse. An manchen Tagen brauche ich auch ein Toastbrot dazu, an manchen nicht. Mein Bauch sagt mir, was für ein Tag ist.

essen Sie einen Obstsalat mit Nüssen; eine Schüssel Müsli mit ein paar Blaubeeren. All das sind ausgezeichnete Frühstücksspeisen.

Tag 6: Snack

Ob Ihnen nach einem Snack ist, hängt wahrscheinlich davon ab, wie lange Sie geschlafen und was Sie zum Frühstück gegessen haben. Wenn man am Wochenende viel zu Hause ist, besteht die Gefahr, dass man nur aus Langeweile isst. Man hat nichts Bestimmtes zu tun, und schon schleicht sich der Gedanke ein, dass man doch etwas Leckeres essen könnte. Oder Sie sehen eine Essenswerbung im Fernsehen oder in Ihrem Computer, und plötzlich sind Sie überzeugt, dass Sie genau *dieses Essen jetzt haben müssen.* Das Gleiche kann Ihnen passieren, wenn Sie eine Plakatwerbung sehen oder an einem Restaurant vorbeigehen, in dessen Fenster ein Bild mit appetitlich angerichteten Speisen hängt.

Lassen Sie sich von solcher Werbung nicht verführen. Menschen sind leicht beeinflussbar, daher hat Werbung eine große Macht. Aber wer bestimmt über Ihren Taillenumfang, Sie oder ein Plakat? Sie kennen die Antwort! Sie führen das Steuer, nicht irgendein Angestellter in der Werbeindustrie. Wenden Sie Ihren Blick von diesen Bildern mit dickmachendem Essen ab und bleiben Sie auf Ihrem schlanken Kurs.

Okay, Sie werden nicht immer eine kluge Wahl treffen, das tue ich auch nicht. Manchmal, an einem Tag, an dem Sie besonders hungrig sind, essen Sie vielleicht einen Snack, von dem Sie wissen, das er nicht das Beste für Ihre Ernährungsbedürfnisse ist. Ich werde oft bei Eiscreme schwach. Aber dann gönne ich sie mir und schaffe den Rest des Tages

Mit Bethenny zu Tisch

Mittags hatte ich keinen großen Hunger, aber mir war nach etwas Süßem, also trank ich einen kleinen Erdbeer-Smoothie und aß eine Handvoll Nüsse. Mehr wollte ich in dem Moment nicht. Das war natürlich kein richtiges Mittagessen, eher ein später Snack. Erst um vier Uhr habe ich zu Mittag gegessen. Kein Verbrechen. An Wochenenden passiert es öfter, dass man einen Snack zu einer Zeit isst, zu der man normalerweise eine richtige Mahlzeit essen würde und umgekehrt. Das macht nichts, solange der Tag ausgewogen bleibt. Ich hatte spät gefrühstückt, also aß ich mittags einen Snack. So war es heute. Morgen können meine Entscheidungen völlig anders aussehen, aber Sie können darauf wetten, dass sie zusammen einen ausgeglichenen Tag ergeben.

einen Ausgleich dazu, denn ich weiß, dass das Eis Zucker und Fett enthält. Solange Sie im Hinterkopf behalten, dass ♥*Ihre Ernährung ein Bankkonto ist*♥, können Sie sich einen üppigen Snack gönnen, wenn Sie wirklich einen wollen. Die meiste Zeit werden Sie kluge Entscheidungen treffen, und wenn Sie es einmal nicht tun, gleichen Sie Ihr Konto einfach wieder aus.

Tag 6: Mittagessen

An Wochenenden ist es bei mir völlig offen, ob und wann ich mein Mittagessen einnehme, vor allem wenn ich lange schlafe und spät frühstücke oder brunche. Kein Problem.

Mit Bethenny zu Tisch

Um vier Uhr aß ich schließlich zu Mittag. Ich aß das Innere eines Hähnchenwraps. Den Tortillafladen wollte ich nicht, also ließ ich ihn liegen. Dazu aß ich noch schwarze Bohnen, die eine gute Proteinquelle sind, aber den Reis ließ ich weg. Bohnen enthalten auch viel Stärke, daher entschied ich mich zwischen Bohnen und Reis. In dem Moment war mir mehr nach schwarzen Bohnen. Sie sind auch eine bessere Investition als Reis.

Die Taco-Chips sahen gut aus, also aß ich ein paar zusammen mit einem Löffel Guacamole. Früher mied ich Guacamole wie die Pest, weil ich wusste, dass sie viel Fett enthält. Aber das ist vorbei. Ich liebe den Geschmack von Avocados, also esse ich jetzt einen Löffel Guacamole, wenn ich Lust darauf habe. Das Fett darin ist gesundes Fett und eine kluge Investition, denn es sättigt lange. Ich hätte mir zur Guacamole auch eine weiche Tortilla anstatt der Mais-Chips bestellen können. An manchen Tagen mache ich das und esse dann mehr. Heute wollte ich die Taco-Chips, aber von denen esse ich immer nur ein paar. Wählen Sie, wonach Ihnen ist, wollen Sie ♥alles kosten und nichts essen♥ oder sich lieber für ein umfangreicheres Gericht entscheiden?

Wenn Sie Hunger haben, essen Sie zu Mittag. Wenn Sie keinen Hunger haben, essen Sie später. Oder lassen Sie das Mittagessen ganz weg, wenn Sie noch vom Frühstück satt sind. Sie wissen ja, Sie brauchen sich mit Ihren Mahlzeiten nicht nach der Uhr zu richten, Sie richten sich nach Ihrem Körper.

Letzte Woche zum Beispiel aß ich am Samstag um halb eins eine Scheibe Kürbisbrot, obwohl ich wusste, dass ich gegen ein Uhr zu Mittag essen würde. Mein altes Ich hätte mir verübelt, dass ich Lust darauf hatte. Heute weiß ich, dass ich es essen kann, denn ich weiß auch, dass ich meine nächste Mahlzeit entsprechend auswähle. Vielleicht nehme ich dann einen Salat und lasse das Brot weg. Das bedeutet, im Moment zu leben, anstatt dauernd schon die Zukunft vor Augen zu haben und sich wegen der nächsten gefürchteten Mahlzeit nicht das zu gönnen, worauf man *jetzt* wirklich Lust hat.

Tag 6: Abendessen

Samstagabends esse ich normalerweise nicht zu Hause. Nun, ehrlich gesagt esse ich die meisten Abende nicht zu Hause. Aber am Samstag gehen viele gern etwas aufwändiger essen. Hey, es ist Wochenende! Ich habe schon viel darüber gesprochen, wie man in Restaurants natürlich schlank isst – eine Suppe oder einen Salat vorneweg oder auch beides; Vorspeisen anstatt Hauptspeisen bestellen; sein Essen mit anderen teilen; ein kleines bisschen von üppigen Speisen kosten, die jemand anders bestellt hat usw. Beherzigen Sie all diese Regeln, und was am wichtigsten ist, denken Sie daran, dass Sie ♥*Ihre Mitgliedschaft im »Club der leeren Teller gekündigt«*♥ haben! Lassen Sie etwas übrig.

Mit Freunden im Restaurant zu essen kann viel Spaß machen, wenn alle ihre Gerichte teilen. Und wenn Sie die Erste sind, die den anderen etwas von ihrem köstlichen Salat, ihrer Suppe oder ihren Vorspeisen anbietet, werden Ihre Freunde Ihrem Beispiel folgen. Sein Essen miteinander zu teilen schafft ein Gefühl der Zusammengehörigkeit und macht den Abend noch interessanter. Und Sie werden mehr darauf konzentriert sein, den unterschiedlichen Geschmack der Speisen zu kommentieren, als darauf, nur das hinunterzuschlingen, was Sie bestellt haben.

Vergessen Sie auch nicht, etwas von Ihrer Mahlzeit mit nach Hause zu nehmen. Essen Sie jedenfalls nicht alles auf. Wenn

Schlechte Gewohnheiten

Fühlen Sie sich bedroht, wenn jemand von Ihrem Essen kosten möchte? Widerstrebt Ihnen das Teilen? Das kann eine Folge der Diäten sein. Wenn man nur 50 Gramm von irgendetwas essen darf, dann möchte man dieses bisschen nicht auch noch teilen. Natürlich nicht – man ist ja die ganze Zeit am Verhungern! Hören Sie also mit dem Hungern auf. Essen Sie, was Sie wollen, und essen Sie genug, um satt zu werden, ohne sich zu voll zu fühlen. Dann können Sie auch großzügig mit Ihrem Essen sein. Bieten Sie den anderen eine Kostprobe an und probieren Sie von deren angebotenen Köstlichkeiten. Sie werden merken, dass das Essen viel mehr Spaß machen kann als während der Zeit, als Sie dauernd auf Diät waren. Und letztlich werden Sie von viel weniger satt werden, weil Sie nicht mehr von dieser Gier nach Essen beherrscht werden. Darüber hinaus werden Sie noch unterhaltsamer sein.

Sie genug gegessen haben, geben Sie den Rest jemand anders oder lassen Sie ihn liegen. Haben Sie wie ich einen Hund, können Sie auch eine tatsächlich für ihn bestimmte Doggie Bag mit nach Hause nehmen. Und vergessen Sie nicht die besonderen Regeln für den Umgang mit alkoholischen Getränken, falls das für Ihren Abend infrage kommt. Belassen Sie es möglichst bei zwei Drinks, trinken Sie nach jedem alkoholischen Getränk ein Glas Wasser, und vermeiden Sie zuckerhaltige Fertigmixgetränke. Ich trinke nicht jedes Mal Alkohol, wenn ich essen gehe, aber wenn ich es tue, beherzige ich diese Regeln.

Mit Bethenny zu Tisch

Abends ging ich mit Freunden essen. Ich wählte zwei kleine Scheiben gegrillte Rinderbrust. Das Fleisch war ziemlich fett und köstlich, und ich genoss jeden Bissen. Dazu aß ich einen kleinen Teller mit Romanasalat, Tomaten, kleinen Stücken Putenschinken, Feta und sahnigem Caesar-Dressing. Dann probierte ich noch einen Happen von dem krossen Hähnchen einer Freundin. Das war eine Mahlzeit mit vielen üppigen Speisen, aber weil ich von allem nur ein bisschen nahm, fühlte ich mich nicht voll und hatte kein schlechtes Gewissen. Ich war diejenige, die die Entscheidung getroffen hatte. Ich ♥ *kostete alles und aß nichts* ♥.

Tag 6: Snack

Samstagabend passiert es mir manchmal, dass das Abendessen im Trubel der geselligen Ereignisse untergeht. Ich habe Ihnen gesagt, dass Sie unbedingt auch etwas essen sollen, wenn Sie Alkohol trinken, aber die Wirklichkeit sieht eben manchmal anders aus. Versuchen Sie, es nicht dazu kommen zu lassen – bestellen Sie sich wenigstens einen proteinhaltigen Snack zu Ihrem Drink. Aber wenn Sie nach Hause kommen, ohne etwas Richtiges gegessen zu haben, und am Verhungern sind, dann widerstehen Sie auf jeden Fall einer Essattacke. Das kann in einer solchen Situation eine schwere Aufgabe sein, aber Sie sind noch immer die Herrscherin über Ihr Leben.

Essen Sie ruhig etwas, aber wählen Sie etwas Proteinhaltiges und machen Sie sich eine kleine Portion auf einem Teller zurecht. Der Rest kommt wieder in den Kühlschrank, und dann setzen Sie sich in Ruhe zum Essen hin. Ich war neulich in so einer Situation. Ich war unterwegs, trank ein paar Gläser und aß dazu einige Stückchen Parmesan, um die Aufnahme des Alkohols zu verlangsamen. Das Abendessen brachte ich irgendwie nicht unter. Um zwei Uhr morgens kam ich nach Hause und war am Verhungern.

In dem Moment hätte mein altes Ich alles in Reichweite in sich hineingeschlungen. Doch das bin ich nicht mehr. Ich wusste, dass es ein Fehler war, an dem Abend nichts zu essen. Also machte ich mir eine kleine Schüssel Spaghetti mit

Fleischsoße. Dieses Essen hatte genau den warmen, tröstlichen Geschmack von Pasta, nach dem ich mich gesehnt hatte, und es enthielt das Protein, das ich brauchte. Danach fühlte ich mich viel besser. Als ich am nächsten Tag aufwachte, machte ich mir keine Selbstvorwürfe. Es war nun mal passiert, und ich war bereit für bessere Investitionen. Verstehen Sie, warum ich natürlich schlank bin?

Wenn ich viel gegessen hätte, wäre es mir am nächsten Morgen schlecht gegangen. Es ist ein wunderbares, mächtiges Gefühl, wenn man es geschafft hat, nicht mehr vom Essen beherrscht zu werden. *Sie* entscheiden, was Sie essen, und Sie brauchen nie wieder Angst vorm Essen zu haben.

Die Woche ist fast vorbei, aber der Sonntag liegt noch vor uns, also machen wir weiter! Tag für Tag wenden Sie neue Strategien an und legen Ihre schlechten Essgewohnheiten ab, sodass Sie immer mehr die Kontrolle über Ihre Nahrungsaufnahme bekommen. Und wenn Sie nicht schon weniger wiegen (obwohl ich wette, dass das so ist), wird das

Mit Bethenny zu Tisch

Als ich gestern Abend nach Hause kam, war mir nach etwas Süßem. Ich hatte beim Abendessen keinen Alkohol getrunken und keinen Nachtisch gegessen und mir nur gegen Mittag eine Kugel Eis gegönnt, also konnte ich mir noch etwas Süßes leisten. Ich aß ein schmales Stück italienischen Käsekuchen, den ich noch im Kühlschrank hatte. Genau das Richtige.

ganz sicher bald der Fall sein. Manchmal braucht der Körper einige Zeit, um zu merken, was man tut, aber wenn Sie natürlich schlank essen, werden Sie auch natürlich schlank. Bleiben Sie standhaft und bedenken Sie: Es ist ein Marathon, kein Sprint.

Tag 6: Rezepte

Wenn Sie zu Hause einen Brunch machen, könnten Sie die folgenden Rezepte ausprobieren.

Frühstücksjoghurt

Dies ist ein einfaches Eine-Minute-Frühstück mit cremig gerührtem fettarmem Joghurt. Sie können die Mischung auch als Frühstücksaufstrich in hübschen Gläsern servieren oder als leckeren Snack genießen.

▶ Ergibt 1 Portion

200g fettarmer cremig gerührter Joghurt

2 EL Blaubeeren

etwas Rohzucker oder Honig

1 TL Mandelblättchen

¼ Tasse Ihres Lieblingsmüslis

Alles vermischen und jeden Löffel genießen.

Falsche Pfannkuchen

Ich nenne dieses Gericht so, weil es eigentlich eine Eierspeise ist. Diese Pfannkuchen sind ein großartiger Proteinlieferant, wenn Sie beim Frühstück Lust auf etwas Süßes haben. Die kleine Menge Zucker macht die Pfannkuchen knusprig. Sie können mit diesem Teig auch French Toast zubereiten, indem Sie Vollkornbrot in die Mischung tauchen, anstatt aus ihr falsche Pfannkuchen zu backen.

▶ Ergibt 1 Portion

2 Eiweiß
1 ganzes Ei
einige Tropfen Vanilleextrakt
1 TL Rohrzucker
frische Früchte oder etwas Ahornsirup oder beides

1. Beschichtete Pfanne auf mittlerer Hitze erwärmen.
2. In einer Schüssel Eiweiß, Ei, Vanilleextrakt und Zucker verrühren. Mischung in die Pfanne gießen und Pfanne leicht rütteln, damit der Teig sich gleichmäßig verteilt.
3. Wenn die Eimasse auf einer Seite fest ist, vorsichtig wenden. Pfannkuchen durchbacken und vorsichtig auf einen Teller gleiten lassen.
4. Mit frischen Früchten oder Ahornsirup oder beidem essen.

18. Tag 7: Sonntag

Heute hoffe ich sehr, dass Sie sich anders fühlen als am Beginn unserer gemeinsamen Reise durch diese Woche. Nicht anders in dem Sinn, dass Sie jemand anders sind, sondern anders in dem Sinn, dass Sie nun endlich beginnen können, *Sie selbst* zu sein. Ihre Zwangsgedanken das Thema Essen betreffend sind weniger geworden, und die Stimme Ihres Körpers, Ihr Gefühl für das Richtige wird für Sie immer deutlicher vernehmbar. Mehr und mehr fühlen Sie sich wie jemand, der natürlich schlank ist.

Seien Sie aber nicht enttäuscht, wenn Sie finden, dass Sie noch nicht die völlige Kontrolle über Ihre Nahrungsaufnahme haben. Es dauert eine Weile, eingefahrene Verhaltensmuster zu überwinden und neue zu etablieren, aber Sie werden dieses Ziel erreichen, Schritt für Schritt, Tag für Tag. So ist das wirkliche Leben, jeder Tag ist anders. Tun Sie jeden Tag Ihr Bestes, aber schimpfen Sie nicht mit sich, wenn Sie eine Wahl getroffen haben, die nicht perfekt war. Machen Sie einfach weiter. Mit jeder neuen klugen Entscheidung verändert sich der Stand des Zeigers auf der Waage ein ganz klein wenig. Und bei jedem Bissen haben Sie die Möglichkeit, ihn mit allen anderen kommenden Bissen, Schlucken, Snacks und Mahlzeiten auszugleichen.

Je länger Sie ausgewogen essen, je mehr Sie Regel 1 ♥*Ihre Ernährung ist ein Bankkonto*♥ zu Ihrem persönlichen Mantra machen, desto leichter wird es für Sie. Ich verspreche es Ihnen. Es ist die Mühe wert, das abzuwerfen, was Sie zurückhält und niederdrückt. Sie können natürlich schlank sein, und Sie sind bereits auf dem Weg dorthin.

Heute, am letzten Tag des Programms »Mein schlankes Ich«, möchte ich, dass Sie sich vor allem mit Regel 10 beschäftigen: ♥*Seien Sie Ihr schlankes Ich und tun, was gut für Sie ist.*♥ Sie erinnern sich sicher an diese Regel. Überlegen Sie an diesem Ruhetag, wie Sie Ihr Leben so gestalten können, dass Sie ♥*Ihr schlankes Ich sein können und tun, was gut für Sie*♥. Ein paar Vorschläge finden Sie in Kapitel 10: Bewegen Sie sich jeden Tag auf eine Art, die Ihnen Spaß macht, auch wenn Sie einfach nur zu Fuß gehen; gönnen Sie sich ausreichend Schlaf; leben Sie Ihr Leben und nehmen Sie am Leben um Sie herum teil; lieben Sie sich selbst, so wie Sie gerade sind. Ohne sich selbst zu lieben, werden Sie das Programm nicht durchführen können, weil Sie glauben werden, dass Sie es nicht verdienen, schlank zu sein. Aber Sie verdienen es! Also werden Sie selbst, Ihr wahres Ich.

Tag 7: Frühstück

Gestern habe ich über das Frühstück außer Haus gesprochen. Heute möchte ich ein verwandtes Thema behandeln. Wenn Sie ein großes Frühstück lieben, können Sie die ersten zwei Mahlzeiten des Tages zu einer einzigen zusammenfassen – also brunchen. Das heißt aber nicht, dass man beim Brunch doppelt so viel wie sonst bei einer Mahlzeit isst (oder womöglich noch mehr). Es bedeutet nur, dass Sie etwas mehr essen, als Sie bei einer einzelnen Mahlzeit essen würden, aber weniger als bei zwei Mahlzeiten. Tatsächlich sparen Sie also. So kann ein Brunch zu einer ausgezeichneten Investition werden.

Sie können im Restaurant brunchen oder zu Hause. So oder so bedeutet ein Brunch nicht, eine Unmenge zu essen. Vielleicht essen Sie aber andere Speisen als sonst zum Frühstück oder Sachen, die Sie sonst zu Mittag essen. Vielleicht trinken Sie sogar ein Glas Prosecco dazu. Ein Brunch ist eine großartige Gelegenheit, um die Strategie ♥*Kosten Sie alles, essen Sie nichts*♥ anzuwenden, vor allem wenn Ihr Brunch-Büfett aus einer großen Palette verschiedenster Speisen besteht.

Bei einem solchen Büfett – ob im Restaurant oder bei Ihnen zu Hause – müssen Sie vorsichtig sein. Ich habe Büfetts mit einem Angebot gesehen, wo es schon viel zu viel gewesen wäre, wenn man von jeder Speise nur eine kleine Kostprobe genommen hätte. Sehen Sie sich zunächst alles ganz in Ruhe an. Was sieht am besten aus? Wählen Sie aus, was Ihnen am meisten gefällt, und machen Sie einen Plan. So können Sie kosten, was Sie am liebsten möchten, und trotzdem ausgewogen essen.

Und gehen Sie nur ein Mal zum Büfett, um sich zu bedienen! Andererseits ist das Wissen, dass Sie nur ein Mal zum Büfett gehen, keine Ausrede, sich den Teller mit mittelmäßigem Essen vollzuladen, nur weil es angeboten wird oder weil man soundso viel bezahlt hat. Seien Sie wählerisch. Natürlich schlanke Menschen kommen vom Büfett nicht mit einem Berg Essen auf Ihrem Teller zurück! Und sollten Sie Ihren Teller doch zu etwas zu voll aufgeladen haben, lassen Sie die Hälfte liegen. Treffen Sie Ihre Auswahl. Dies ist Ihre Ge-

Schlechte Gewohnheiten

Manche Leute meinen, dass sie bei einem (Frühstücks-)Büfett große Mengen essen müssten, weil sie schließlich viel Geld dafür bezahlt haben. Haben auch Sie schon einmal viel zu viel bei einem »All you can eat« in sich hineingestopft? Sehen wir uns dieses Argument genauer an. Überall in der westlichen Welt sind die Essensportionen auf absurde Größen angewachsen, und als Ergebnis sind in vielen Ländern mehr als die Hälfte der Menschen übergewichtig oder fettleibig. Also geben sie wiederum eine Unmenge an Geld für Diätprogramme, Diätessen und Diätbücher aus. Welche Wahl ist also in Wirklichkeit sparsamer? Treten Sie einen Schritt zurück und betrachten Sie das große Ganze, dann werden Sie verstehen, warum es preiswerter ist, bei einem Büfett nicht zu viel zu essen.

Mit Bethenny zu Tisch

Heute wachte ich spät auf und ging mittags zu einem Sonntags-brunch. Ich aß ein köstliches Eiweißomelett mit Spinat, Pilzen, Zwie-beln und Tomaten. Das Gemüse sättigte mich, aber das Gericht enthielt praktisch kein Fett; ich wusste also schon, dass ich mir spä-ter am Tag etwas mit mehr Fett leisten konnte.

legenheit, zu zeigen, dass Sie in Essensfragen ein sich Snob sind.

Falls Ihnen am Büfett nur ein oder zwei Sachen gefallen oder Sie lieber individuell bestellen wollen, sollten Sie Regel 2 beherzigen: ♥*Sie können alles essen, aber nicht alles auf einmal.*♥

416

Tag 7: Mittagessen

Sie waren beim Sonntagsbrunch, haben Sie wirklich schon wieder Hunger? Sind Sie sicher, dass Ihnen nicht nur langweilig ist?

Na gut, vielleicht waren Sie ja gar nicht brunchen und haben normal gefrühstückt. Dann essen Sie jetzt ein normales Mittagessen. Wenn Sie beim Brunch waren und nachmittags fängt Ihr Magen an zu knurren, essen Sie einen leichten Snack. Sie brauchen jetzt keine ganze Mahlzeit, es sei denn, Sie wollen schon ein frühes Abendessen zu sich nehmen.

Das wäre natürlich auch in Ordnung. Ich bin die Letzte, die Ihnen sagt, dass Sie sich mit Ihrem Essen nach der Uhr richten sollen. Wenn Sie vormittags beim Brunch waren und um vier Uhr nachmittags Ihr Abendessen einnehmen möchten, dann tun Sie das. Haben Sie aber Ihr Abendessen schon für später eingeplant und jetzt ein bisschen Hunger, überlegen Sie, wie Sie Ihre über den Tag verteilten Nahrungsmittel mit-

Mit Bethenny zu Tisch

Da ich heute zur üblichen Mittagszeit brunchen war, spielte das Mittagessen keine Rolle mehr. Ich dachte nicht mehr an Essen, bis ich nachmittags Lust auf einen Snack bekam.

einander ausgleichen können. Wählen Sie dann Ihren Snack entsprechend. Sie sind inzwischen in der Lage dazu, es ist keine komplizierte Wissenschaft.

Tag 7: Snack

Nach einem guten Brunch werden Sie wahrscheinlich erst im Lauf des Nachmittags wieder hungrig sein. Essen Sie einen gesunden Snack. Dann behalten Sie beim Abendessen ganz sicher die Kontrolle über Ihre Nahrungsaufnahme.

Mit Bethenny zu Tisch

Etwa um drei Uhr nachmittags bekam ich Lust auf etwas Süßes. Ich aß ein kleines Schüsselchen Sojaeiscreme, und weil mir das nicht reichte, knabberte ich noch die Glasur von einem Cupcake ab, den ich zu Hause hatte. Perfekt! Den Cupcake brauchte ich nicht, also warf ich ihn weg (ohne mich zu sorgen, dass ich Essen »verschwendete«). So funktioniert natürlich schlankes Denken.

Tag 7: Abendessen

Wenn Sie am Freitag- und Samstagabend schon essen gegangen sind, freuen Sie sich vielleicht auf ein schönes sonntägliches Abendessen zu Hause. Und wenn Sie brunchen waren und seitdem nichts gegessen haben, ist Ihnen wahrscheinlich nach einem guten Abendessen mit klugen Investitionen. Sollten Sie selbst kochen, können Sie entscheiden, welche Speise Ihre Tagesbilanz ausgleicht. Kochen Sie für Ihre Familie, sorgen Sie dafür, dass auch deren Tag ausgeglichen endet.

Der Sonntag ist ein großartiger Tag zum Kochen, weil man oft mehr Zeit für die Vorbereitung hat als wochentags. Manchmal verbringe ich den ganzen Sonntagnachmittag in der Küche, um ein besonderes Abendessen zuzubereiten. Natürlich schaffe ich das nicht jeden Sonntag, aber da ich sehr gern koche, nehme ich jede Gelegenheit wahr. Vielleicht kochen Sie nicht gern, dann ist das auch völlig in Ordnung.

Wenn Sie jedoch heute zu Hause kochen, denken Sie an das, was wir in der zurückliegenden Woche besprochen haben. Was gibt es zu beachten bei Suppe und Salat, Brot, Pasta und Hauptspeisen? Blättern Sie zurück, falls Sie sich nicht mehr erinnern.

Einen weiteren Aspekt des Abendessens möchte ich heute ausführlich behandeln: Beilagen.

Der Geheimtipp: Beilagen

Wie ich schon häufiger erwähnt habe, sind Beilagen eins der Geheimnisse des schlanken Essens. Nutzen Sie deren Vorteile. Eine Beilage kann sogar der Hauptteil der Mahlzeit werden. Wenn Sie zu Hause kochen, werden Sie wahrscheinlich eine Hauptspeise zubereiten. Das ist in Ordnung. Tun Sie es und essen Sie eine kleine Portion davon. Aber sicher werden Sie dazu auch Beilagen servieren wollen. Für mich sind diese der spannende Teil.

Geliebtes Gemüse

Bei den Beilagen können Sie mit Gemüse Eindruck machen. Ich mache möglichst zu jedem Abendessen zunächst einmal einen Salat, denn er füllt den Magen mit voluminösem, ballaststoffreichem rohem Gemüse. Außerdem können Sie mit Gemüse als Beilage Ihre Mahlzeit interessanter gestalten. Einige typische Beilagen sind eher stärkehaltige Speisen – Nudeln, Reis, Brot. Aber wenn Sie natürlich schlank sein wollen, sollten Sie auf diese nicht das Hauptgewicht legen und schon gar nicht Ihren Teller damit füllen. Konzentrieren Sie sich stattdessen auf schöne, köstliche, füllende, nährstoffreiche Gemüse.

Sie werden Gemüse lieben lernen, wenn Sie es auf besondere Art zubereiten. Braten Sie Zucchini, Mais und Tomaten mit Basilikum und Gewürzen. (Das Rezept finden Sie am Ende dieses Kapitels.)

Und lehren Sie Ihre Kinder jetzt, Gemüse zu essen und zu mögen. Damit tun Sie ihnen einen Gefallen fürs ganze Leben. Für mich gilt die Devise: Her mit dem Gemüse!

Natürlich schlanke Gedanken

Der Hauptteil Ihrer Ernährung sollte aus Gemüse mit großem Volumen bestehen, daneben etwas Obst, wenig Vollkornprodukte und etwas Protein. Essen Sie Gemüse immer, wenn Ihnen danach ist und Sie die Gelegenheit dazu haben. Je mehr Sie davon essen, desto mehr werden Sie Gemüse schätzen lernen und schließlich sogar ein Bedürfnis danach entwickeln.

Suppe ist eine wunderbare Möglichkeit Gemüse zu verarbeiten. Wenn Sie mit Ihrer Familie vor der Hauptspeise eine Suppe essen, füllen sich die Mägen schon einmal mit etwas sehr Gutem und nicht gleich mit einer großen Menge der oft fettreichen Hauptspeise. Wie gesagt, eine gute Suppe mit vielen Gemüse ist eine einfache, bequeme Art, mehr von diesen gesunden Nahrungsmitteln zu essen.

Gemüse ist am besten, wenn es Saison hat, also achten Sie beim Einkauf darauf, was am frischesten und möglichst aus heimischem Anbau ist. Gehen Sie auf Bauernmärkte, wenn es in Ihrer Nähe welche gibt, dort bekommen Sie Gemüse, das nicht erst um die halbe Welt transportiert wurde. Dieses Gemüse schmeckt besser und ist im Allgemeinen mit weniger Chemikalien belastet. Ich kaufe biologisch angebautes Gemüse, wenn ich die Wahl habe. Das ist besser für mich und die Umwelt. Auch regionales Gemüse ist umweltfreundlicher, weil durch den kürzeren Transport fossile Brennstoffe gespart werden. Wenn Sie auf solche Dinge achten, werden Sie ein anderes Verhältnis zu Ihrem Essen entwickeln und es intensiver genießen können.

Vorsicht bei Kohlenhydraten

Wie sieht es mit Kohlenhydraten aus? Sie wissen, ob Sie zum Frühstück Müsli oder zum Mittagessen Pasta gegessen haben. Und wollen Sie zum Abendessen vielleicht ein Glas Wein trinken? Sie entscheiden, ob Ihr Tag bisher so verlaufen ist, dass Sie noch Kohlenhydrate unterbringen können. Aber denken Sie daran, dass raffinierte Kohlenhydrate (weißer Reis, weiße Nudeln, Weißbrot) Sie im Allgemeinen nur noch hungriger machen. Also Vorsicht bei Kohlenhydraten.

Aber auch hier gibt es bessere und schlechtere Möglichkeiten. Ziehen Sie Vollkornprodukte den Produkten aus raffiniertem Getreide vor (braunen Reis dem weißen Reis, Vollkornnudeln und Vollkornbrot weißen Nudeln und Weißbrot) und natürliches Essen dem industriell verarbeiteten (zum Beispiel eine halbe Süßkartoffel dem Kartoffelbrei aus der Tüte). Ja, manche Gemüse enthalten ebenfalls Kohlenhydrate, zum Beispiel Kartoffeln, Mais und Kürbisse wie Hokkaido und Butternut. Sie zählen als Kohlenhydrate,

Mit Bethenny zu Tisch

Heute Abend ging ich mit Freunden chinesisch essen. Ich aß eine halbe Portion gebratenes Hähnchen mit Gemüse. Es war ziemlich ölig, aber da ich tagsüber kaum Fett gegessen hatte, blieb mein Konto damit immer noch ausgeglichen. Außerdem aß ich drei große gebratene Garnelen mit Frühlingszwiebeln und Ingwer.

wenn Sie Ihr Konto für den Tag ausgleichen. Seien Sie vernünftig, inzwischen wissen Sie genau, was gut für Sie ist.

Tag 7: Dessert

Und da wir gerade von Kohlenhydraten gesprochen haben, wollen Sie nach dem Abendessen noch ein Dessert? Wenn ja, überprüfen Sie dieses Bedürfnis genau. Wollen Sie Ihren Nachtisch vielleicht nur aus Gewohnheit, oder ist es ein echtes Bedürfnis?

Ich warte nach dem Essen gern ein bisschen, um zu entscheiden, ob ich tatsächlich noch ein Dessert möchte. Manchmal dauert es eine Weile, bis das Sättigungsgefühl eintritt. Hören Sie erst einmal fünf Minuten auf zu essen und lauschen Sie nach innen. Wenn klar ist, dass Sie das Dessert wirklich wollen, beschränken Sie sich: ein paar Schlucke eines Digestifs, zwei Löffel einer üppigen Nachspeise oder eine kleine Schüssel von etwas nicht so Opulentem, wie zum Beispiel fettarme Eiscreme oder Obst. Das reicht sicher, um Ihnen ein Gefühl des Sich-Verwöhnens zu geben, ohne dass Ihre Tagesbilanz aus dem Gleichgewicht gerät.

Mit Bethenny zu Tisch

Abends bekam ich gegen neun Uhr noch einmal große Lust auf etwas Süßes, also aß ich fünf kleine Stücke Lakritzkonfekt. Sie waren weich und süß und genau das, was ich brauchte, um den Tag zufrieden zu beenden.

Der Sonntag neigt sich seinem Ende zu, aber das ist kein Grund, sich den Abend zu verderben, indem man sich jetzt schon Sorgen wegen des Wochenanfangs macht. Sonst beginnen Sie womöglich noch spätabends, Ihre Besorgnis mit Essen zu bekämpfen. Tun Sie das nicht! Sehen Sie stattdessen dem Montag (und jedem einzelnen Tag) positiv entgegen, denn er bietet eine neue Gelegenheit, gut zu essen und kluge Entscheidungen zu treffen. Nehmen Sie zur Entspannung ein Bad und gehen Sie früh schlafen, falls Sie Schlaf nachholen müssen. Denken Sie daran, wie wichtig Schlaf für Ihre Gesundheit und für das Beherrschen Ihres Appetits ist!

Und machen Sie sich keine Sorgen wegen gelegentlicher Ausrutscher. Sie tun das Richtige, und machen es sehr gut. Gehen Sie einfach diesen Weg weiter. Eine Mahlzeit nach der anderen.

Tag 7: Rezepte

Die beiden folgenden Rezepte gehören zu meinen Favoriten. Ich liebe gebratenes Gemüse, weil das Braten den Geschmack intensiviert. Und wer mag keine Brownies, vor allem wenn Sie kaum Fett enthalten, aber so gut schmecken, dass Sie als besondere Verwöhn-Leckerei fürs Wochenende durchgehen können.

Gebratene Zucchini, Mais und Tomaten

Besonders gut ist dieses Rezept im Sommer, wenn Zucchini, Tomaten und Mais Saison haben.

▶ Ergibt 2 bis 4 Portionen

1 TL Olivenöl
2 mittelgroße Zucchini, in 2 cm große Stücke
    geschnitten
1 Knoblauchzehe, klein gehackt
Salz und Pfeffer nach Geschmack
Maiskörner frisch von einem Maiskolben
½ Tasse Kirschtomaten, halbiert
1 EL frische gehackte Basilikumblätter

1. Eine beschichtete Pfanne auf mittlerer Hitze erwärmen und dünn mit Olivenöl einpinseln. Zucchini und Knoblauch hinzufügen, mit Salz und Pfeffer würzen. Ständig

rühren, damit der Knoblauch nicht anbrennt, bis der Knoblauch goldbraun ist.

2. Mais und Tomaten hinzugeben und köcheln lassen, bis die Zucchini weich sind. Basilikum vorm Servieren untermischen.

Saftige Brownies mit wenig Fett

Sie würden nie darauf kommen, dass diese Brownies kaum Fett enthalten.

▶ Ergibt 8 Brownies

1 Tasse Rohzucker
4 EL Kakaopulver (ungesüßt)
1 Tasse plus 2 EL halbfetter Ricotta
4 EL Eiweiß
1/8 TL Salz
Einige Tropfen Vanilleextrakt
½ Tasse plus 1 EL Hafermehl
1 TL Pflanzenöl, etwas zerlassene Butter

Backofen auf 180 Grad vorheizen. Alle Zutaten in einer Schüssel vermischen, dann in ein sparsam mit der zerlassenen Butter eingefettetes Backform geben. 35 bis 40 Minuten backen, nach der Hälfte der Zeit das Blech umdrehen. Backzeit überprüfen (schon mal nach 30 Minuten), indem man einen Zahnstocher in die Mitte des Teigs sticht. Kommt er sauber heraus, sind die Brownies fertig.

19. Die Zukunft gehört Ihnen!

Die Woche ist vorbei, und nachdem Sie nun eine Woche zusammen mit mir durch das Programm »Mein Schlankes Ich« gegangen sind, folgt ein neuer Montag.

Viele Leute, die mit einer Diät anfangen wollen, sagen gern, dass sie damit am Montag beginnen wollen. Ich sage, es gibt keinen Montag. Es gibt nur diesen Moment in der Gegenwart. Sie haben vielleicht früher mal eine Diät angefangen und sie dann wieder aufgegeben. Das ist frustrierend, aber diese Person sind Sie heute nicht mehr. Jetzt fangen Sie wieder zu *leben* an, und das auf frische, neue Art. Ihr Leben wird sich auf so wunderbare Art verändern, wie Sie es nie zu hoffen gewagt hätten. Ihre Zeit ist jetzt, Montag oder nicht, egal welcher Tag. Warten Sie nicht, die Gegenwart ist die einzige Wirklichkeit.

Aber betrachten Sie Ihr neues Leben realistisch. Sie haben eine Woche lang mit mir gearbeitet, vielleicht auch mehr, wenn Sie sich vorher schon Zeit genommen haben, die ersten zehn Kapitel dieses Buches zu lesen. Das haben Sie großartig gemacht, aber es könnte sein, dass Sie sich noch immer auf etwas unsicherem Terrain bewegen.

Das wäre völlig normal. Sie haben Ihre schlechten Essgewohnheiten im Verlauf eines ganzen Lebens erworben, da können Sie nicht erwarten, dass Sie sie in ein paar Tagen oder auch Wochen wieder loswerden. Wenn Sie das Gefühl haben, noch mehr Übung mit den Regeln und Strategien zu brauchen, gehen Sie zurück zu Tag 1 des Programms und lassen Sie mich Sie durch die nächste Woche führen. Und auch noch die nächste, wenn Sie es brauchen. Ich bin hier, solange Sie mich brauchen.

Ich lese Sachen gern mehr als einmal, und ich bin überzeugt, dass es Ihnen helfen wird, wenn Sie diese Kapitel immer wieder lesen. Irgendwann wird der in Ihrem Kopf ausgesäte Samen Ihres neuen, gesunden, natürlich schlanken Denkens keimen, sodass die Früchte wachsen und ein Teil Ihres Lebens werden können.

Wenn Sie aber die neue Woche schon im Alleingang bestreiten wollen, ist das ganz wunderbar! Ich bin in der Nähe, falls Sie Rat und Inspiration brauchen oder einen wohlmeinenden, aber festen Schubs in die richtige Richtung.

Prägen Sie sich die 10 Regeln ein. Leben Sie danach. Und *leben* Sie. Sie haben die Angst abgestreift und die Enttäuschungen hinter sich gelassen, jetzt sehen Sie das Essen, Ihr Leben und die ganze Welt auf eine neue Art. Es ist ein neuer Tag, so wie jeder Tag neu ist, nutzen Sie ihn. Und Sie werden ihn umso mehr genießen, weil Sie jetzt wissen, wie Sie natürlich schlank sein können.

Dank

Wenn ich an all die Menschen denke, die mir geholfen haben, den Weg zu meinem jetzigen Leben einzuschlagen, komme ich mir ganz klein vor, und ich bin dankbar. Ich kann hier nicht jeden Einzelnen und jede Erfahrung aufzählen, die dazu beitrugen, mich dahin zu bringen, wo ich heute bin, aber ich möchte doch einige Menschen nennen, die mein Leben sehr verändert haben.

Zuallererst bin ich David Shanholtz alias »Keebler« dankbar dafür, dass er mich unterstützt hat, als mein Cookie-Betrieb einen Anstoß brauchte. Er setzte Vertrauen in mich und half mir mit Einfällen, auf die ich nie gekommen wäre. Wer hätte gedacht, dass etwas so Banales wie die Anschaffung einer billigen Videokamera, mit der ich beim Verkauf von Cookies auf einer Fachmesse gefilmt wurde, der Auslöser für meine Teilnahme bei *Martha Stewart: Apprentice* sein würde?

Der Natural Gourmet Cooking School möchte ich dafür danken, dass sie mir Selbstvertrauen gegeben und mich in die Nahrungsmittelkunde eingeführt hat, in die heilenden Eigenschaften von Lebensmitteln, die vielen Wunder der Gesundheit und in das Wissen, wie die Nahrung jeden Aspekt unseres Lebens beeinflusst.

Danke, Kevin Mazur, dass du mir zugetraut hast, eine Firma aufzubauen und eine Botschaft zu verbreiten, und dass du daran geglaubt hast, dass die Menschen sie annehmen würden. Danke für die Hilfe beim Erlernen dieses verrückten Geschäfts und bei der Erkenntnis, dass es gilt, »nicht den Spieler zu hassen, sondern das Spiel«. Du hast mich den Fotografen vor die Linse gehalten, als sie nichts von mir wissen wollten, und mich auf rote Teppiche geschoben, damit mein Name da draußen gehört wurde.

Larry Butler, du bist ein lebenslanger Freund und ein Familienmitglied. Du hast immer an mich geglaubt und mir gesagt, dass du all dein Hab und Gut in mich investieren würdest, wenn ich eine Aktie wäre. Das habe ich nie vergessen. Du warst mein größter Cheerleader und hast mich vom ersten Tag an angefeuert.

Ich danke meiner Mutter, dass sie mir als Vierjähriger sagte, dass ich anders als andere sei und dass über meinem Kopf ein Stern schwebe. Danke, John Parisella, dass du mich wie deine eigene Tochter behandelt hast.

Jill und Bobby Zarin, ihr habt mein Leben für immer verändert, und ihr seid die Familie, die ich nie hatte.

Keith Berkowitz, danke, dass du mir Jeremy geschenkt hast. Jeremy, danke, dass du an mich glaubst, ein so großartiger Teamkamerad bist und absolutes Verständnis hast. Zach, danke, dass du den Sprung gewagt hast. Danke dem großartigen Team von Touchstone Fireside. Lori und Joce, danke, dass ihr in Team »B« wart, ohne zu wanken. Jake, danke für Lori und danke, dass du dich für mich einsetzt.

Danke, Keira und Jen O'Connell. Ihr habt mir geholfen durchzuhalten, das werde ich nie vergessen.

Ein Dank an Bravo für die Aufnahme in eure Familie. Dort habe ich den Freiraum, ich selbst zu sein, ehrlich zu sein und mich darzustellen. Ihr seid innovativ und anders, und ihr habt es gewagt, mir diese große Chance zu geben. Andy, Frances, Lauren, Cameron und Christian – ihr habt das Beste aus mir herausgeholt.

Eve, danke, dass du meine Stimme bist, dass du mit diesem Buch gelebt und es zu deinem Leben gemacht hast. Du bist so beschäftigt, und trotzdem warst du mit deinem Herzen, deiner Seele und deiner Familie dabei. Du verstehst mich und begreifst mich vollkommen. Dies ist der Beginn eines endlosen gemeinsamen Weges.

Molly, du bist mein Prüfstein, das Öl, das meine Räder laufen lässt. Du bist authentisch und natürlich und kamst zu mir und halfst mir durchzuhalten, als die Rakete losging.

Jason, danke für dein Herz, deine Seele und für dein Wissen, dass Integrität das ist, was man tut, wenn niemand hinschaut. Danke, dass du mich gedrängt hast, das Buch zu beenden, dass du mir immer den Rücken gestärkt hast, dass du mich ermutigt hast, niemals zurückzuschauen, und dass du dich selbst in alle möglichen Situationen begeben hast, nur damit ich glänzen konnte.

Und zum Schluss, Cookie, danke für deine bedingungslose Liebe, dein anschmiegsames Kuscheln und für dein großes pelziges Herz.

Ich bin euch allen so dankbar. Ich weiß, dass Träume wahr werden können. Wenn du etwas willst, dann hol es dir. Tu's oder lass es bleiben.

Register

Rezept-Register

Ohne komplizierte Diätpläne, ohne verbotene Lebensmittel, ohne Verzicht!

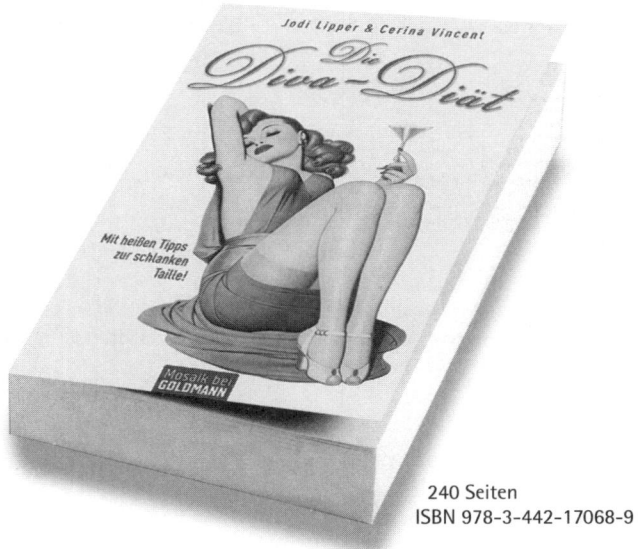

240 Seiten
ISBN 978-3-442-17068-9

»Schokoladenkuchen zum Frühstück und ein Pfund Spinat zum Abendessen« lautet das Motto von Jodi Lipper und Cerina Vincent. Wer morgens schlemmt, tritt abends einfach kürzer. Mit Humor und Scharfsinn verraten die beiden ihre Tricks zur Überwindung kulinarischer Hürden, räumen mit verbreiteten Ernährungsirrtümern auf und ermutigen zu einem selbstbewussten und genussvollen Umgang mit sich selbst. Gut auszusehen und sich gut zu fühlen war noch nie so einfach – ganz ohne Schuldgefühle, aber mit viel Spaß!

Diät einmal anders!

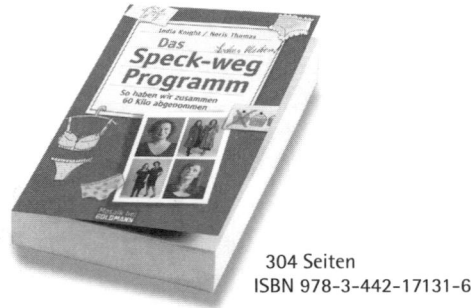

304 Seiten
ISBN 978-3-442-17131-6

Spaß und Genuss statt Verzicht und Perfektionismus!
Beim Speck-weg-Programm wird ohne viel Verzicht, aber mit viel
Motivation abgenommen.

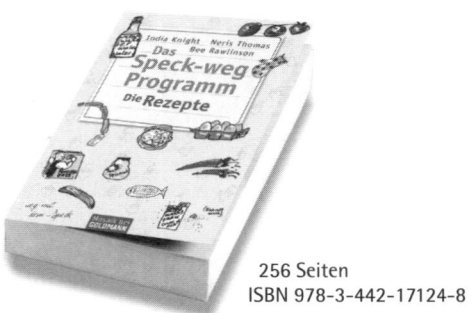

256 Seiten
ISBN 978-3-442-17124-8

Über 150 köstliche Gerichte, die absolut nicht nach Diät schmecken:
abwechslungsreich, sättigend und ganz leicht nachzukochen.

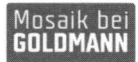

Gesunde Ernährung –
einfach und unkompliziert

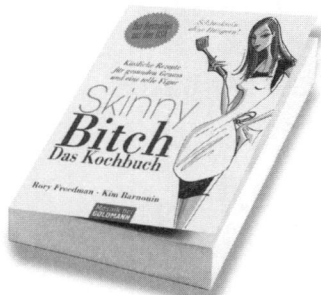

224 Seiten
ISBN 978-3-442-17073-9

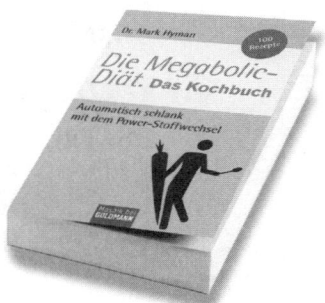

250 Seiten
ISBN 978-3-442-17075-3

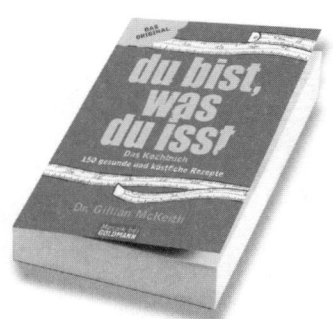

352 Seiten
ISBN 978-3-442-16939-9

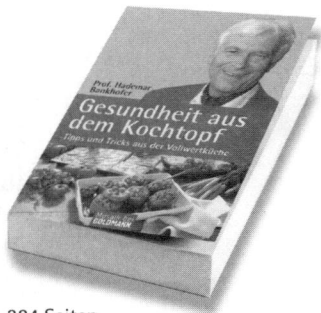

384 Seiten
ISBN 978-3-442-16837-8

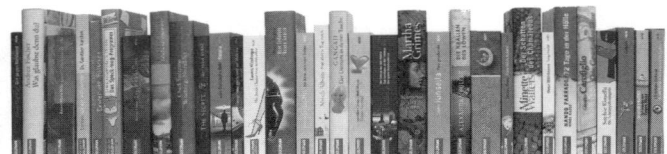
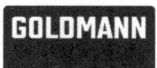